泰康溢彩系列丛书

养老服务机构管理者培训

名誉主编　刘挺军
主　　编　邱建伟　纪琼骁　尚世睿

中国协和医科大学出版社
北　京

图书在版编目（CIP）数据

养老服务机构管理者培训／邱建伟，纪琼骁，尚世睿主编．—北京：中国协和医科大学出版社，2020.12

（泰康溢彩系列丛书）

ISBN 978－7－5679－1593－0

Ⅰ.①养…　Ⅱ.①邱…②纪…③尚…　Ⅲ.①养老院－社会服务－中国－技术培训－教学参考资料　Ⅳ.①D669.6

中国版本图书馆CIP数据核字（2020）第181115号

泰康溢彩系列丛书
养老服务机构管理者培训

主　　编：邱建伟　纪琼骁　尚世睿
责任编辑：戴小欢

出版发行：中国协和医科大学出版社
（北京市东城区东单三条9号　邮编100730　电话010－65260431）
网　　址：www.pumcp.com
经　　销：新华书店总店北京发行所
印　　刷：小森印刷（北京）有限公司

开　　本：787×1092　1/16
印　　张：14
字　　数：265千字
版　　次：2020年12月第1版
印　　次：2023年9月第2次印刷
定　　价：66.00元

ISBN 978－7－5679－1593－0

养老服务机构管理者培训

- **名誉主编：** 刘挺军
- **主　　编：** 邱建伟　纪琼骁　尚世睿
- **顾　　问：**

刘淑琴　　泰康健康产业投资控股有限公司
郭明磊　　泰康健投健康产业教育研究院
郑志刚　　欧亚系统科学研究会老龄产业研究中心

- **支持单位：** 泰康保险集团股份有限公司
　　北京泰康溢彩公益基金会
- **编写单位：** 泰康健康产业投资控股有限公司
- **编　　者：**

卢　丁　杨兴群　张维敏　郑志刚　曹梦云　崔远航　赵丽丽　翟利会
郭明磊　马晓刚　齐　佳　李　妍　劳明明　陈海玲

序　言

人口老龄化是全球发展的一个共同趋势。我国是世界上比较早进入人口老龄化的发展中国家，老龄化增速已明显高于世界平均水平，高龄老人增速更快。进入21世纪，我国老龄人口规模和比例迅速扩大。泰康保险集团创始人、董事长兼CEO陈东升认为，人类正在步入长寿时代。在世界范围内，未来很长一段时间，低出生率、低死亡率、预期寿命不断延长、人口年龄结构呈柱状等特征逐步显现。预计到2050年，中国65岁以上人口将接近3.7亿，占比达到26%。这意味着不到4个人中，就有一个65岁以上的老人。这种人口年龄结构的改变是根本性的，会给经济、政治、文化等领域带来巨大影响，这是整个人类面临的全球性大问题。

长寿时代，人们最需要的是健康。我国在经济发展水平较低的情况下进入了人口老龄化社会，老年人对医疗、护理、保健的需求越来越突出。老龄人口还呈现出高龄化、失能化和空巢化的趋势，对照护的需求更加迫切。

泰康溢彩公益基金会于2018年成立，通过为养老机构提供人员培训、捐赠助老康复设备、信息系统建设的全面支持，赋能养老行业发展，帮助更多老人享有健康幸福的生活。其中，养老人才培养是我们最重要的一个资助方向。我们以养老机构管理者、护理骨干、一线护理员三级培训的模式，通过开展专题培训，资助枢纽型社会组织，全面赋能养老从业人员能力建设。《养老服务机构管理者培训》《养老服务机构护理骨干培训》两本图书，凝聚了国内外多位专家和一线核心业务人员宝贵的经验。三家编写单位各具代表性和专业优势：泰康健康产业投资控股有限公司在国内高品质养老社区管理和运营方面具有丰富经验；日医（北京）居家养老服务有限公司是日本领先的养老运营机构和培训机构；上海抚理健康管理咨询有限公司是国内优秀的居家照护服务机构和培训机构。

我们非常荣幸汇集了养老领域各具专业特色的编写团队，也得到了来自北京大学、北京协和医院、首都医科大学等专业护理院校的多位专家对本书的专业性进行指导。这套丛书希望可以助力中国养老人才的培养与发展。这也是泰康溢彩公益基金会成立之初的使命，希望通过公益的力量，让老年人拥有幸福的晚年生活，让生命流光溢彩。

泰康溢彩公益基金会　理事长

2020 年 10 月

前 言

我国已经进入人口老龄化快速发展阶段。2019 年末，全国大陆 60 岁及以上人口为 25388 万人。根据预测，2025 年将突破 3 亿人，2033 年会突破 4 亿人，2053 年左右将达到峰值 4.87 亿人，21 世纪后半叶将一直稳定在 3.8 亿～4.0 亿人。2070 年之前，我国将一直是世界上老年人口规模最大的国家之一。积极应对人口老龄化，加快发展养老服务业，不断满足老年人持续增长的养老服务需求，是全面建成小康社会的一项紧迫任务，有利于保障老年人权益共享改革发展成果，有利于拉动消费、扩大就业，有利于保障和改善民生、促进社会和谐，推进经济社会持续健康发展。

党中央、国务院高度重视养老服务业，党的“十八大”以来，先后出台了《国务院关于加快发展养老服务业的若干意见》（国发〔2013〕35 号）《国务院办公厅关于推进养老服务发展的意见》（国办发〔2019〕5 号）等系列政策措施，养老服务体系建设取得显著成效。居家为基础、社区为依托、机构为补充、医养相结合的养老服务体系得到持续完善。养老服务消费潜力充分释放，养老服务供给结构不断优化，社会有效投资明显扩大，养老服务质量持续改善，养老服务规模显著扩大，养老服务发展环境更加优化。在保障人人享有基本养老服务的基础上，不断满足老年人多样化、多层次养老服务需求，使得老年人及其子女获得感、幸福感、安全感显著提高。

然而，目前养老服务专业人才成为制约养老服务业发展的主要瓶颈之一。除了大家所了解的养老护理人员总量严重不足且年龄偏大外，优秀专业的养老服务业管理人员总量更是缺乏。随着养老服务业规模持续扩大，专业培养养老服务管理者的单位较少，供给不足的矛盾日益凸显。

全书内容共分为四部分。第一部分重点从宏观层面总结了全球及我国人口老龄化现状和趋势以及我国养老服务业发展现状及存在的问题；第二部分重点从三个方面阐述了我国养老服务业相关政策、法规。在政策方面，重点梳理了养老服务业的主要政策，并对七大重点扶持政策内容，（即土地、金融、人才、医养结合、财税补贴、民意资本优惠、市场监管）进行了总结；在法规层面，分析了养老服务业立法依据，并对部分省份和地级市养老服务业立法情况进行了总结；在标准层面，详细梳理了我国养老服务业标准体系和相关具体标准。第三部分重点总结了养老服务机构管理体系的七大模块：一是基本规章制度，二是人力资源管理，三是养老机构财务管理，四是建筑设计及设施设备管理，五是后勤管理，六是安全管理，七是质量管理。第四部分对养老机构文化建设从四个维度做了阐述：一是养老机构文化，二是养老机构品牌文化，三是机构的社会责任，四是管理人员的职责。养老机构文化建设已经成为养老机构生存发展的重要战略和宝贵的物质及精神财富。

本书的重点读者对象是养老服务机构从业者包括院长、副院长、护理主管、护理核心骨干等。通过此书，期望能为他们了解养老服务业全局提供权威专业资料，了解养老服务机构管理提供主要内容。希望读者能在此书基础上，根据所在养老服务单位的自身实际，因地制宜增补特色内容，编写专题培训教材，探索开展更多创新内容和形式，以提高培训的精准性、实效性、针对性。

本书成立了专门的编写小组。组长由现任泰康健康产业投资控股有限公司高级副总裁兼首席市场官刘淑琴担任。其中第一章由郑志刚、劳明明、陈海玲、张维敏负责；第二章由曹梦云、郑志刚负责；第三章由杨兴群、崔远航、赵丽丽、卢丁、翟利会负责；第四章由郭明磊、马晓刚、齐佳、李妍负责。郑丹、姜泽琨、陈苏平、陈晞、钱若晨、杨晶波、孔德亚、胡泊、宋新颖、何京、李敬一参与了审核、校对等工作。赵丽丽负责了全书的整体统筹协调工作。在本书编写过程中，我们先后征求了相关部门以及专家学者的意见，在此一并表示感谢！

本书虽经过了较充分的准备、讨论、审查和修改，但由于相关理论和实践尚在不断发展当中，加之编写时间和编写人员水平所限，难免存在疏漏与错误之处，敬请广大读者提出宝贵意见和建议。

编　者

2020年8月

目　录

第一章　人口老龄化和养老服务业概况

第二章　养老服务业相关政策法规

第三章　养老服务机构管理体系

第四章 养老机构文化建设

第一章

人口老龄化和养老服务业概况

世界进入人口老龄化时代，也将成为贯穿我国21世纪的基本国情。积极应对人口老龄化是国家的一项长期战略任务。随着人口老龄化和高龄化的快速发展，我国高龄、空巢、失能老年人将快速增长，养老服务需求快速攀升，需求的层次和品质也在逐渐提高，我国将面临日益增长的养老服务压力。本章总结了世界以及我国人口老龄化发展现状与趋势，我国养老服务业发展现状与存在的问题。

第一节　人口老龄化现状和趋势

人口老龄化是经济社会发展进步的产物，也是21世纪人类社会共同面临的重大课题。本节在界定人口老龄化相关概念基础上，分别阐述了世界主要国家和我国人口老龄化发展现状和趋势。

一、人口老龄化现状

（一）人口老龄化相关概念界定

当老年人在人口中的比例增大时，我们称为“人口老化”或“人口老龄化”（源于英文中的“aging”或“ageing”）。按照国际通行标准，60岁以上（含60岁）老年人口在总人口中的比例达到或超过10%或65岁以上（含65岁）老年人口在总人口中的比例达到或超过7%即进入“老龄社会”。《中华人民共和国老年人权益保障法》将“60周岁”作为我国老年人界定的起始年龄。

人口老龄化特别是指在这种人口年龄结构类型已经属于老年型的情况下，老年人口比重仍在继续上升的过程。老年人口在总人口中比例的增加是生育率和死亡率水平降低的结果，生育率的下降造成了低年龄组人口数量的减少，死亡率的下降则导致了人口平均预期寿命的延长，从而使老年人口在总人口中的比例不断上升，形成人口老龄化。一般而言，老龄问题是指由人的个体老化和人口群体老化给社会经济、社会发展以及老年人带来的问题。具体涵盖两个方面的问题：一方面，是指个体老化所带来的包括生理的、心理的、行为的和生活的问题；另一方面，是指人口群体老化即人口老龄化所带来的社会发展、经济发展问题，国际上称之为发展方面的问题。

（二）世界人口老龄化发展进程

法国是世界上最早步入老龄社会的国家。1850年欧洲产业革命即将结束时，法国60岁以上人口已占总人口的10%。到20世纪60年代，几乎所有的西方国家都进入了老龄社会。

截至2020年7月1日，全球60岁及以上人口占总人口的比例排名前68位的国家和地区如表1-1所示，其中中国大陆排名第66位。

表1-1　全球60岁及以上人口占总人口的比例排名前68位的国家和地区

序号	国家和地区	比例（%）	序号	国家和地区	比例（%）
1	日本	34.12	21	捷克	26.28
2	意大利	30.70	22	丹麦	26.18
3	葡萄牙	29.35	23	中国香港特别行政区	25.99
4	德国	29.22	24	海峡群岛	25.93
5	芬兰	28.74	25	瑞典	25.92
6	保加利亚	28.28	26	罗马尼亚	25.81
7	克罗地亚	28.05	27	波兰	25.79
8	马提尼克岛	27.92	28	瓜德罗普岛	25.75
9	希腊	27.81	29	比利时	25.54
10	斯洛文尼亚	27.80	30	瑞士	25.32
11	马耳他	27.60	31	塞尔维亚	25.18
12	拉脱维亚	27.47	32	加拿大	25.17
13	美属维尔京群岛	27.37	33	波斯尼亚和黑塞哥维那	24.93
14	西班牙	26.96	34	大不列颠及北爱尔兰联合王国	24.77
15	爱沙尼亚	26.87	35	库拉索岛	24.60
16	匈牙利	26.77	36	乌克兰	24.02
17	法国	26.73	37	斯洛伐克	23.29
18	荷兰	26.53	38	挪威	23.18
19	奥地利	26.50	39	韩国	23.03
20	立陶宛	26.50	40	美利坚合众国	22.88

续表

序号	国家和地区	比例（%）	序号	国家和地区	比例（%）
41	巴巴多斯	22.87	55	前南斯拉夫的马其顿共和国	20.69
42	白俄罗斯	22.71	56	卢森堡	20.55
43	中国台湾省	22.62	57	爱尔兰	20.16
44	黑山共和国	22.57	58	乌拉圭	20.16
45	俄罗斯联邦	22.35	59	塞浦路斯	19.79
46	新加坡	22.26	60	泰国	19.13
47	新西兰	22.16	61	摩尔多瓦共和国	18.94
48	阿鲁巴岛	21.90	62	中国澳门特别行政区	18.80
49	澳大利亚	21.87	63	亚美尼亚	18.75
50	格鲁吉亚	21.72	64	毛里求斯	18.39
51	古巴	21.64	65	留尼旺岛	18.34
52	波多黎各	21.59	66	中国大陆	17.57
53	冰岛	21.55	67	智利	17.42
54	阿尔巴尼亚	21.13	68	以色列	16.52

到 2030 年，世界上 60 岁以上人口总数预计为 14 亿人，2050 年为 21 亿人，2100 年可能上升到 31 亿人。到 2050 年，除非洲以外，世界上所有地区的 60 岁以上人口占总人口的 1/4 或更多。在接下来的几十年里，由于近几十年出生的人数众多，老年人口的进一步增加几乎是不可避免。

（三）我国人口老龄化发展现状

我国老年人口规模十分巨大。1999 年末，我国大陆 60 岁以上人口超过总人口的 10%，65 岁以上人口达 7%，标志着我国进入老龄化社会。2013 年，我国 60 岁以上老年人口已突破 2 亿人。《中华人民共和国 2019 年国民经济和社会发展统计公报》显示，2019 年末，全国大陆 60 岁及以上人口为 25388 万人，占总人口比例为 18.1%，其中，65 岁及以上人口为 17603 万人，占 12.6%。根据预测，2025 年将突破 3 亿人，2033 年会突破 4 亿人，2053 年将达到峰值 4.87 亿人，21 世纪后半叶将一直稳定在 3.8 亿 ~ 4.0 亿人之间。2070 年之前，我国将一直是世界上老年人口规模最大的国家之一。

我国是世界上人口老龄化速度最快的国家之一。从 1999 年进入老龄化社会至 2054 年人口老龄化率达到峰值，老年人占比从约 10% 提升至近 35%，我国仅仅用了 55 年时间，就走过了英国、法国等西方国家百余年的人口老龄化进程，发展速度可见一斑。

我国高龄老年人口的规模及发展速度在世界人口老龄化发展进程中是少有的。2010 年我国 80 岁以上高龄老年人口规模为 1904 万人，2021 年将达到 3000 万人，2033 年将超过 5000 万人，2049 年达到 1 亿人，2073 年将达到峰值 1.34 亿人。预计 21 世纪 90 年代以前，我国将始终是世界上高龄老年人口规模最大的国家。从高龄比（高龄老年人口在老年人口总量中的比重）来看，2010 年为 11.4%，2050 年将达到 22.3%，2100 年将达到 33.6%，届时老年人口中的 1/3 都是高龄老人。

我国人口老龄化呈现城乡倒置、区域发展不均衡等特点。由于农村人口生育率水平相对较高、人均预期寿命相对较低，农村人口老龄化速度和程度一般会低于城镇，而我国城乡倒置的主要原因在于快速城镇化导致大规模农村劳动年龄人口流向城市。预测结果表明，21 世纪我国农村人口老龄化程度始终高于城镇，2033 年左右将达到最大差值 13.4 个百分点。我国各省（区、市）的人口都将快速老龄化，但是进度参差不齐。按照 65 岁以上老年人口占比计算，2000 年全国共有 14 个省（区、市）先行进入老龄化社会，最早和最迟进入人口老龄化的上海和西藏先后相差 40 余年。

中华人民共和国成立初期 50 年间的 3 次人口生育高峰将带来 21 世纪上半叶的 3 次老年人口增长高峰，这将导致这一时期老年人口增长数量和比例呈剧烈波动态势，波动幅度超过 50%。这种大起大落的人口发展态势，将对经济社会协调发展形成剧烈的振荡效应。

人口老龄化在家庭层面表现为家庭小型化、少子化、老年人家庭户比重提升，随之而来的独生子女家庭、无子女家庭、无配偶老年人、丧偶老年人的增加大大提高了依靠家庭养老的风险。截至 2016 年底，失能、部分失能老年人约 4000 万人，占老年人口的 18.3%，空巢老年人占老年人口的 51.3%，其中独居老人约 13.1%。

二、人口老龄化趋势

（一）世界主要国家人口老龄化趋势

1950—2100 年，世界主要国家 60 岁以上的老年人口占总人口的比例如图 1-1 所示。

世界上人口老龄化最早、老年人口比例最高的国家大都是欧洲国家。英国国家统计局 2020 年 6 月 24 日发布的《英国（英格兰、威尔士、苏格兰和北爱尔兰）的人口估计数：2019 年年中》显示，截至 2019 年 6 月，英国人口为 66796807 人，其中 65 岁及以上人口为 1240 万人（18.5%）。德国官方统计数据显示，截至 2017 年底，德国人口为 82792351 人，其中 65 岁及以上人口为 17709711 人。男性平均退休年龄为 61.8 岁，女性为 61.9 岁。

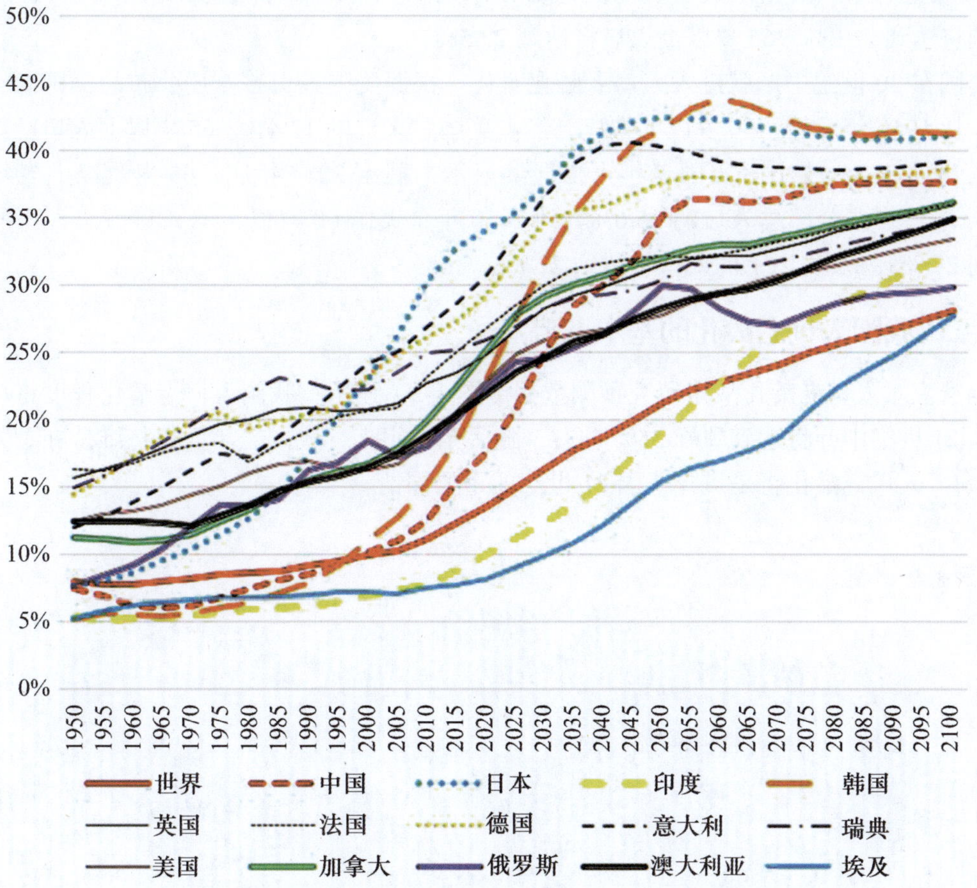

图 1-1　世界主要国家 60 岁以上的老年人口占总人口的比例

1970 年，日本 60 岁以上人口占总人口比例达到 10.4%，65 岁以上人口的比例开始超过 7%，这标志着日本正式进入老龄社会。截至 2020 年 1 月 1 日，日本总人口 12598.9 万人，其中 65 岁及以上人口 3592.8 万人，约占总人口的比例为 28.5%。到 2050 年，日本 60 岁以上人口占总人口的比例将达到 42.4%，65 岁以上人口将达到 36.4%。

2000 年，韩国 60 岁以上人口占总人口的比例为 11%，65 岁以上人口的比例超过 7%，标志着韩国正式进入老龄社会。在 2000—2010 年之间，65 岁以上人口的比例增加了 3.7 个百分点。截至 2020 年 1 月 1 日，韩国总人口为 51780579 人。其中 65 岁及以上老年人占全部人口的比例为 15.7%。到 2050 年，60 岁以上人口占总人口的比例将达到 41.6%，65 岁以上人口将达到 35.3%。

作为发达国家之一的澳大利亚在 1950 年就已经进入老龄社会。1950 年，澳大利亚 60 岁以上老人口的比例为 12.45%，65 岁以上人口为 8.2%，而到人口老龄化战略提出前夕的 2000 年则上升为 16.67%。截至 2019 年 12 月 31 日，澳大利亚的人口为 25522169 人，其中

65 岁及以上老年人占全部人口的比例为 15.9%，预计到 2050 年 60 岁以上的人口占总人口的比例将达到 28.3%，65 岁以上人口将达到 22.5%。

美国在 20 世纪中期就进入人口老龄化时代。根据美国人口普查局公布的美国老年人口情况，从 1950 年开始，60 岁以上人口已经占美国总人口的 12.4%，65 岁以上人口已经占美国总人口的 8.1%。《2018 美国老年人概况》显示，截至 2017 年底，65 岁及以上老年人为 5090 万人，约占全部总人口的 15.6%。到 2050 年，美国 60 岁以上的人口占总人口的比例将达到 27.8%，65 岁以上的人口将达到 22.1%。

（二）我国人口老龄化的基本态势

国家应对人口老龄化战略研究预测数据（图 1-2）显示，我国人口老龄化程度将持续加深，至 21 世纪中叶将达到顶峰 35% 左右。随后至世纪末，我国老年人口将维持在总人口的 1/3 左右。人口老龄化将是贯穿我国 21 世纪的重要国情。

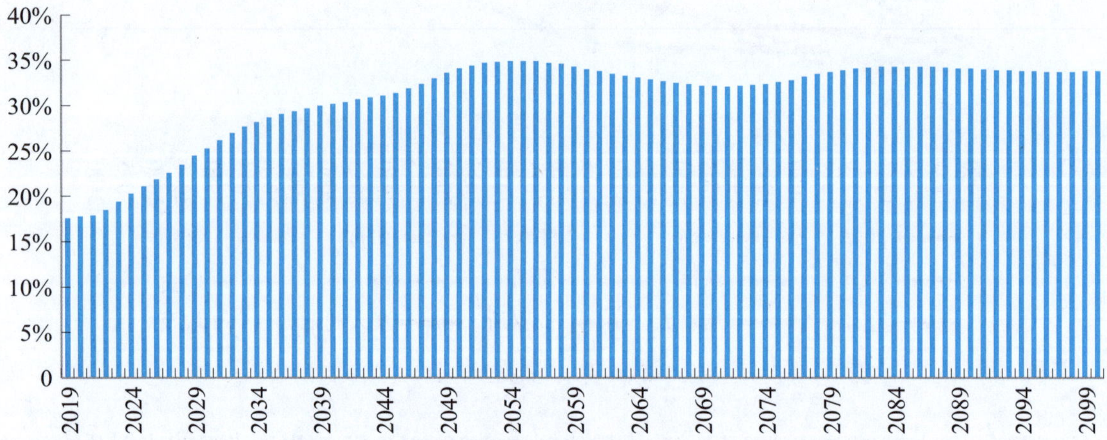

图 1-2　2019—2099 年 60 岁以上老年人占比统计图

数据来源：《国家应对人口老龄化战略研究总报告》——中国人口老龄化发展态势预测中方案（全国）

2019—2022 年，人口老龄化速度有所放缓。此阶段的典型特征是少儿人口数量和比重不断减少、劳动力资源供给充分、社会总抚养比相对较低，有利于我国做好应对人口老龄化的各项战略准备。

2022—2036 年，急速人口老龄化阶段。老年人口数量从 2.68 亿人增至 4.23 亿人，人口老龄化水平从 18.5% 升至 29.1%。2030 年，我国 80 岁及以上高龄老年人口规模将达 4344 万人，占老年人口的 11.7%；空巢和独居老年人约占老年人口总量的 48.4%；失能老年人口将达到 6168 万人。此阶段我国总人口规模达到峰值并转入负增长，老年人口进入增速最快时期并将迎来第二个增长高峰，年均净增 1106 万人，年均增长率为 3.26%，老年抚养比快速提升。

2036—2053 年，深度人口老龄化阶段。老年人口数量从 4.23 亿人增至 4.87 亿人的峰值，人口老龄化水平从 29.1% 升至 34.8%。其中，2046—2050 年，老年人口将迎来第三次增长高峰，年均净增 666 万人，年均增长率为 1.42%。2050 年我国 80 岁及以上高龄老年人口规模将达 1.08 亿人，占老年人口的 22.3%；我国空巢和独居老年人约占老年人口总量的 54.3%。同时，我国失能老年人将达到 9750 万人。此阶段总人口持续负增长，高龄化趋势显著，社会总抚养比达到最大值。

2053—2100 年，重度人口老龄化平台阶段。此阶段，少儿人口、劳动年龄人口和老年人口规模共同减少，各自比例相对稳定，老龄化高位运行，老年人口将从 4.87 亿减少到 3.83 亿人，人口老龄化水平始终稳定在 1/3 上下，社会抚养比稳定在 90% 以上，形成一个稳态的重度人口老龄化平台期。

第二节　养老服务业发展现状

养老服务业是为老年人提供生活照顾和护理服务，满足老年人特殊生活需求的服务行业。养老服务业既是涉及亿万群众福祉的民生事业，也是具有巨大发展潜力的朝阳产业。近年来，我国养老服务业快速发展，有效满足了老年群体日益增长的多层次、多样化养老服务需求，为及时、科学、综合应对人口老龄化提供了有力支撑，但我国养老服务业也存在系列问题亟待解决。

一、养老服务业发展现状

党的“十八大”以来，我国不断健全政策支持体系，有效培育多元服务供给，全面放开、搞活养老服务业市场，稳步推进长护险试点，大力培养专业人才，政府为主导、社会力量广泛参与构建的多层次养老服务体系更加完善，广大老年人共建共享水平显著提高，获得感和满意度明显增强。

（一）政策支持体系不断健全

2013 年被业内称为中国养老产业的“元年”。在此后的 6 年时间内，我国迎来了第一次养老政策的高峰期。这段时期仅中央级的养老文件就下发了 130 多个，包括产业政策、土地政策、金融政策、人才培养政策、医养结合政策、补贴政策、民营资本优惠政策、市场监管政策 8 个方面，同时涉及人口战略、就业制度、社保体系、医保政策等 10 个方面的内容。针对养老服务业的主要决策部署包括养老服务领域对外资全面放开；取消养老机构设立许可；安排中央预算内资金支持养老服务设施建设；支持社会力量通过 PPP、公建民营等方式积极参与养老服务业；积极推动养老产业专项债券发行；拓宽社会资本融资渠道等。

2019 年政府工作报告中“养老”两个字出现 16 处，属历年之最，而针对养老服务业，民政部已会同有关部门在加强养老机构管理、推进养老服务业“放管服”改革、支持民间资本参与养老服务业发展等方面出台 30 多项具体政策措施；此外，还在开展全国养老院服务质量建设专项行动，推进养老服务业综合改革试点、公办养老机构改革试点、居家和社区养老服务改革试点等工作。

（二）养老服务体系日益多元

进入“十三五”后，我国对于养老服务建设持续加大投资和力度，主要集中在推进居家与社区养老服务、促进医养结合。以居家为基础，社区为依托，机构为补充，医养相结合的养老服务体系已经基本形成。中央财政支持开展居家和社区养老服务改革试点工作在全国 26 个地级市试点地区启动。中央财政累计安排预算内资金 157 亿元用于支持养老服务体系建设，老年养护院、社区日间照料中心和农村幸福院建设得到重点扶持。

全国各类养老服务机构和设施呈逐年增加趋势。其中 2014 年增幅比例最高，达到 123.8%。截至 2018 年底，全国各类养老机构和设施 16.8 万个，养老床位合计达到 727.1 万张（图 1-3），每千名老年人拥有养老床位 29.1 张。其中全国共有注册登记的养老机构 2.9 万个，床位 379.4 万张；社区养老照料机构和设施 4.5 万个，社区互助型养老设施 9.1 万个，社区留宿和日间照料床位达到 347.8 万张。

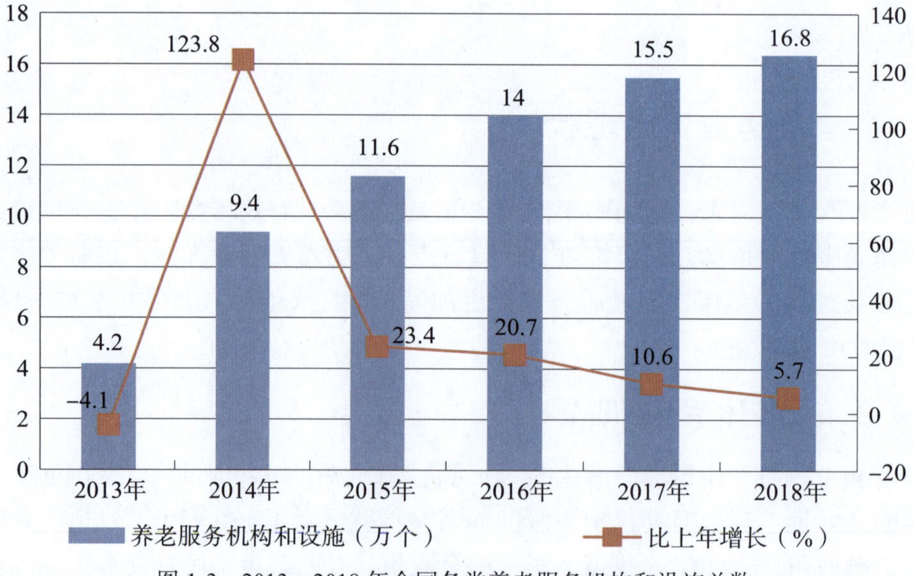

图 1-3　2013—2018 年全国各类养老服务机构和设施总数

数据来源：《中国民政统计年鉴》（2014—2018 年），民政部官网

1. 社区居家养老服务

（1）社区居家养老服务的主要内容：社区养老服务是居家养老服务的重要支撑，具有社区日间照料和居家养老支持两类功能，主要向家庭日间暂时无人或者无力照护的社区老年人提供服务。在城市，结合社区服务设施建设，增加养老设施网点，增强社区养老服务能力，打造居家养老服务平台，倡议、引导多种形式的志愿活动及老年人互助服务，动员各类人群参与社区养老服务。在农村，结合城镇化发展和新农村建设，以乡镇敬老院为基础，建设日间照料和短期托养的养老床位，逐步向区域性养老服务中心转变，向留守老年人及其他有需要的老年人提供日间照料、短期托养、配餐等服务。

上海市是较早开启社区居家养老服务试点的地区，2010 年上海市发布了《社区居家养老服务规范》地方标准，将社区居家养老服务的内容归纳为以下 10 个方面——生活护理、助餐、助浴、助洁、助行、康复辅助、相谈、代办、洗涤及助医。南京市也是国内社区居家养老服务开展较早、经验较为丰富的城市，在 2013 年 10 月《南京市社区居家养老服务实施办法》中，将社区居家养老服务的内容确定为生活照料、医疗护理、精神慰藉、紧急救援、文化娱乐、体育健身、休闲旅游、健康服务、法律服务等 9 个方面。北京市在 2015 年出台的《北京市居家养老服务条例》也对本辖区内的居家养老服务做了明确的指导，包括以下 8 个方面——助餐、助医、家庭护现、紧急救援、日间照料、家政服务、精神慰藉及文化娱乐（表 1-2）。

表 1-2　北京市居家养老服务条例

序　号	内　　容
1	为老年人提供社区老年餐桌、定点餐饮、自助型餐饮配送、开放单位食堂等用餐服务
2	为老年人提供体检、医疗、护理、康复等医疗卫生服务
3	为失能老年人提供家庭护理服务
4	为失能、高龄、独居老年人提供紧急救援服务
5	利用社区托老所等设施为老年人提供日间照料服务
6	为老年人提供家庭保洁、助浴、辅助出行等家政服务
7	为独居、高龄老年人提供关怀访视、生活陪伴、心理咨询、不良情绪干预等精神慰藉服务
8	开展有益于老年人身心健康的文化娱乐、体育活动

（2）社区居家养老服务的设施建设：自 2014 年，全国社区养老机构和设施呈直线上升趋势，如图 1-4 所示。截至 2018 年底，全国社区养老机构和设施共 4.5 万个，床位数达到 347.8 万张，但年末床位利用率逐年下降。2017 年底，全国社区养老机构和设施年末床位利用率为 35.5%，大约 0.5% 的老年人已入住。

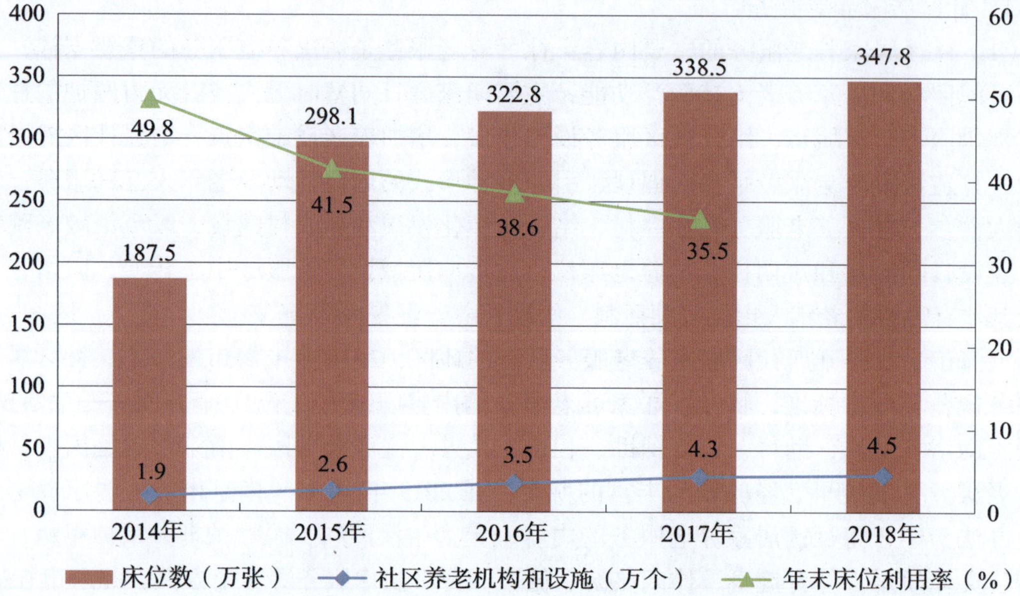

图 1-4　2014—2018 年全国社区养老机构和设施总数及床位数

数据来源：《中国民政统计年鉴》（2014—2018 年）《2018 年民政事业发展统计公报》

2018 年底，全国社区互助型养老设施的数量相较于 2014 年翻了 1 倍之多，达到 9.1 万个。2017 年床位数共 82.6 万张，可供大约 0.3% 的老年人居住，但年末床位利用率仅为 33.5%，大约 0.1% 的老年人已入住（图 1-5）。

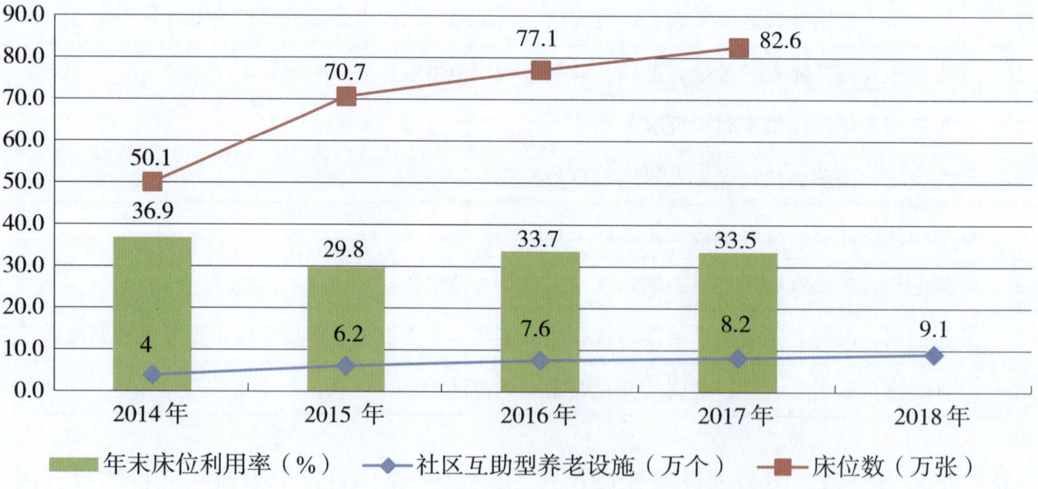

图 1-5　2014—2018 年全国社区互助型养老设施总数及床位数

数据来源：《中国民政统计年鉴》（2015—2018 年）《2018 年民政事业发展统计公报》

2．机构养老服务

（1）机构养老服务内容：机构养老是指国家、社会组织和个人通过举办养老机构，为老年人提供养护、康复、托管等服务，是专业化和规范化的养老服务。它面向的主要对象，一是需由政府供养的孤寡老人，二是空巢老人，三是家庭无力照顾的生活不能自理或半自理老人，四是有经济支付能力愿意到机构接受照料的老人。

养老机构能够满足有需要的老年人的集中服务需求，尤其是为失能、半失能老年人提供专业化照料。同时，养老机构可以利用设施、人员和技术等方面的优势，辐射周边社区，支持居家养老和社区照料服务，提高整个社会养老服务的专业化水平。社会养老服务以机构为补充，应当积极发展机构养老服务。

（2）养老机构设施建设：2013—2015 年，养老机构数量逐年下降，2014 年下降了 22.2%。近 3 年来养老机构数量变化较小，2018 年底达到 29792 个，增长率约 3.6%（图 1-6）。

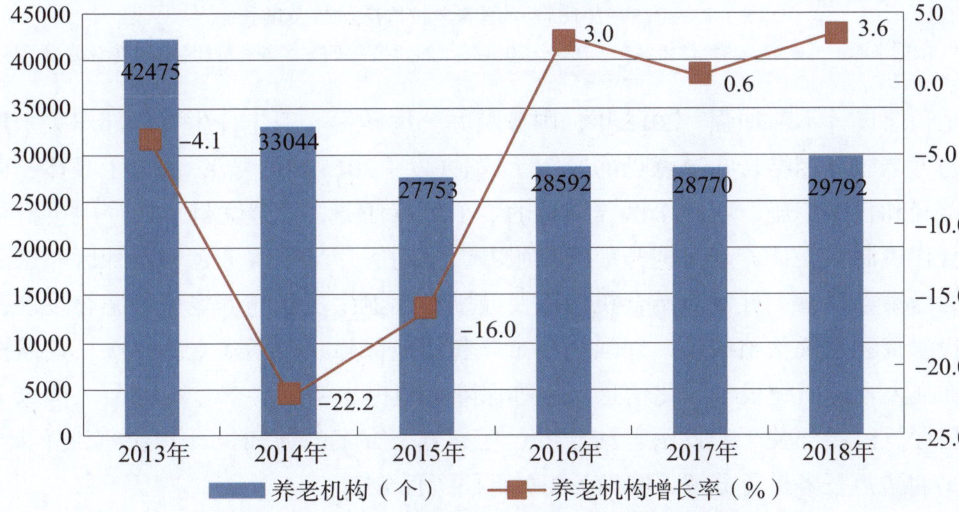

图 1-6　2013—2018 年全国养老机构及增长率

数据来源：《中国民政统计年鉴》（2014—2018 年）2018 年第四季度各省份社会服务统计数据

如图 1-7 所示，2013—2015 年养老机构床位数逐年下降，2014 年减少 39.3 万张。自 2015 年以来，全国养老机构床位数呈逐年增多趋势，2016 年增长率最高，达到 5.8%，床位数达到 378.8 万张。截至 2018 年底，养老机构床位数达到 392.8 万张，可供大约 1.6% 的老年人居住。但年末床位利用率则呈逐年下降趋势，2013 年年末床位利用率为 69.4%，2017 年底下降为 55%，大约 0.9% 的老年人入住。

3．医养相结合　近年来，国家高度重视推进医养结合工作，解决老年人养老难题。各级民政部门认真贯彻习近平总书记系列重要讲话精神，积极构建居家为基础、社区为依托、机构为补充、医养相结合的养老服务体系，取得了积极进展。

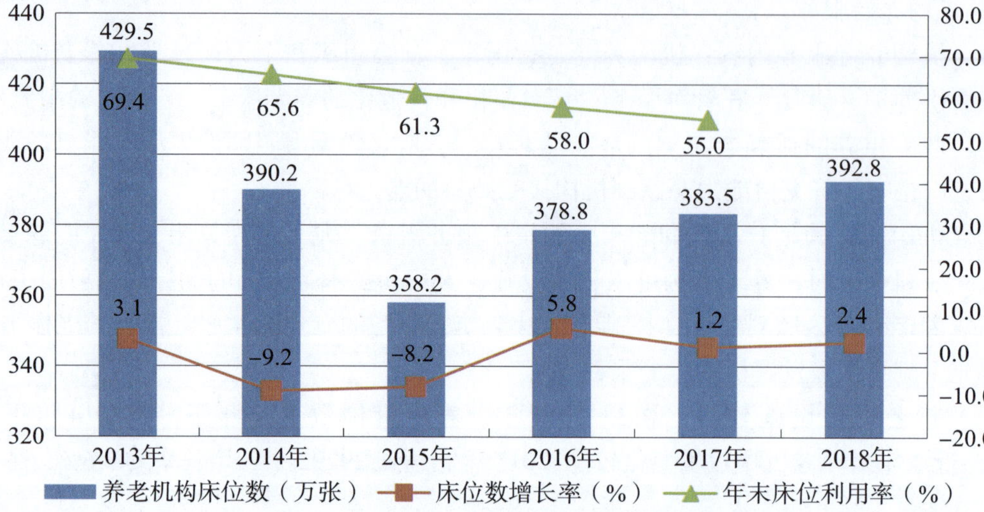

图 1-7　2013—2018 年全国养老机构床位数及增长率

数据来源：《中国民政统计年鉴》（2014—2018 年）2018 年第四季度各省份社会服务统计数据

一是顶层设计不断加强。2015 年，国务院办公厅转发《卫生计生委等部门关于推进医疗卫生与养老服务相结合指导意见的通知》（国办发〔2015〕84 号），提出了具体、可操作的实现路径和任务措施，明确了医养结合的 5 项重点任务，即建立健全医疗卫生机构与养老机构合作机制、支持养老机构开展医疗服务、推动医疗卫生服务延伸至社区和家庭、支持社会力量举办非营利性医养结合机构以及鼓励医疗卫生机构与养老服务融合发展；同时就完善投融资和财税价格政策、加强规划布局和用地保障、探索建立多层次长期照护保障体系、加强人才队伍建设和强化信息支撑等保障措施提出明确要求。2016 年《国家卫生计生委办公厅、民政部关于印发医养结合重点任务分工方案的通知》（国卫办家庭函〔2016〕353 号），将重点任务进行分解，明确各相关部门责任分工。

二是政策体系不断完善。国家卫生计生委先后印发了《医疗机构设置规划指导原则（2016—2020 年）》《护理院基本标准》《护理员培训大纲》《安宁疗护中心基本标准和管理规范》《安宁疗护实践指南》等，规范机构准入标准和服务管理。民政部会同国家卫生计生委印发了《民政部、卫生计生委关于做好医养结合服务机构许可工作的通知》（民发〔2016〕52 号），打造“无障碍”审批环境。国家卫生计生委将老年人纳入家庭医生签约服务重点人群，为老年人提供基本医疗、公用卫生和约定的健康管理服务；遴选了 90 个国家级医养结合试点单位，探索医养结合工作的经验做法，以试点带动全国医养结合事业快速发展；组织医养结合工作人员的专题培训，提高业务能力和政策水平。各地民政部门积极配合卫生计生部门开展国家级医养结合试点工作，重点发展养护型、医护型养老机构。2017 年 3 月，国家民政部、公安部、国家卫生计生委、国家质检总局、国家标准委、全国老龄办 6 个部门联合启动了为期 4 年的全国养老院服务质量建设专项行动，推动实现 50% 以上的养老机构能够以不同形式为入住老年人提供医疗卫生服务目标任务，医养结合服务供给能力不断加强，全国养老机构收住失能、部分失能老年人占比不断提高。养老机构医疗卫生服务能力不断增强，78.6% 的养老机构通过内设医疗机构、与医疗机构签约合作等方式提供医疗护理服务。全国护理型床位占床位总数的 46%。

（三）养老产业迎来蓬勃发展

一是产业规模不断扩大。随着各类市场主体和社会力量的广泛进入，养老服务的消费市场潜力被不断激发，养老产业产值在 GDP 中所占比重迅速上升，稳增长、扩消费、惠民生的作用日益凸显。根据中国社会科学院 2016 年发布的《中国养老产业发展白皮书》预计，到 2030 年，中国养老产业的规模将达到 13 万亿元。

二是社会力量参与踊跃。各地各有关部门进一步简化行政审批程序，改进审批方式，并鼓励社会力量通过独资、合资、合作、联营、参股、租赁等方式参与公办养老机构改革，为社会力量进入养老服务业创造有利条件。到 2015 年末，全国社会力量办养老机构数占养老机构总数的比例上升至 41.5%，预计到 2020 年，社会力量办养老机构占养老机构总数比例将超过 50%。

三是业态日益丰富。国家民政部会同有关部门持续推进养老服务业综合改革、居家和社区养老服务改革、公办养老机构改革、智慧健康养老等重大试点，创新服务模式和发展机制，涌现出了“一刻钟服务圈”“智慧养老院”“无围墙养老院”等服务新模式和新产品。医养结合绿色通道加快建立，养老产业与健康、养生、旅游、文化、健身、休闲等产业融合发展趋势日益突出，养老产业新模式、新业态加快涌现。

四是老年用品市场日渐繁荣。老年用品制造业创新发展，适合老年人的食品、药品、服装等供给逐步丰富，相关企业研发的康复辅助器具、健康促进、健康监测可穿戴设备、智能看护等产品的安全性、可靠性和实用性不断提高。

（四）养老服务投资快速增长

一是中央投资方面，“十二五”以来，国家发展改革委持续安排中央预算内投资支持养老服务设施建设，从 2011 年的 9 亿元提高到 2017 年的 30 亿元，7 年间投资总数超过 166 亿元，中央投资为养老服务体系建设提供了坚实的基础支撑。民政部从 2011 年到 2017 年共安排了 81 亿元民政部彩票公益金支持养老服务体系建设；2013—2015 年，中央财政连续 3 年累计投入 30 亿元，支持建设 10 万个农村幸福院。2016 年开始，中央财政继续每年投入 10 亿元，累计投入 50 亿元，在“十三五”期间开展居家和社区养老服务改革试点。

二是国家发展改革委组织实施了“健康与养老服务重大工程”，要求各地放宽准入，充分调动社会资本的积极性，多措并举吸引社会资本进入养老服务业。

三是在养老领域率先实施了养老产业专项债券，在发债指标、资金用途、资产负债率、投资回收期等方面结合养老产业的特点予以放宽。目前已核准批复200多亿元，支持发债企业建设养老服务设施和提供养老服务。

四是国家发展改革委组织开展普惠养老城企联动专项行动。国家发展改革委、民政部、国家卫生健康委共同修订形成了《普惠养老城企联动专项行动实施方案（2019年修订版）》，主要思路是国家通过中央预算内投资，支持和引导城市政府系统规划建设养老服务体系。城市政府通过提供土地、规划、融资、财税、医养结合、人才等全方位的政策支持包，企业提供普惠性养老服务包，向社会公开，接受监督。城市政府和企业双方签订合作协议，约定普惠性服务内容及随消费者物价指数（Consumer Price Index，CPI）等因素动态调整价格机制，扩大养老服务有效供给，满足社会多层次、多样化需求，增强人民群众获得感、幸福感和安全感。

（五）长护险试点稳中求进

2016年6月，人力资源和社会保障部在全国15个城市推行长护险试点，截至2018年6月，试点已覆盖全国5700万人，18.45万人享受了长护险待遇。除了试点城市以外，还有50余个城市自愿探索实施长护险。

最早试水长护险的青岛市，早在2012年7月就颁布了《关于建立长期医疗护理保险制度的意见（试行）》。纳入国家试点后，该市开始探索在原有基础上对接生活照料，同时提出了“全人全责”的长护险理念，要求护理服务机构统筹考虑失能、失智人员照护需要，统筹配置照护资源，为参保人提供及时的、连续的、整合式的照护服务。作为我国人口老龄化程度最高的地区之一，上海市经过前期探索，于2018年出台《上海市老年照护统一需求评估及服务管理办法》，在失能护理评估方面走在了前列。上海市长期护理保险的服务分为社区居家照护、养老机构照护、住院医疗护理3类，其中居家照护和养老机构照护规定了40余项具体服务内容，包括基本生活照料和常用临床护理。成都市长期护理保险与众不同，构建了独立于医疗保险之外的一项保险制度，从筹资、覆盖对象、保障内容到基金运行、管理，都专门设置。在失能评估方面，成都市注重国际标准本土化，把巴氏量表制成ABCD4个表，互为补充，构建具有成都特色的失能评级量表，在评估操作中建立了“一库”，即失能评估专家库，由自愿申请且经考核合格的医疗机构医生、护士组成。

试点3年来，各地积极探索符合地方实际的长护险制度基本框架，在参保范围、资金筹集、保障范围、支付标准、经办管理等方面大胆创新，积累了丰富的经验，呈现出百舸争流、异彩纷呈的局面。

以长护险参保范围为例，根据《关于开展长期护理保险制度试点的指导意见》，试点阶段的长期护理保险制度原则上主要覆盖职工基本医疗保险。在试点中，大部分新开展试点的地区如上饶、承德、安庆等城市，只覆盖城镇职工基本医疗保险参保人；也有些试点地区扩大了参保范围，如成都、青岛、南通、徐州、苏州等地，将所有城乡居民基本医疗保险参保人纳入进来，上海市还增加了年龄划分标准，将长护险的参保范围界定为60岁以上的职工医保退休人员或居民医保参保人。

长护险制度设计的重要一环在于资金筹集，试点地区八仙过海，或单一筹资，或多元筹资，各显神通。单一筹资渠道是从医保基金按一定比例进行划拨，比如青岛和上海，个人和单位暂不缴费；多元筹资渠道是指长护险资金来自医保、财政、单位、个人、福彩公益金和社会捐助中的几种，如南通、苏州、上饶等地建立了政府补助、医保统筹基金以及个人缴费相结合的多渠道筹资机制。从筹资标准来看，主要有按比例筹资和定额筹资两种，如成都属于按比例筹资，划分40岁以下、40岁至退休、退休以后3个年龄阶段，每个阶段按照不同的比例缴费，个人缴纳部分的比例分别是0.1%、0.2%和0.3%，类似的还有承德、荆门等地；定额筹资的代表是南通市，筹资标准为每人每年100元，其中个人缴纳30元，医保基金筹集每人30元，财政补助每人40元。

长护险的重点保障对象是长期重度失能人员，但从保障范围来看，各地侧重不同。承德、成都等地以失能程度为标准，将重度失能人员纳入保障范围；南通将重、中度失能人员均列为长护险保障对象；上海则以年龄和失能等级为依据，规定60岁以上且失能评估结果为二至六级且在评估有效期的老年人为保障对象；值得一提的是，青岛、上饶分别将重度失智老人和因失智造成失能的人员纳入长护险保障范围。

另外，在长护险支付标准上，各地也各有千秋。有定额包干支付，如上饶和南通，也有按比例支付，比如上海。在经办服务中，保险公司参与程度和合作方式各不相同，有的采取全流程委托方式，有的采取部分流程委托方式。

（六）高职教育培养专业人才

2015年10月，教育部公布了新修订的《普通高等学校高等职业教育（专科）专业目录（2015年）》，设置了老年服务与管理、老年保健与管理等专业。在中等职业教育和普通高等教育本科专业等方面，也设置了老年服务与管理等相关专业，培养养老专业人才。2017年，全国共有154所高职院校开设老年服务与管理专业，专业点数163个，招生人数4798人；共有21所高职院校开设老年健康与管理专业，专业点数22个，招生人数927人；共有20所高职院校开设老年护理专业，招生人数2901人。

二、养老服务业发展的问题

当前我国养老服务业还存在一些问题，例如养老服务业顶层设计有待完善、养老服务供给总量不足、基本养老服务制度尚未建立、城乡养老服务供给差异较大、养老服务人力资源结构性短缺等。

（一）养老服务业顶层设计有待完善

1. 医养结合政策需要进一步加固　目前，我国养老服务政策体系还处于建立和完善的关键阶段。国家出台了一系列医养结合政策，但是医养结合政策顶层设计需要进一步加固。自医养结合推行以来，不同部门之间的职责交叉重叠屡见不鲜。在现行的制度下，养老机构由民政部门进行审批、管理，医疗机构归属卫生计生部门管理，医保报销由社保部门管理。由于各部门之间的职责界定不够明确，各项政策、标准不统一，养老机构常常只能夹在各个部门中间。这种多头管理是阻碍医疗与养老“无缝对接”最大的障碍。未来关于医养结合的政策和监管职责需要继续细化和明确，部门职责仍需继续细化。

2. 长期照护保障制度存在制度性缺失　当前，我国已经建立了养老保障和医疗保障制度，为防范老年人的贫困和疾病风险提供了基本制度支撑；然而，作为老年人失能风险防范的基本制度安排，长期照护保障制度的发展却相对滞后，从而造成庞大老年群体的潜在服务需求无法转化为现实有效服务需求。这不仅使日益增长的失能老年人的照护需求无法得到满足，而且也使养老服务体系建设缺乏内生性动力，这是我国养老服务体系建设过程中的“瓶颈”。

各试点地区普遍面临着筹资难、护理服务跟不上、市场推广弱等问题，建立全国统一的长期护理保险制度势在必行。目前各试点地区筹资是以当地医保基金划拨和财政补贴为主，随着护理服务需求的增加及医护服务费的快速上涨，有可能导致长护险运营资金面临不可持续的风险，未来长护险筹资渠道还要进一步拓展。“扩围”长护险，建立全国统一的长护险制度，顶层设计还需加把劲儿。应在社会保险框架下建立独立险种，由财政和单位合理分担筹资，明确个人缴费责任；要立足经济发展水平来思考设计，坚持基本可持续，与社会养老衔接，推动长期护理保险与家庭赡养、社会福利等相衔接，发挥社会保险适度普惠的作用；同时创新长期护理的服务模式，优先将失独家庭老人纳入重点保障，综合协调、监督管理和统筹推进。

（二）养老服务供给总量不足结构失衡

根据2013年《国务院关于加快发展养老服务业的若干意见》（国发〔2013〕35号）中拟定的目标，到2020年，每千名老人拥有的养老床位要达到35～40张。那么到2020年各类养老床位需求将达到875万～1000万张，这之间有129万～254万张的缺口。

现有养老服务机构属于日常供养型的居多，绝大多数医疗护理功能弱，失能老年人最需要的养护型和医护型养老机构不足。同时，全国养老年末床位利用率呈逐年下降趋势，2017年底下降为42.6%，其中养老机构为55%，社区养老机构和设施35.5%，社区互助型养老设施33.5%。

此外，养老床位利用率在城乡之间也存在较大差距。北京、上海等大城市的养老机构往往“一床难求”，而在河北、安徽等地的乡镇农村地区，床位的空置现象则十分严重。2019 年 3 月全国老龄办发布的数据显示，安徽省农村敬老院床位已达 27.7 万张，但集中供养对象只有 9.8 万人，尚有近 18 万张床位处于闲置状态，床位利用率仅 38.8%。居家社区养老服务发展不充分。

居家社区养老服务的基础地位和作用尚未充分显现。当前国家和省级建设补贴资金 90% 以上用于资助养老机构建设，用于补贴居家社区养老服务设施建设的不足 10%。此外，一些社区嵌入式小微养老机构项目，受到诸多因素制约，难以落地，也造成社区居家养老服务发展滞后。

（三）基本养老服务制度尚未建立

基本养老服务制度主要是指与经济社会发展水平相适应，以满足老年人基本服务需求、提升老年人生活质量为目标，面向所有老年群体提供基本生活照料、护理康复、精神关爱、紧急救援和社会参与等设施、组织、人才和技术要素形成的网络，以及配套的服务标准、运行机制和监督制度。基本养老服务制度是社会保障的重要组成部分，目前我国社会保障制度及社会保险、社会福利处于起步发展阶段，制度建设任务十分繁重，只有不断完善社会保险和社会福利制度，建立和规范政府职责、养老保险、照护保险、医养结合、人才队伍、标准体系、社会资本、开发性金融、公益慈善、农村养老等，才能搭建中国特色的基本养老服务制度，实现全体老人老有所养。

（四）城乡养老服务供给差异较大

农村养老是整个养老服务体系建设的重要组成部分，也是养老服务均等化发展的短板。农村地区养老服务受相对落后的经济条件限制，在养老服务水平与医疗保障水平等方面与城镇地区有相当大的差距，势必导致农村养老服务供给缺失。目前城乡养老服务供给差异较大，主要体现在养老服务设施数量、养老服务质量、养老服务补贴以及养老服务人才等方面。例如在社区居家养老服务设施方面，城市社区居家养老服务设施基本实现了全覆盖，农村覆盖率刚刚过半。另外养老服务人员也存在了分布不均的问题，2017 年农村养老服务机构的在职员工数仅为 11.8 万人，较城市机构少 6 万余人。

（五）养老服务人力资源结构性短缺

1. 缺乏专业技能　养老服务是一项内容繁多、技术要求比较高的专业化服务，需要经过专业训练的专业人员来提供，尤其需要具有老年学、心理学、医学等跨学科背景的专业人才。然而，目前我国从事养老服务的人员以中老年女性居多，她们大多数文化程度比较低，从未接受或只接受过很少的养老服务方面的技术培训。其中，接受过专业训练的护理人员最为短缺，并且专业化和职业化程度都非常低。绝大多数养老服务机构都没有配备专门的医护人员，无法为老年人提供配套完善的医疗保健服务。

2．人才队伍不稳定　养老服务行业的从业原因多样，从业原因排在前三位的依次是为老人服务很开心、收入比较稳定和得到社会好评与尊重。由此可见，养老服务行业有其自身的行业吸引力，能够吸引一部分适合并喜欢此项工作的人员从事养老服务行业。但是也有人的从业原因导致了养老服务人员流动性较大。这些人虽然能够暂时在养老机构工作，但是稳定性不强，大多是以此为跳板，一旦找到心仪的工作就会跳槽，使养老机构的培训付诸东流。由于养老护理工作工资偏低、工作强度大、福利较少，再加上传统观念的影响，许多人认为养老护理员是伺候人的工作，社会地位低，导致养老护理员的流动性大，队伍很不稳定。

3．人才需求缺口大　第四次中国城乡老年人生活状况抽样调查结果显示，2015 年我国失能、半失能老年人口总数大致为 4063 万人，占老年人口比例的 18.3%，若按照国际上失能老人与护理员 3 : 1 的配置标准推算，我国至少需要 1300 万护理员。但目前我国养老护理机构工作人员不足 100 万人，《2018 中国民政统计年鉴》显示，我国鉴定合格的养老护理员只有 44102 人，具备执业资格的护理人员所占比例不到 10%，需求缺口较大。

第二章

养老服务业
相关政策法规

养老服务业的发展离不开法律法规的保驾护航，离不开政策环境的持续优化，离不开行业标准的引领和规范。本章梳理了自“十八大”以来，我国养老服务业的相关政策、法规以及相关标准。

第一节 相关政策

自党的“十八大”以来，国务院、国家发展和改革委员会（以下简称国家发展改革委）、民政部、国家卫生健康委员会（以下简称国家卫生健康委）、工业和信息化部（以下简称工信部）、文化和旅游部（以下简称文旅部）、住房和城乡建设部（以下简称住建部）等政府部门出台了一系列养老服务相关政策文件，包含了意见、办法、通知等文件类型。

一、主要政策梳理

2013 年至今，国家层面出台了一系列指导我国养老服务业发展的指导性文件，主要政策文件如下。

（一）《国务院关于加快发展养老服务业的若干意见》（国发〔2013〕35 号）

2013 年 9 月，《国务院关于加快发展养老服务业的若干意见》（国发〔2013〕35 号）（以下简称《意见》）对养老服务业发展做出了顶层设计和全面部署。这是我国养老服务业发展史上的一个重要里程碑，是我国养老服务业发展的纲领性文件。

《意见》提出，到 2020 年，全面建成以居家为基础、社区为依托、机构为支撑的，功能完善、规模适度、覆盖城乡的养老服务体系。养老服务产品更加丰富，市场机制不断完善，养老服务业持续健康发展。生活照料、医疗护理、精神慰藉、紧急救援等养老服务覆盖所有居家老年人，社区服务设施覆盖所有城市社区、90% 以上的乡镇和 60% 以上的农村社区，社会养老服务床位数达到每千名老年人 35 ~ 40 张。养老服务业增加值在服务业中的比重显著提升，生活照料和护理服务提供约 1000 万个就业岗位，涌现一批带动力强的龙头企业和大批富有创新活力的中小企业，形成一批养老服务产业集群，培育一批知名品牌。养老服务业政策法规体系建立健全，行业标准科学规范，监管机制更加完善，服务质量明显提高。全社会积极应对人口老龄化意识显著增强，支持和参与养老服务的氛围更加浓厚，养老志愿服务广泛开展，敬老、养老、助老的优良传统得到进一步弘扬。

（二）《关于推进医疗卫生与养老服务相结合指导意见的通知》（国办发〔2015〕84号）

2015年11月，国务院办公厅转发《卫生计生委等部门关于推进医疗卫生与养老服务相结合指导意见的通知》（国办发〔2015〕84号）（以下简称《指导意见》），全面部署进一步推进医养结合，满足人民群众多层次、多样化的健康养老服务需求。

《指导意见》的主要内容可以用“一条主线、两个并重、三大导向、四大目标、五项任务”来概括。一条主线，就是把增进老年人福祉、满足老年人健康养老服务需求作为主线，这条主线贯穿了整个指导意见的始终，并以此来谋划医养融合发展的相关举措。两个并重，即从供给和需求两方面发力，推动医养结合加快发展与扩大老年人健康养老消费并重，一方面要推动医养结合服务业加快发展，另一方面要考虑老年人健康服务性消费。三大导向，即针对我国医养结合服务普遍存在的共性问题，提出了增加医养结合有效供给、提高健康养老服务覆盖面和提升健康养老服务质量水平的三大发展导向。四大目标，是指《指导意见》从实际出发，审时度势，为医养结合工作设定了近期目标和远期目标，使政策更接地气、更具有可操作性和可及性，一是到2017年，医养结合政策体系、标准规范和管理制度初步建立，老年人健康养老服务可及性明显提升；二是到2020年，符合国情的医养结合体制机制和政策法规体系基本建立；三是医疗卫生和养老资源实现有序共享，医养结合网络基本形成，为居家老年人提供上门服务的能力明显提升；四是所有医疗机构和养老机构都能为老年人提供便利的服务，基本适应老年人健康养老服务需求。五项任务，一是建立健全医疗卫生机构与养老机构合作机制，鼓励养老机构与周边的医疗卫生机构开展多种形式的协议合作；二是支持养老机构开展医疗服务；三是推动医疗卫生服务延伸至社区、家庭；四是鼓励社会力量兴办医养结合机构；五是鼓励医疗卫生机构与养老服务融合发展。

（三）《国民经济和社会发展第十三个五年规划纲要》

2016年3月，《国民经济和社会发展第十三个五年规划纲要》对积极应对人口老龄化首次单设一章，提出建立以人口战略、生育政策、就业制度、养老服务、社保体系、健康保障、人才培养、环境支持、社会参与等为支撑的应对体系，以促进人口均衡发展和健全养老服务体系。

在健全养老服务体系方面，建立以居家为基础、社区为依托、机构为补充的多层次养老服务体系；统筹规划建设公益性养老服务设施，支持面向失能老年人的老年养护院、社区日间照料中心等设施建设；全面建立针对经济困难高龄、失能老年人的补贴制度；加强老龄科学研究；实施养老护理人员培训计划，加强专业化养老服务护理人员和管理人才队伍建设；推动医疗卫生和养老服务相结合；完善与老龄化相适应的福利慈善体系；推进老年宜居环境建设；全面放开养老服务市场，通过购买服务、股权合作等方式支持各类市场主体增加养老服务和产品供给；加强老年人权益保护，弘扬敬老、养老、助老社会风尚。

（四）2016年习近平总书记对养老服务业做出重要指示

2016年5月，中共中央政治局就我国人口老龄化的形势和对策举行第32次集体学习。习近平总书记强调，要着力发展养老服务业与老龄产业。我国老年群体数量庞大，老年人用品和服务需求巨大，老龄服务事业和产业发展空间十分广阔。要积极发展养老服务业，推进养老服务业制度、标准、设施、人才队伍建设，构建居家为基础、社区为依托、机构为补充、医养相结合的养老服务体系，更好满足老年人养老服务需求。要培育老龄产业新的增长点，完善相关规划和扶持政策。

2016年10月11日，习近平总书记主持召开中央全面深化改革领导小组第二十八次会议，会议审议通过了《国务院办公厅关于全面放开养老服务市场提升养老服务质量的若干意见》。习近平总书记指出，养老服务业既是关系亿万群众福祉的民生事业，也是具有巨大发展潜力的朝阳产业，要紧紧围绕老年群体多层次、多样化的服务需求，降低准入门槛，引导社会资本进入养老服务业，推动公办养老机构改革，提升居家社区和农村养老服务水平，推进养老服务业制度、标准、设施、人才队伍建设，繁荣养老市场，提升服务质量，让广大老年人享受优质养老服务。

2016年12月21日，习近平总书记主持召开中央财经领导小组第十四次会议，会议将提高养老院服务质量作为涉及人民生活质量的六件大事之一来研究部署。习近平总书记强调，提高养老院服务质量，关系2亿多老年人口特别是4000多万失能或半失能老年人的晚年幸福，也关系他们子女工作生活，是涉及人民生活质量的大事，要按照适应需要、质量优先、价格合理、多元供给的思路，尽快在养老院服务质量上有个明显改善，加快建立全国统一的服务质量标准和评价体系，加强养老机构服务质量监管，坚决依法依规从严惩处欺老、虐老行为。

（五）《国务院办公厅关于全面放开养老服务市场提升养老服务质量的若干意见》（国办发〔2016〕91号）

2016年12月，为促进养老服务业更好更快发展，《国务院办公厅关于全面放开养老服务市场提升养老服务质量的若干意见》（国办发〔2016〕91号）（以下简称《意见》），对进一步放开准入条件、优化市场环境、提升居家社区养老生活品质、建设优质供给体系等方面提出明确任务要求，并提出17项重点任务分工。

《意见》着眼于补齐短板，提出了推进居家社区养老服务全覆盖的目标要求和措施。开展老年人养老需求评估，加快建设社区综合服务信息平台，对接供求信息，提供助餐、助洁、助行、助浴、助医等上门服务，提升居家养老服务覆盖率和服务水平；依托社区服务中心（站）、社区日间照料中心、卫生服务中心等资源，为老年人提供健康、文化、体育、法律援助等服务；鼓励建设小型社区养老院，满足老年人就近养老需求，方便亲属照护探视。

《意见》紧扣农村养老服务能力和水平提升，要求拓展农村社区综合服务设施的养老服务功能，鼓励建设自助式、互助式养老服务设施，加强农村敬老院建设，通过资源整合丰富农村养老服务载体。同时，鼓励专业社会工作者、社区工作者、志愿服务者，依托农村基层党组织、自治组织和社会组织参与农村养老服务，通过力量整合丰富农村养老服务主体。

《意见》明确提出了建立医养结合绿色通道的“行动指南”，旨在深入推进医疗卫生与养老服务融合发展。鼓励符合条件的执业医师到养老机构、社区老年照料机构内设的医疗卫生机构多点执业；开通预约就诊绿色通道，推进养老服务机构、社区老年照料机构与医疗机构对接，为老年人提供便捷医疗服务；提升医保经办服务能力，切实解决老年人异地就医直接结算问题；探索建立长期护理保险制度，形成多元化的保险筹资模式，推动解决失能人员基本生活照料和相关医疗护理等所需费用问题。

（六）《“十三五”国家老龄事业发展和养老体系建设规划》（国发〔2017〕13号）

2017年2月，国务院印发《“十三五”国家老龄事业发展和养老体系建设规划》（国发〔2017〕13号）（以下简称《“十三五”规划》），提出了8个方面主要任务，夯实“十三五”时期老龄事业发展和养老体系建设的制度、物质、人才、技术和社会基础。

关于养老服务体系的发展，《“十三五”规划》在基本原则二“补齐短板，提质增效”中明确提出，要“坚持问题导向，注重质量效益，着力保基本、兜底线、补短板、调结构，不断健全完善社会保障制度体系，促进资源合理优化配置，强化薄弱环节，加大投入力度，有效保障面向老年人的基本公共服务供给”。具体发展目标即“居家为基础、社区为依托、机构为补充、医养相结合的养老服务体系更加健全。养老服务供给能力大幅提高、质量明显改善、结构更加合理，多层次、多样化的养老服务更加方便可及，政府运营的养老床位数占当地养老床位总数的比例不超过50%，护理型床位占当地养老床位总数的比例不低于30%，65岁以上老年人健康管理率达到70%”。《“十三五”规划》第四章“健全养老服务体系”在“夯实居家社区养老服务基础”一节中，强调从两个方面着力加强社区养老服务体系建设。

一是大力发展居家社区养老服务。提出的任务包括：①逐步建立支持家庭养老的政策体系，支持成年子女与老年父母共同生活，履行赡养义务和承担照料责任。②支持城乡社区定期上门巡访独居、空巢老年人家庭，帮助老年人解决实际困难。③支持城乡社区发挥供需对接、服务引导等作用，加强居家养老服务信息汇集，引导社区日间照料中心等养老服务机构依托社区综合服务设施和社区公共服务综合信息平台，创新服务模式，提升质量效率，为老年人提供精准化个性化专业化服务。④鼓励老年人参加社区邻里互助养老。

⑤鼓励有条件的地方推动扶持残疾、失能、高龄等老年人家庭开展适应老年人生活特点和安全需要的家庭住宅装修、家具设施、辅助设备等建设、配备、改造工作，对其中的经济困难老年人家庭给予适当补助。⑥大力推行政府购买服务，推动专业化居家社区养老机构发展。

二是加强社区养老服务设施建设。提出的任务包括：①统筹规划发展城乡社区养老服务设施，新建城区和新建居住（小）区按要求配套建设养老服务设施，老城区和已建成居住（小）区无养老服务设施或现有设施未达到规划要求的，通过购置、置换、租赁等方式建设。②加强社区养老服务设施与社区综合服务设施的整合利用。③支持在社区养老服务设施配备康复护理设施设备和器材。④鼓励有条件的地方通过委托管理等方式，将社区养老服务设施无偿或低偿交由专业化的居家社区养老服务项目团队运营。

在“加强农村养老服务”中，提出的任务包括：①推动农村特困人员供养服务机构服务设施和服务质量达标，在保障农村特困人员集中供养需求的前提下，积极为低收入、高龄、独居、残疾、失能农村老年人提供养老服务。②通过邻里互助、亲友相助、志愿服务等模式和举办农村幸福院、养老大院等方式，大力发展农村互助养老服务。③发挥农村基层党组织、村委会、老年协会等作用，积极培育为老服务社会组织，依托农村社区综合服务中心（站）、综合性文化服务中心、村卫生室、农家书屋、全民健身等设施，为留守、孤寡、独居、贫困、残疾等老年人提供丰富多彩的关爱服务。

在“推进医养结合”中提出：①支持养老机构按规定开办康复医院、护理院、临终关怀机构和医务室、护理站等。②鼓励执业医师到养老机构设置的医疗机构多点执业，支持有相关专业特长的医师及专业人员在养老机构开展疾病预防、营养、中医养生等非诊疗性健康服务。③对养老机构设置的医疗机构，符合条件的按规定纳入基本医疗保险定点范围。

（七）《国务院办公厅关于印发完善促进消费体制机制实施方案（2018—2020年）的通知》（国办发〔2018〕93号）

2018年10月，国务院办公厅发布《国务院办公厅关于印发完善促进消费体制机制实施方案（2018—2020年）的通知》（国办发〔2018〕93号），提出在养老领域，取消养老机构设立许可。建立养老机构分类管理制度，加快推进公办养老机构转制为企业或开展公建民营，建立健全养老领域公建民营相关规范，着力解决托底保障职能与公建民营不协调问题。编制实施国家积极应对人口老龄化中长期规划，支持各类市场主体增加养老服务供给。推动医养结合，研究出台医养结合机构服务和管理指南，深入开展长期护理保险试点。开展养老机构服务标准体系建设和养老机构服务质量专项行动。推动社区养老服务设施全覆盖。

（八）《国务院办公厅关于推进养老服务发展的意见》（国办发〔2019〕5号）

2019年4月，国务院办公厅印发《国务院办公厅关于推进养老服务发展的意见》（国办发〔2019〕5号）（以下简称《意见》），围绕深化“放管服”改革等6个方面提出了28条措施，确保到2022年在保障人人享有基本养老服务的基础上，有效满足老年人多样化、多层次养老服务需求，老年人及其子女获得感、幸福感、安全感显著提高。

《意见》针对养老机构“住不上”“住不起”“住不好”等问题，从提供基本服务、满足多元需求、提升支付能力、支持社会参与、保护合法权益5个方面提出了具体政策举措。明确充分发挥公办养老机构及公建民营养老机构兜底保障作用，在满足当前和今后一个时期特困人员集中供养需求的前提下，重点为经济困难失能失智老年人、计划生育特殊家庭老年人提供无偿或低收费托养服务；明确从老年产品用品、康复辅具配置、营养均衡配餐、信息技术应用、家庭适老化改造等方面满足老年人个性化多样化需求；提出推动形成符合国情的长期护理保险制度框架，鼓励发展商业性长期护理保险产品；提出组织开展对老年人产品和服务消费领域侵权行为的专项整治行动等。

《意见》针对社会力量参与养老服务方面仍存在政策落实难、准入审批难、融资贷款难等问题，提出了5个方面的政策措施：①进一步放宽行业准入。如简化医养结合机构设立流程，实行“一个窗口”办理；养老机构内设诊所、卫生所（室）等取消行政审批、实行备案管理等。②进一步扩大投融资渠道。如大力支持符合条件的市场化、规范化程度高的养老服务企业上市融资；支持商业保险机构举办养老服务机构或参与养老服务机构的建设和运营等。③完善养老服务设施供地政策。如举办非营利性养老服务机构，可凭登记机关发给的社会服务机构登记证书和其他法定材料申请划拨供地；鼓励各地探索利用集体建设用地发展养老服务设施等。④推动居家、社区和机构养老融合发展。如支持养老机构运营社区养老服务设施，上门为居家老年人提供服务；支持物业服务企业开展老年供餐、定期巡访等形式多样的养老服务等。⑤持续优化营商环境。如建立养老服务监测分析与发展评价机制，加强统计监测工作；2019年6月底前，各省级人民政府公布本行政区域现行养老服务扶持政策措施清单、养老服务供需信息或投资指南等。

针对养老服务行业统筹不够、质量不高、监管薄弱等问题，《意见》从完善体制机制、提高质量等角度提出了3方面政策措施。一是完善工作机制，如将养老服务政策落实情况纳入政府年度绩效考核范围；二是建立综合监管，如推进养老服务领域社会信用体系建设，采取商业银行第三方存管方式确保资金管理使用安全，健全养老机构食品安全监管机制等；三是完善标准体系，制定确保养老机构基本服务质量安全的强制性国家标准，推行全国统一的养老服务等级评定与认证制度。

《意见》涉及消防安全的有3项，包括解决养老机构消防审验问题、推行养老服务行业消防安全标准化管理和实施民办养老机构消防安全达标工程。

《意见》针对养老服务人才紧缺列出了3项举措，包括建立完善养老护理员职业技能等级认定和教育培训制度、大力推进养老服务业吸纳就业、建立养老服务褒扬机制。

（九）关于印发《普惠养老城企联动专项行动实施方案（2019年修订版）》的通知（发改社会〔2019〕1422号）

2019年9月9日，国家发展改革委、民政部、国家卫生健康委三部门联合发布《普惠养老城企联动专项行动实施方案（2019年修订版）》的通知（发改社会〔2019〕1422号）（以下简称《实施方案》），支持面向社会大众的普惠性养老项目，为老年人群体提供成本可负担、方便可及的养老服务。推动增加普惠养老服务有效供给，充分发挥中央预算内投资示范带动作用和地方政府引导作用，进一步激发社会资本参与养老服务积极性，促进养老产业高质量发展。

《实施方案》以期形成支持社会力量发展普惠养老的有效合作新模式，参加城市每千名老年人养老床位数达到40张，护理型床位占比超过60%，医养深度融合，力争实现"三提升""两下降""一满意"的目标。

《实施方案》围绕"政府支持、社会运营、合理定价"，按约定承担公益，深入开展城企合作。国家通过中央预算内投资，支持和引导城市政府系统规划建设养老服务体系。

《实施方案》还指出，城市政府通过提供土地、规划、融资、财税、医养结合、人才等全方位的政策支持包，企业提供普惠性养老服务包，向社会公开，接受监督。城市政府和企业双方签订合作协议，约定普惠性服务内容及随消费者物价指数（consumer price index，CPI）等因素动态调整价格机制，扩大养老服务有效供给，满足社会多层次、多样化需求。

《实施方案》明确中央预算内投资支持的内容，包括通过新建养老服务设施，以及改扩建适宜的厂房、医院、闲置校舍、办公用房、培训设施、疗养设施及其他设施等方式，中央预算内投资重点支持"社区、医养、学习、旅居"四类项目。

《实施方案》同时明确了城企责任，规范项目申报，中央差别化补助等十项工作任务，尤其是要求完善金融支持。要综合利用各种政策工具，制定养老服务补短板组合融资实施方案，将普惠养老城企联动专项行动城市作为样板，综合采用"补贷债基购保"，降低建设运营成本。鼓励银行、保险、基金等各类金融机构参与合作，对专项行动提供多层次多样化金融服务。引导战略合作机构积极对接项目，并针对性开展金融产品创新。

二、重点扶持政策

我国养老服务发展扶持政策主要有土地支持政策、金融支持政策、人才培养政策、医养结合政策、财税补贴政策、民间资本优惠政策以及市场监管政策。

（一）土地支持政策

土地是养老机构建设与发展的前提与基础，要切实保障好养老机构的用地供应、规范好民办养老机构用地的开发利用。国土资源部于2014年出台《养老服务设施用地指导意见》(以下简称《指导意见》)，较为详细地界定了养老服务设施用地范围、土地用途和年期、供地计划、监管等，规定“民办非营利性养老机构的用地可采取划拨方式供地”。《指导意见》明确，规划为公共管理用地、公共服务用地中的医卫慈善用地，可布局和安排养老服务设施用地，其他用地只能配套建设养老服务设施用房并分摊相应的土地面积。养老服务设施用地以出让方式供应的，建设用地使用权出让年限最高按50年确定。在办理供地手续和土地登记时，养老服务设施用地的土地用途应确定为医卫慈善用地。经养老主管部门认定的非营利性养老服务设施用地可采取划拨方式供地。营利性养老用地应以租赁、出让等有偿方式供应。为降低营利性养老服务机构建设成本，各地可制定养老服务设施用地出租或先租后让供应的鼓励政策和租金标准，鼓励以租赁方式供地。以招标、拍卖或挂牌方式供应养老服务设施用地时，不得设置要求竞买人具备相应资质、资格等影响公平公正竞争的限制条件。房地产用地中配套建设养老服务设施的，可将养老服务设施的建设要求作为出让条件，但不得将养老服务机构的资格或资信等级等作为出让条件。

同时，为了增加服务供给，《养老服务设施用地指导意见》和《关于支持整合改造闲置社会资源发展养老服务的通知》(民发〔2016〕179号)均鼓励社会力量盘活存量用地用于兴办非营利性养老机构。《指导意见》指出，可在五年内不改变土地性质并且不增收年租金等，并规定民办养老机构可以依法使用农民集体所有的土地。

《关于支持整合改造闲置社会资源发展养老服务的通知》(民发〔2016〕179号)(以下简称《通知》)指出了整合改造的主要领域。一是闲置厂房、社区用房，二是城市经济型酒店等非民用房，三是农村集体经济组织可以依法盘活的集体建设用地存量，四是党政机关和国有企事业单位举办的培训中心、疗养院及其他具有教育培训或疗养休养功能的各类机构。促进闲置社会资源发展养老服务业，《通知》提出了九个方面的针对性主要措施。例如，鼓励盘活存量用地用于养老服务设施建设。养老服务设施用地符合《划拨用地目录》的，可采取划拨方式供地；不符合《划拨用地目录》的，应依法实行出让、租赁等有偿使用方式；同一宗地有两个以上意向用地者的，应采取招标拍卖方式公开出让。改造利用现有闲置厂房、社区用房等兴办养老服务设施，符合《划拨用地目录》且连续经营一年以上的，五年内可不增收土地年租金或土地收益差价，土地使用性质也可暂不作变更。在符合规划的前提下，已建成的住宅小区内增加养老服务设施建筑面积的，可不增收土地价款。

（二）金融支持政策

为了破解长期以来制约民办养老机构发展的融资难问题，民政部和国家开发银行出台《关于开发性金融支持社会养老服务体系建设的实施意见》(民发〔2015〕78号)(以下简称《意见》)，发挥开发性金融的资金引领作用，吸引民间资本投入，推动形成“政府引导、金融支持、社会参与、市场运作”的养老服务发展机制。《意见》中明确国家开发银行贷款重点支持社区居家养老服务设施建设项目、居家养老服务网络建设项目、养老机构建设项目、养老服务人才培训基地建设项目、养老产业相关项目五个方面。《意见》中的“贷款条件”对借款人、项目筹资、还款来源、贷款利率和期限、信用结构等进行了界定，并明确了评审及审批流程等。

中国人民银行、民政部、银监会、证监会、保监会五部门联合出台的《关于金融支持养老服务业加快发展的指导意见》（银发〔2016〕65号）（以下简称意见）指出，到2025年，基本建成覆盖广泛、种类齐全、功能完备、服务高效、安全稳健，与我国人口老龄化进程相适应，符合小康社会要求的金融服务体系。促进养老服务业发展的金融组织更加多层次，产品更加多元化，服务更加多样化，金融支持养老服务业和满足居民养老需求的能力和水平明显提升。

《意见》提出，要积极创新专业金融组织形式，探索建立养老金融事业部制、组建多种形式的金融服务专营机构，创新适合养老服务业特点的贷款方式，探索拓宽养老服务业贷款抵押担保范围，加大对养老领域的信贷支持力度；推动符合条件的养老服务企业上市融资，支持不同类型和发展阶段的养老服务企业、项目通过债券市场融资，完善养老保险体系建设，为养老服务企业及项目提供中长期、低成本资金支持；优化网点布局，增强老年群体金融服务便利性，积极开发可提供长期稳定收益、符合养老跨生命周期需求的差异化金融产品，不断扩展和提升居民养老金融服务能力和水平。

《意见》还提出，支持处于成熟期、经营较为稳定的养老服务企业在主板市场上市。支持符合条件的已上市的养老服务企业通过发行股份等再融资方式进行并购和重组。探索建立民政部门与证券监管部门的项目信息合作机制，加强中小养老服务企业的培育、筛选和储备，支持符合条件的中小养老服务企业在中小板、创业板、全国中小企业股份转让系统上市融资。探索利用各类区域性股权交易市场，为非上市养老服务企业提供股份转让渠道。

《意见》明确，建立人民银行、民政、金融监管等部门参加的金融支持养老服务业工作协调机制，加强产业政策与金融政策协调配合，综合运用多种金融政策工具，加强政策落实与效果监测，形成推进养老服务业发展的政策合力。

《国务院办公厅关于进一步激发社会领域投资活力的意见》（国办发〔2017〕21号）指出，着力解决养老机构融资难，鼓励养老服务机构多渠道融资，落实养老机构税费优惠。国家发展改革委办公厅《关于印发〈政府和社会资本合作（PPP）项目专项债券发行指引〉的通知》（发改办财金〔2017〕730号），鼓励养老PPP（政府和社会资本合作）项目发行项目专项债券，拓宽了养老产业PPP项目的融资渠道。国家发展改革委办公厅《关于印发〈社会领域产业专项债券发行指引〉的通知》（发改办财金规〔2017〕1341号），明确指出鼓励发行养老产业专项债券，募集资金为老年人提供生活照料、康复护理等服务设施设备，以及开发康复辅助器具产品用品项目，是国务院办公厅《关于进一步激发社会领域投资活力的意见》的具体化。财政部、民政部、人力资源社会保障部《关于运用政府和社会资本合作模式支持养老服务业发展的实施意见》（财金〔2017〕86号），明确了养老服务业可以适用PPP途径融资，鼓励运用PPP（政府和社会资本合作）模式支持养老服务业发展，提高社会资本进入养老领域的积极性。

（三）人才培养政策

我国当前的养老服务人才培养系统一直存在诸多问题，比如规模不大、层次不高、质量良莠不齐等，为加快推进民办养老服务业人才的培养，教育部、民政部等联合出台《关于加快推进养老服务业人才培养的意见》（教职成〔2014〕5号）（以下简称《意见》），进一步明确了关于加快推进养老服务业人才培养的总体思路、工作目标、任务措施和组织保障。

《意见》明确提出加快推进养老服务相关专业人才培养体系建设、全面提升养老服务相关专业教育教学质量、大力加强养老服务从业人员继续教育、积极引导学生从事养老服务事业4个方面12条举措，力求到2020年基本建立以职业教育为主体，应用型本科和研究生教育层次相互衔接，学历教育和职业培训并重的养老服务人才培养培训体系，培养一支数量充足、结构合理、质量较好的养老服务人才队伍，适应和满足我国养老服务业发展需求。

《意见》提出，推动职业院校与养老服务相关职业技能鉴定机构深入合作，实行专业相关课程的考试考核与职业技能鉴定统筹进行，推动职业院校学生在取得毕业证书的同时，获得相关职业资格证书。对于已取得养老服务业相关职业资格证书，且符合条件的从业人员，可由职业院校按相关规定择优免试录取，经考核合格后可获取相应学历证书。

《意见》要求，建立教育部、民政部牵头，国家发展改革委、财政部等九部门协同配合、各负其责的工作机制，加强养老服务业人才培养的宏观指导和政策保障。

（四）医养结合政策

我国老年人口数量十分庞大，其中失能、失智老年人口数量也是世界其他国家罕见的规模，失能、失智老年人的需求更为复杂。不仅有生活照料方面的需求，还有医疗服务方面的需求。但是目前，我国养老服务体系与医疗服务体系还是两个相对独立的系统，交叉重合部分十分有限，因此，为老年人提供医养结合服务的能力也是十分有限。《国务院关于促进健康服务业发展的若干意见》（国发〔2013〕40号）、《国务院办公厅转发卫生计生委等部门关于推进医疗卫生与养老服务相结合指导意见的通知》（国办发〔2015〕84号）、《民政部卫生计生委关于做好医养结合服务机构许可工作的通知》（民发〔2016〕52号）等政策文件对养老机构实现医养结合工作的三种模式予以积极鼓励和支持。第一种是鼓励建立养老机构与医疗机构之间的合作机制，鼓励在养老机构和医疗机构之间开展就诊、转诊的绿色通道；在老年慢性病的管理和康复护理上做好配合工作等；第二种是鼓励养老机构内设医疗机构，该医疗机构可以向收住老人提供基本的医疗服务，如果有条件的可发展为老年人康复护理场所，符合条件的可以纳入基本医保定点范围内；第三种是由医疗机构设立养老机构，为老年人提供集中居住、护理等服务。

2015 年底国务院转发卫生计生委等 9 部委联合发布的《关于推进医疗卫生与养老服务相结合的指导意见的通知》（国办发〔2015〕84 号）（以下简称《意见》）从合作机制、服务类型、服务范围、投融资模式等方面提出总体建议，标志着医养结合被作为养老服务领域发展的重要方向。《意见》提出，到 2020 年，符合国情的医养结合体制机制和政策法规体系基本建立，医疗卫生和养老服务资源实现有序共享，覆盖城乡、规模适宜、功能合理、综合连续的医养结合服务网络基本形成，基层医疗卫生机构为居家老年人提供上门服务的能力明显提升。所有医疗机构开设为老年人提供挂号、就医等便利服务的绿色通道，所有养老机构能够以不同形式为入住老年人提供医疗卫生服务，基本适应老年人健康养老服务需求。

《意见》明确了五方面重点任务。一是建立健全医疗卫生机构与养老机构合作机制。鼓励养老机构与周边的医疗卫生机构开展多种形式的协议合作。通过建设医疗养老联合体等多种方式，为老年人提供一体化的健康和养老服务。二是支持养老机构开展医疗服务。养老机构可根据服务需求和自身能力，按相关规定申请开办医疗机构，提高养老机构提供基本医疗服务的能力。三是推动医疗卫生服务延伸至社区、家庭。推进基层医疗卫生机构和医务人员与社区、居家养老结合，与老年人家庭建立签约服务关系，为老年人提供连续性的健康管理服务和医疗服务。四是鼓励社会力量兴办医养结合机构。在制定医疗卫生和养老相关规划时，要给社会力量举办医养结合机构留出空间，鼓励有条件的地方提供一站式便捷服务。五是鼓励医疗卫生机构与养老服务融合发展。统筹医疗卫生与养老服务资源布局，提高综合医院为老年患者服务的能力，提高基层医疗卫生机构康复、护理床位占比，全面落实老年医疗服务优待政策。

《意见》强调，要完善投融资和财税价格政策，加强规划布局和用地保障，探索建立多层次长期照护保障体系，加强人才队伍建设，强化信息支撑，为医养结合提供有力保障。要加强组织领导和部门协同，抓好试点示范，每个省（区、市）至少设 1 个省级试点地区。

民政部与原国家卫生计生委联合发布的《关于做好医养结合服务机构许可工作的通知》（民发〔2016〕52 号）明确提出支持医养结合发展的 2 种机构形态，即“医疗机构设立养老机构”与“养老机构设立医疗机构”，同时要求地方相关部门“打造‘无障碍’审批环境”。2016 年 4 月 11 日，国家卫生计生委、民政部公布《医养结合重点任务分工方案》，共计 36 项，医养结合将逐步落地。

（五）财税补贴政策

国家层面相继出台《关于支持社会力量兴办社会福利机构的意见》（民发〔2005〕170 号）、《民政部关于鼓励和引导民间资本进入养老服务领域的实施意见》（民发〔2012〕129 号）、《财政部、国家发展改革委关于减免养老和医疗机构行政事业性收费有关问题的通知》（财税〔2014〕77 号）等文件，从宏观层面对民办养老机构的各项税费优惠及补贴进行了规定。税收方面：免征城镇土地使用税、自用房产的房产税、车船使用税；免征企业所得税；养护服务免征营业税；社会捐赠享受税收优惠等。费用方面：用电、用水、用气、用热与居民家庭同价，与政府办养老机构享受同等待遇；电话等电信业务享受优惠；全额免征行政事业性收费等；补贴方面：根据民办养老机构的投资额、床位规模、入住率因素，给予其一定的建设或运营补贴。

《民政部关于加快推进养老服务业放管服改革的通知》（民发〔2017〕25号）（以下简称《通知》），提出转变运营补贴发放方式。《通知》强调提高政府精准推动养老服务发展能力，各地养老服务机构运营补贴发放方式应逐步由“补砖头”“补床头”向“补人头”转变，依据实际服务老年人数量发放补贴。对服务失能老年人的补贴标准应予以适当倾斜，对提供相同服务的经营性养老机构应享受与公益性养老机构同等补贴政策。

国家发展改革委和民政部联合发布的《普惠养老城企联动专项行动实施方案（2019年修订版）》（发改社会〔2019〕1422号），鼓励有条件城市参加试点，并将在财税补贴政策给予优惠政策。例如，对养老机构提供的养老服务免征增值税；用电、用水、用气、用热按居民生活类价格执行等，具体优惠包括五方面。

1. 营利性养老机构和非营利性养老机构均可享受床位运营等财政补贴，各类补贴资金作为综合收入的一部分，用于运营和融资等成本支出。

2. 对养老机构提供的养老服务免征增值税，对非营利性养老机构按规定免征企业所得税。

3. 落实社区养老服务税费优惠政策。提供社区养老服务的机构，取得的收入免征增值税，在计算应纳税所得额时，减按90%计入收入总额；承受房屋、土地用于提供社区养老服务的，免征契税；用于提供社区养老服务的房产、土地，免征不动产登记费、耕地开垦费、土地复垦费、土地闲置费；用于提供社区养老服务的建设项目，免征城市基础设施配套费；确因地质条件等原因无法修建防空地下室的，免征防空地下室易地建设费；为社区提供养老服务的机构自有或其通过承租、无偿使用等方式取得并用于提供养老服务的房产、土地，免征房产税、城镇土地使用税。

4. 对非营利性养老机构建设全额免征土地复垦费、土地闲置费、耕地开垦费、不动产登记费、防空地下室易地建设费，以及省级设立的其他涉及养老机构建设的行政事业性收费；对营利性养老机构建设减半收取上述行政事业性收费。

5. 养老机构用电、用水、用气、用热按居民生活类价格执行。

（六）民间资本优惠政策

为了鼓励民间资本参与养老服务业的发展，国务院、民政部发布了系列有针对性的文件。2012年发布《民政部关于鼓励和引导民间资本进入养老服务领域的实施意见》（民发〔2012〕129号）（以下简称《意见》），鼓励民间资本参与居家和社区养老服务、举办养老机构或服务设施、参与提供基本养老服务、参与养老产业发展。在落实民间资本参与养老服务优惠政策方面，《意见》提出将民间资本举办养老机构或服务设施纳入经济社会发展规划、城乡建设规划、土地利用规划和年度土地利用计划，合理安排用地需求，符合条件的，按照土地划拨目录依法划拨。对民间资本举办的非营利性养老机构或服务设施提供养老服务，根据其投资额、建设规模、床位数、入住率和覆盖社区数、入户服务老人数等因素，给予一定的建设补贴或运营补贴。对民间资本举办的养老机构或服务设施提供的养护服务免征营业税。对符合条件的非营利性养老机构或服务设施自用房产、土地免征房产税、城镇土地使用税，其免税收入不计入所得税应纳税收入。民间资本举办的各类养老机构或服务设施按有关规定，要与居民家庭用电、用水、用气、用热同价。对民间资本举办的养老机构或服务设施所办医疗机构已取得执业许可证并申请城镇职工（居民）基本医疗保险或新型农村合作医疗保险定点机构的，经审查合格后纳入定点范围。间资本举办的非营利性养老机构或服务设施提供的养老服务，其价格实行政府指导价。营利性养老机构提供的服务，根据其提供的服务质量，实行企业自主定价。鼓励社会向民间资本举办的非营利性养老机构进行捐赠，按规定享受相关税收优惠政策。

为了充分发挥市场在资源配置中的决定性作用和更好地发挥政府作用，逐步使社会力量成为发展养老服务业的主体，民政部、发展改革委、教育部等 10 部委联合发布《关于鼓励民间资本参与养老服务业发展的实施意见》（民发〔2015〕33 号）（以下简称《意见》）。《意见》提出对民办养老机构提供的育养服务免征营业税。养老机构在资产重组过程中涉及的不动产、土地使用权转让，不征收增值税和营业税。进一步落实国家扶持小微企业相关税收优惠政策，对符合条件的小型微利养老服务企业，按照相关规定给予增值税、营业税、所得税优惠。对家政服务企业由员工制家政服务员提供的老人护理等家政服务，在政策有效期内按规定免征营业税。对符合条件的民办福利性、非营利性养老机构取得的收入，按规定免征企业所得税。对民办福利性、非营利性养老机构自用的房产、土地免征房产税、城镇土地使用税。对经批准设立的民办养老院内专门为老年人提供生活照顾的场所免征耕地占用税。对企事业单位、社会团体以及个人通过公益性社会团体或者县级以上人民政府及其部门，用于《中华人民共和国公益事业捐赠法》规定的公益事业的捐赠，符合相关规定的不超过年度利润总额 12% 的部分，准予扣除。对个人通过非营利性的社会团体和政府部门向福利性、非营利性的民办养老机构的捐赠，在缴纳个人所得税前准予全额扣除。对民办非营利性养老机构建设免征有关行政事业性收费，对营利性养老机构建设减半征收有关行政事业性收费。

（七）市场监管政策

为加强对民办养老机构服务质量监管与评估，民政部、公安部、原国家卫生计生委、质检总局、国家标准委、全国老龄办 6 个部门出台《关于开展养老院服务质量建设专项行动的通知》（民发〔2017〕51 号），开展为期 4 年的养老院服务质量建设专项行动。

工作目标到2020年底，基本建立全国统一的养老服务质量标准和评价体系，养老服务质量治理和促进体系更加完善，养老院服务质量总体水平显著提升，所有养老院能够以不同形式为入住老年人提供医疗卫生服务，形成一批品牌形象突出、服务功能完备、质量水平一流的连锁化养老院，质量建设成果更好地惠及全体老年人及其家庭，为积极应对人口老龄化，全面建成小康社会奠定坚实基础。

重点行动内容包括：开展全国民办养老机构服务质量大检查、大整治活动；加快民办养老机构服务质量标准化和认证建设；开展医疗卫生服务；加强养老院安全管理；提高养老院管理服务人员素质能力；建立全国养老院业务管理系统；开展养老院服务质量万里行活动；开展“敬老文明号”创建活动；加强养老院服务质量监督。体现了国家在加快建立全国统一的服务质量评价体系、加强民办养老机构服务质量监管、尽快在民办养老机构服务质量上有明显改善的决心。

第二节　相关法规

法律是治国之重器，良法是善治之前提。目前，我国已初步形成了以《中华人民共和国老年人权益保障法》为基本依据，以地方性法规为骨干的养老服务业法治体系。本节对2018年新修订的《中华人民共和国老年人权益保障法》以及地方针对养老服务业的立法情况进行了梳理总结。

一、养老服务业立法依据

2012年底，《中华人民共和国老年人权益保障法》修订案经全国人大常委会审议通过，于2013年7月1日起正式施行。《中华人民共和国老年人权益保障法》从家庭赡养和扶养、社会保障、社会服务、社会优待、宜居环境、参与社会发展、法律责任等方面，对积极应对人口老龄化、保障老年人权益做出了全面的法律部署。《中华人民共和国老年人权益保障法》是我国养老服务业立法的基本依据，是养老服务业的上位法。全国已有15个省份完成了配套法规的修订，9个省份制定了养老服务条例。

新修改的《中华人民共和国老年人权益保障法》（以下简称《老年人权益保障法》）已于2018年12月29日公布实施。此次修改《老年人权益保障法》，是深化养老服务“放管服”改革，推进养老服务发展的关键举措。

（一）不再实施养老机构设立许可

自新修改的《老年人权益保障法》发布之日起，各级民政部门不再受理养老机构设立许可申请。发布之日前已经受理，尚未完成审批的，应当终止审批，将申请材料退还申请人并做出说明。各级民政部门不得再实施许可或者以其他名目变相审批。已经取得养老机构设立许可证且在有效期的仍然有效，设立许可证有效期届满后，不再换发许可证。

（二）依法做好登记和备案管理

县级以上地方人民政府民政部门应当明确内部职责分工，加强与相关部门工作协同和信息共享，不断提高服务便利化水平，逐步实现申请登记养老机构线上“一网通办”、线下“只进一扇门”、现场办理“最多跑一次”，最大限度方便申请人办事。取消养老机构设立许可后，设立民办公益性养老机构，依照《民办非企业单位登记管理暂行条例》规定，依法向县级以上地方人民政府民政部门申请社会服务机构登记。按照“一门、一网、一次”的办理原则，落实首问负责制，县级以上地方人民政府民政部门负责行政审批的窗口统一对外，受理举办者提交的申请材料，并征求养老服务部门的意见。民政部门批准成立登记的民办公益性养老机构，由民政部门承担业务主管单位职责，内部可明确由社会组织登记部门履行养老机构登记管理机关具体职责，养老服务部门履行业务主管单位具体职责。非民政部门（如行政审批局）批准成立登记的民办公益性养老机构、经营性养老机构，民政部门要及时与省级共享平台或者省级部门间数据接口对接，掌握相关信息。

养老机构登记后即可开展服务活动，并应当向民政部门备案，真实、准确、完整地提供备案信息，填写备案书和承诺书，民政部门应当提供备案回执，书面告知养老机构运营基本条件，以及本区域现行养老服务扶持政策措施清单。对于由民政部门承担业务主管单位职责的养老机构，可以相应简化备案手续。养老机构登记事项变更的，应当及时办理备案变更手续。

（三）加强养老机构事中事后监管

各地要按照国务院推进简政放权、放管结合、优化服务改革的要求，创新养老机构管理方式，推动建立养老机构综合监管制度。县级以上人民政府民政部门负责养老机构的指导、监督和管理，发现养老机构存在可能危及人身健康和生命财产安全风险的，应当责令限期改正；逾期不改正的，责令停业整顿。属于建筑、消防、食品卫生、医疗服务、特种设备安全风险的，应当及时抄告住房城乡建设、应急管理、市场监管、卫生健康等部门，并积极配合做好后续相关查处工作。情节严重的，应当及时告知登记管理机关，由登记管理机关依法予以行政处罚乃至吊销登记证书。民办公益性养老机构属于捐助性法人，民政部门还应当依据《民办非企业单位登记管理暂行条例》等法规政策规定，认真履行管理职责，防止变更性质。各地要积极探索建立健全养老服务信用评价、守信激励、失信惩戒等信用管理制度。

（四）做好法规政策修改和宣传引导

各地民政部门要依照新修改的《老年人权益保障法》规定，推动将修改涉及养老机构许可和管理内容的地方性法规、政府规章纳入立法工作计划，开展相关规范性文件清理工作，及时修订完善建设运营补贴等与许可管理直接相关的配套政策，确保不因行政审批制度改革造成政策断档。各地民政部门要按照“谁执法、谁普法”的要求，及时将法律修改的主要内容、改革措施等，通过政府网站、新闻媒体公布或者在公共场所陈列，方便社会公众特别是养老服务从业人员和广大老年人理解掌握。

二、地方养老服务业立法

（一）部分省份立法

当前我国尚未有国家层面的养老服务专项法律，养老服务业发展主要以政策指导为主。上海、天津、北京、浙江等在2014—2016年间先后出台了以“养老服务”为具体指向的地方性法规，为促进地方养老服务业发展提供了有力的法治保障。以下选取率先出台的部分省份立法情况进行说明。

1. 上海市　2014年6月1日，《上海市养老机构条例》（以下简称《条例》）由上海市人大常委会审查后发布实施。《条例》对养老机构的设立、规划建设与扶持优惠、服务规范及其监督管理规定做出明确规定。要求各级人民政府应当根据社会经济发展和社会养老需求状况，将本行政区域内养老机构的发展纳入同级国民经济和社会发展规划，举办保障性养老机构，提供基本养老服务保障；加大支持和引导力度，创新公共服务供给方式，发挥社会力量在养老机构发展中的作用。鼓励社会力量举办养老机构；鼓励民间资本通过委托管理等方式，运营公有产权的养老机构。鼓励公民、法人和其他组织向养老机构捐赠和提供志愿服务。明确新建居住区、旧区改造应同步配套建设养老机构。

2. 北京市　北京市第十四届人民代表大会第三次会议于2015年1月29日通过了《北京市居家养老服务条例》（以下简称《条例》），自2015年5月1日起实施。这是全国首部集中关注老年人居家养老的专门性地方法规。《条例》明确指出，居家养老就是指以家庭为基础，政府主导，还要依托城乡社区、企业、社会组织提供专业化服务，满足居住在家的老年人社会化服务需求的养老模式。《条例》第三条将居家养老服务内容分为8大类，包含了老年人用餐、医疗卫生服务、家庭护理服务、家政服务、文体娱乐服务、精神慰藉等。《条例》规定，市和区、县政府应将居家养老服务工作落实情况纳入监察和年度目标责任制考核，并建立相应责任追究制度。《条例》规定，政府要提供基本公共服务、制定规划、完善社会保障制度、基础设施配制，标准制定，市场监管，信息网络建设等。政府是一个完整的整体，应该统筹协调各个部门共同落实居家养老服务体系建设。在养老设施保障方面，《条例》提出新建小区配建养老设施要与住宅同步规划、同步建设、同步验收、同步交付使用的要求。对于老旧小区养老服务设施不足的现状，区县政府有责任配置，对于滥用社区配置的养老设施，应收回并用于养老服务。

3. 天津市　2014 年 12 月 23 日，天津市第十六届人民代表大会常务委员会第十五次会议通过《天津市养老服务促进条例》(以下简称《条例》)，自 2015 年 2 月 1 日起执行。这是天津市在全国率先出台养老服务方面的地方性法规。《条例》的颁布实施对于满足天津市老年人的生活服务需求，引领和推动天津市养老服务业健康发展，进一步提升天津市养老服务水平具有重要意义。《天津市养老服务促进条例》共八章四十八条，从破解居家养老服务可持续运作的难题入手，明确了区县人民政府建立社区老年服务中心，整合社会资源，为居家养老的老年人提供各类社区养老服务。

《条例》规定社会力量投资兴办养老机构或者其他养老服务设施，符合国家和本市有关规定的，由市和所在区县人民政府给予建设补贴，根据收住老年人的数量给予运营补贴，并根据收住失能、半失能老年人的数量增加运营补贴。利用企业厂房、商业设施和学校兴办养老机构，由市和所在区县人民政府给予建设补贴，并给予公共服务方面的政策支持。养老机构、社区老年服务中心和老年日间照料中心等养老服务机构设施电、水、气、热，将全部按照居民生活类价格执行，同时给予养老机构相对建设补贴。《条例》还规定，住宅建设应当按照规划和标准要求配套建设养老服务设施，并与住宅同步规划、同步建设、同步验收交付。已建成的居民住宅区无养老服务设施或者现有设施不能满足养老服务需要的，区县人民政府应当通过建设、购置、置换、租赁等方式设置养老服务设施，并不得挪作他用。

4. 浙江省　2015 年 1 月 25 日，浙江省十二届人大三次会议审议通过了《浙江省社会养老服务促进条例》(以下简称《条例》)，3 月 1 日起实施。这是全国首部由人代会通过的社会养老服务地方性法规。《条例》界定了社会养老服务的性质，明确政府在社会养老服务中起主导作用，负有托底和提供基本养老公共服务等职责；对社会养老服务中的核心内容居家养老服务，以及起重要支撑作用的机构养老服务，分别进行专章规定。特别是针对民间资本进入养老服务业遇到的困难，明确了用地、融资、财政补助等方面的激励政策和保障措施，以鼓励民间资本设立多种类型的养老机构，满足多样化、多层次的养老服务需求。

为鼓励高素质专业人才入职养老机构，条例提出，建立高等学校和职业技术学校的毕业生的入职奖励和补贴制度。各级政府应逐步改善和提高养老护理人员待遇。县级以上政府人力资源和社会保障、民政部门定期发布当地养老护理人员职位工资指导价位。《条例》还规定，实行养老护理人员特殊岗位津贴制度，具体办法由设区的市、县(市)政府规定，以提高养老服务人员待遇，稳定队伍。同时，各级政府要建立为老年人志愿服务的激励机制，对表现突出的志愿服务组织、志愿者应给予表彰和奖励。

5. 江苏省　江苏省十一届人大常委会第十九次会议通过的《江苏省养老服务条例》（以下简称《条例》）于2016年3月1日起实施，这是江苏省首部由省人大通过的社会养老服务地方性法规。《条例》明确，要突出居家和社区养老服务。老年人养老以居家为基础，鼓励家庭成员与老年人共同生活或者就近居住。对于外埠老年人到子女所在城市与子女共同生活的，有关部门应当在户口安置、医保结算、公共交通、进入公园等方面给予便利。

在机构养老的转型方面，《条例》特别提出，要充分发挥五保供养服务机构在农村养老服务体系中的骨干作用，推动向本地区养老服务中心转型。《条例》对促进医养融合发展提出了新要求。要求养老机构根据自身规模，在内部依法设立医疗机构或者卫生室、医务室等卫生设施，也可以与医疗卫生机构签订合作协议，为入住老年人提供医疗服务。养老机构应当配备康复设备或者设置康复区，开展专业化康复服务。《条例》明确，对经济困难的老年人，地方各级政府应当给予养老服务补贴；对生活长期不能自理的经济困难老年人，地方各级政府应当根据其失能程度等情况给予护理补贴。

6. 河北省　2016年12月2日，河北省十二届人大常委会第二十四次会议审议通过了《河北省居家养老服务条例》（以下简称《条例》），于2017年1月1日起施行。《条例》首次明确了“新建住宅小区同步配置居家养老服务设施”，要求新建居住区应当按照养老服务规划，以每百户不低于三十平方米的标准，配套建设养老服务设施，与住宅同步规划、同步建设、同步验收、同步交付，由街道办事处或者乡、镇人民政府统筹安排使用。老旧小区没有养老服务设施或者现有设施未达到配套建设指标的，按照每百户不低于二十平方米的标准，由所在地人民政府通过购置、置换、租赁等方式逐步进行配置。所有权、使用权属于政府的养老服务设施不得改变用途。

《条例》对从事居家养老服务工作提出了多项优惠政策，规定居家养老服务机构从事居家养老服务可以低价或者无偿使用政府提供的场所、设施。居家养老机构用水、电、暖、燃气执行居民生活用户价格。居家养老服务机构依法享受税费优惠政策。鼓励居家养老服务机构投保养老机构综合责任保险，由县级以上人民政府给予适当保费补贴。

《条例》列举了社区（村）医疗机构为居家老年人提供四项服务，主要包括：为六十五周岁以上的老年人建立健康档案；开展社区（村）家庭医生签约式服务；提供优先就诊和与其他医疗机构之间的双向转诊等服务；根据需要与居家养老服务组织开展合作，为老年人提供医疗卫生服务。

《条例》明确规定，农村居家养老可以依托行政村、较大自然村，利用闲置的村集体土地、房屋、农家院等场所，根据实际情况建设农村幸福院等养老服务设施；农村五保供养服务机构在满足农村五保对象集中供养需求的前提下，可以逐步向社会开放，使之成为区域性居家养老服务中心。支持农村居家养老服务机构利用农村剩余劳动力资源，培养农村养老护理人才，开展农村居家养老服务；鼓励发展农村居民间的养老互助服务。

（二）部分地级市立法

自2015年全国首部集中关注老年人居家养老的专门性地方法规在北京出台后，苏州市、乌鲁木齐市、合肥市、宁波市、沈阳市等地人大常委会，也陆续出台相关条例，加入依法保障居家养老发展的队伍当中。此外，《杭州市居家养老服务条例（草案）》《南昌市居家养老服务条例（草案）》正在审议中。

1. 苏州市　2015年9月25日，江苏省十二届人大常委会第十八次会议批准《苏州市居家养老服务条例》(以下简称《条例》)，自2016年1月1日起施行。关于居家养老服务内容，《条例》第四条对居家养老服务主要内容进行整理归类，从比较成熟的服务内容进行规范，以解决居家老年人遇到的最基本、最迫切的需求，特别是保洁、用餐、就医、出行和紧急救援等方面的服务需求。同时，《条例》第五条明确了政府提供的居家养老基本公共服务对象和内容，并在相应涉及政府普惠内容的条款中明确了本市户籍的要求。为了今后扩展预留空间，《条例》第五条第二款还规定，政府应当根据老年人口自然增长和经济社会发展水平，逐步增加居家养老基本公共服务内容，扩大服务对象范围，提高政府承担费用标准。

关于居家养老服务中相关主体责任，《条例》第六条对家庭责任做了简明规定。同时，为了弘扬爱老敬老的社会正能量，鼓励子女亲自照顾老年人，《条例》第十六条第二款规定，赡养人、扶养人或者其雇用人员长期在家照顾具有本市户籍的失能老年人的，经民政部门评估，政府给予赡养人、扶养人补贴。另外，《条例》第七条、第八条、第九条、第十条分别对市和县级市（区）政府、民政等相关部门、镇政府和街道办事处、基层群众性自治组织在居家养老服务中的职责做了相应规定。

关于居家养老服务设施规划、建设，《条例》第十一条规定，新建住宅区按照每百户不少于三十平方米的标准，已经建成的住宅区按照每百户不少于二十平方米的标准，安排社区居家养老服务设施，并与社区其他公共服务设施统筹规划。同时，《条例》第十二条第二款规定，已经建成的住宅区，单独不能完成居家养老服务设施规划要求的，可以与周边住宅区统筹配套落实。为了解决居家老年人的出行困难，提高居家老年人生活质量，体现政府人文关怀，《条例》第十三条第四款规定，民政部门应当在日间照料中心配置或者鼓励社会力量提供方便老年人出行、上下楼梯的辅助器具，供社区内失能、半失能居家老年人借用。

关于医养融合医疗，《条例》第十五条主要从完善老年人健康管理体系、推行家庭医生和上门服务、建立非急救转运平台、完善社区用药和报销制度、鼓励在日间照料中心开设护理站提供医疗护理和康复指导等五个方面，规范了医养融合的内容，推进医疗卫生服务进入社区和居民家庭，组织、引导医疗机构、养老机构、社会力量为居家老年人提供服务。

关于鼓励社会力量参与,《条例》第十二条第三款规定，对有关主体投资建设居家养老服务设施的，给予建设补贴。《条例》第十五条第二款规定，在日间照料中心内按照标准开设护理站的，给予开办补贴，并纳入医保定点范围。《条例》第十八条第三款规定，有关主体运营居家养老服务设施的，给予运营补贴。

关于人才队伍培养激励措施,《条例》第二十一条第二款规定，健全志愿服务激励机制，逐步建立养老志愿服务积分制度，志愿者或者其直系亲属可以凭服务积分换取相应的养老服务或者公益产品。《条例》第二十二条明确要求，政府及其有关部门应当开展职业技能培训、减免培训费用，完善居家养老服务从业人员岗位补贴、意外保险和就业、再就业政策。

2．乌鲁木齐市　2016年9月29日，新疆维吾尔自治区十二届人大常委会第二十四次会议批准《乌鲁木齐市居家养老服务条例》(以下简称《条例》)，自2017年1月1日起施行。除明确政府应将居家养老服务事业纳入国民经济和社会发展规划及年度计划，以及将居家养老服务事业经费列入财政预算、保障居家养老服务经费等职责外,《条例》明确提出，政府要将居家养老服务设施建设用地纳入城镇土地利用总体规划和年度用地计划，合理安排用地。

《条例》中明确了居家养老服务的内容，如利用社区托老设施为老年人提供日间照料服务、健康体检、家庭保洁等，并明确了市、区（县）人民政府、民政部门、卫生部门、乡镇人民政府、片区管委会、社区工作委员会等相关部门的工作职责。

《条例》进一步明确了居家养老服务有关法律责任，除擅自改变政府投资或配置的养老设施功能和用途将被处罚外，居家养老服务组织及其从业人员侵害老年人合法权益，造成居家老年人人身伤害或财产损失的，也将依法承担民事责任。对于情节严重的，还将由民政部门对居家养老服务组织处以一定金额的罚款；而构成犯罪的，还将依法追究刑事责任。

3．合肥市　2016年11月10日，安徽省十二届人大常委会三十四次会议审查批准了《合肥市居家养老服务条例》(以下简称《条例》)，于2017年1月1日起施行。这是合肥市在安徽省率先制定出台的有关居家养老服务方面的法律规范，在全国也走在了前列，具有十分重要的引领作用。

《条例》明确，社区需配置满足老年人服务需求的居家养老服务用房和设施，并硬性规定新建住宅区应当按照每百户使用面积不少于三十平方米的标准配置居家养老服务用房；已建成住宅区应当按照每百户使用面积不少于二十平方米的标准。此外，农村社区应当按照每百名老年人使用面积不少于一百平方米的标准配套建设养老服务用房。

《条例》规定，市、县（市）区人民政府应当逐步为居家老人提供6个方面的基本公共服务，一是家庭保洁、助餐、助浴、辅助出行、代购代缴；二是体检、医疗、护理、康复、救援、临终关怀；三是关怀访视、生活陪伴、心理咨询、情绪疏导；四是日间照料、短期托养；五是指导老年人开展文化娱乐、体育健身、旅游休闲等活动；六是国家和地方规定的其他服务，让居家老人享受政府提供多方位、立体式的温馨服务和关怀，共享改革发展成果。

《条例》规定，居家养老服务机构应当加强对从业人员的服务技能培训和职业道德教育，维护老年人尊严，提供优质服务。居家养老服务机构及其从业人员侵害老年人合法权益、造成居家老年人人身伤害或者财产损失的，由有关行政主管部门依法予以处罚，并记入社会诚信档案。

《条例》还明确，居家养老服务机构应当与接受服务的老年人或者赡养人、扶养人签订服务协议，制定个性化服务方案，明确服务内容、权利和义务、违约责任等事项。

4. 宁波市 2018 年 3 月 31 日，浙江省十三届人大常委会第二次会议批准《宁波市居家养老服务条例》(以下简称《条例》)，自 2018 年 10 月 1 日起施行。这是浙江省首部居家养老服务地方性法规。为了更好地满足居家老年人的服务需求，条例积极发挥市场主体作用，鼓励医疗机构、养老机构、物业企业、家政企业、其他社会组织共同参与居家养老服务供给，提供多样化的居家养老服务。特别是对广大老年人最为关注的医养结合做出明确规定，对开展长期护理保险、建立和完善家庭医生签约制度、八十周岁以上老年人优先就诊服务、增加老年病床数量等作具体明确。

《条例》规定，居家养老服务内容主要包括日间托养、助餐、助浴、助洁、助行、代缴代购等生活照料服务；家庭护理、健康体检、保健指导、医疗康复、紧急援助、临终关怀等健康护理服务；关怀访视、心理咨询、法律咨询、情绪疏导等精神慰藉服务；文化娱乐、体育健身、知识讲座等有益于老年人身心健康的服务。

在服务设施规划于建设方面，《条例》规定，新建住宅小区的居家养老服务用房按照每百户（不足百户的，按照百户计）不少于二十平方米建筑面积标准配建，与住宅同步规划、同步建设、同步验收、同步交付使用。城乡规划部门在审查建设项目设计方案时，应当征求民政部门的意见。已建成住宅小区的居家养老服务用房按照每百户不少于十五平方米建筑面积标准配建，未达到配建标准的，区县（市）人民政府应当以社区为单位，通过购置、置换、租赁等方式，统筹配置居家养老服务用房。老年人比较集中的社区应当适当提高配建标准。

在服务供给与保障方面，《条例》规定，鼓励通过多种方式吸引民间资本建设居家养老服务设施，参与居家养老服务。鼓励慈善组织安排资金参与居家养老服务，鼓励各类组织和个人以投资、捐赠、捐助等方式支持居家养老服务。鼓励各类养老机构通过多种形式为周边社区的居家老年人提供居家养老服务。鼓励企业事业单位和社会组织在老年人比较集中的社区开办养老机构，设置适当数量床位为周边社区的居家老年人提供日间照料、短期托养、健康护理等服务。

5. 沈阳市 2019年7月30日，辽宁省十三届人大常委会第十二次会议批准了《沈阳市居家养老服务条例》（以下简称《条例》），于2019年10月1日起施行。《条例》共六章三十三条，包括总则、服务设施规划与建设、服务供给与保障、监督管理、法律责任。居家养老服务所包含的内容主要有生活照料、医疗卫生、精神慰藉、紧急救援、文化教育、体育健身和维权法律六大方面。

《条例》规定，居家养老服务内容主要包括全托、日托、助餐、助洁、助浴、助行及代购代缴等生活照料服务；健康管理、疾病防治、医疗康复等医疗卫生服务；关怀访视、生活陪伴、心理咨询、情绪疏导、临终关怀等精神慰藉服务；紧急救援服务；文化教育、体育健身服务；维权法律服务六方面。

服务设施规划与建设方面，《条例》规定，新建居住区应当以每百户建筑面积不低于三十五平方米的标准，配套建设居家养老服务设施，与住宅同步规划、同步建设、同步验收、同步交付使用。已建成的居住区应当按照每百户建筑面积不低于二十五平方米的标准，配套建设居家养老服务设施；未达到标准的，由区、县（市）人民政府通过资源整合、购置、租赁、腾退、置换等方式予以解决。

服务供给与保障方面，《条例》规定，市和区、县（市）人民政府应当制定和完善居家养老服务扶持政策，通过设施保障、财政补贴、购买服务、委托管理等方式，引导社会力量参与居家养老服务。居家养老服务机构享受政府给予的政策扶持，按照规定享受水、电、燃气、供暖等收费优惠政策，依法享受税费优惠。鼓励建立物业服务与居家养老服务相融合的服务模式，支持物业服务企业开展老年供餐、定期巡访等居家养老服务。鼓励发展农村幸福院、养老大院等互助式农村养老服务模式。

第三节 相关标准

行业标准和市场规范是推进养老服务工作的重要基石，是更好地提供为老服务、加强行业管理的准则和依据。构建科学合理的养老服务标准体系，是维护老年人合法权益、推动建立全国统一的养老服务质量标准和评价体系的重要基础。近年来，各地在养老服务领域积极实施标准化工作，不断完善市场规范，促进了养老服务业健康发展。

一、养老服务业标准体系

2014 年 1 月 26 日，国家民政部等 6 个部门联合印发《关于加强养老服务标准化工作的指导意见》（民发〔2014〕17 号）（以下简称《意见》）。《意见》提出的总体目标为到 2020 年，基本建成涵盖养老服务基础通用标准，机构、居家、社区养老服务标准、管理标准和支撑保障标准，以及老年人产品用品标准，国家、行业、地方和企业标准相衔接，覆盖全面、重点突出、结构合理的养老服务标准体系；基本形成规范运转的养老服务标准化建设工作格局；标准制定、实施和监管水平明显提升；标准化试点示范工作和专业人才队伍建设逐步完善，行业标准化意识和规范化意识显著增强，安全、便利、诚信的养老服务消费市场环境基本形成。

（一）养老服务标准体系因素

2017 年 8 月 24 日，国家民政部、国家标准委印发《养老服务标准体系建设指南》（民发〔2017〕145 号）（以下简称《指南》）。在《指南》中，养老服务标准体系因素主要有 4 个维度，即老年人自理能力、养老服务形式、服务和管理。养老服务标准体系构成因素图如图 2-1 所示。

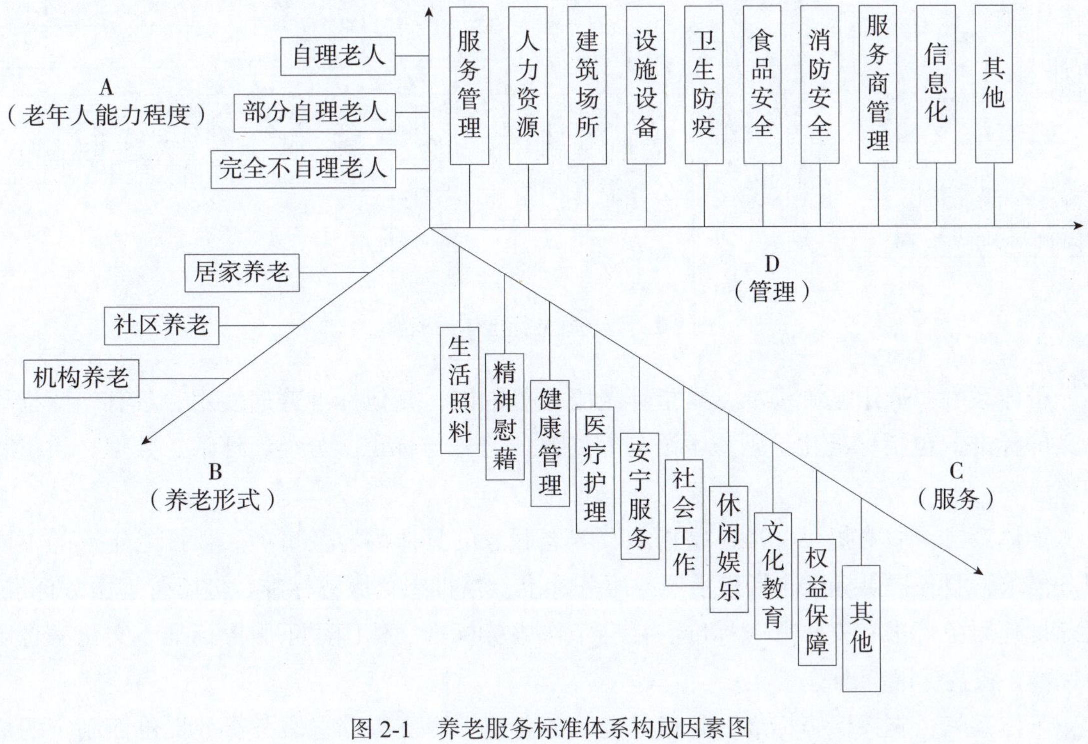

图 2-1　养老服务标准体系构成因素图

第一个维度：老年人自理能力。养老服务以需求为导向，不同自理能力的老年人需要不同的养老服务，将老年人按照自理程度分为自理老年人、部分自理老年人、完全不能自理老年人 3 类。

第二个维度：养老服务形式。按照我国养老服务体系构成，养老服务形式分为居家养老、社区养老、机构养老 3 类。

第三个维度：服务。养老服务中涉及各类服务项目、领域、类型。

第四个维度：管理。养老服务中涉及人员、场所、设施、安全等各类管理要素。

（二）养老服务标准体系框架

在《养老服务标准体系建设指南》中，养老服务标准体系包括通用基础、服务提供、支撑保障 3 个子体系。养老服务标准体系框架如图 2-2 所示。

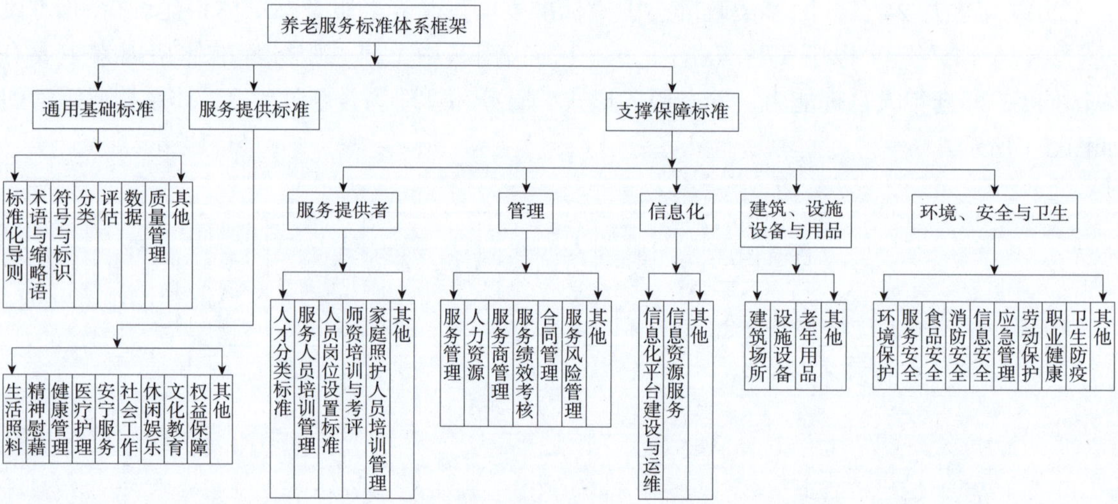

图 2-2　养老服务标准体系框架

子体系一：通用基础标准，是指养老服务范围内，其他标准普遍使用、具有广泛指导意义的标准，包括标准化导则、术语与缩略语、符号与标识、分类、评估、数据、质量管理等。

子体系二：服务提供标准，是指涉及养老服务的具体内容及事项。根据老年人的不同服务需求，服务提供标准包括生活照料服务标准、精神慰藉服务标准、健康管理服务标准、医疗护理服务标准、安宁服务标准、社会工作服务标准、休闲娱乐服务标准、文化教育服务标准、权益保障标准等。

子体系三：支撑保障标准，是指养老服务业组织为支撑养老服务有效提供而制定的规范性文件，包括服务提供者标准、管理标准、信息化标准、建筑标准、设施设备与用品标准、环境标准、安全与卫生标准等。

（三）我国养老服务体系目录

在《养老服务标准体系建设指南》中，养老服务体系目录分为通用基础标准目录 12 项、服务提供标准目录 23 项和支撑保障标准目录 33 项。2018 年 3 月 30 日，住房和城乡建设部批准《老年人照料设施建筑设计标准》（JGJ 450—2018）为行业标准。2019 年 2 月 18 日，国家市场监督管理总局、国家标准化管理委员会召开新闻发布会，批准发布标准《养老机构等级划分与评定》（GB/T 37276—2018）。增加上述两项新的标准后，通用基础标准共计 13 项，支撑保障标准 34 项。个别标准的状态有了变动，如表 2-1 至表 2-3 所示。标准级别主要为国家标准、行业标准。标准状态为已发布、制定中和待制定。

1. 通用基础标准目录

表 2-1 通用基础标准目录表

分布领域	序号	标准名称	标准号（计划号）	标准级别	标准性质	标准类别	标准状态
通用基础标准	1	老年人能力评估	MZ/T 001—2013	行标	推荐	管理	已发布
	2	养老机构分类与编码	20120699-T-314	国标	推荐	管理	制定中
	3	养老服务图形符号标识	MZ2016-T-041	行标	推荐	管理	制定中
	4	养老机构照护等级划分	MZ2016-T-042	行标	推荐	管理	制定中
	5	养老机构标准体系建设指南	MZ2017-T-012	行标	推荐	管理	制定中
	6	养老服务基本术语	MZ2017-T-013	行标	推荐	管理	制定中
	7	养老机构服务风险评估通则	MZ2017-T-016	行标	推荐	管理	制定中
	8	养老机构服务质量基本规范	GB/T 35796—2017	国标	推荐	管理	已发布
	9	养老机构等级划分与评定	GB/T 37276—2018	国标	推荐	管理	已发布
	10	养老机构标准化工作导则	—	行标	推荐	管理	待制定
	11	养老机构标识使用规范	—	行标	推荐	管理	待制定
	12	社区居家养老服务质量评估	—	行标	推荐	管理	待制定
	13	其他	—	—	—	—	—

2．服务提供标准目录

表 2-2　服务提供标准目录表

分布领域	序号	标准名称	标准号（计划号）	标准级别	标准性质	标准类别	标准状态
服务提供标准	1	老年社会工作服务指南	MZ/T 064—2016	行标	推荐	服务	已发布
	2	养老机构康复服务规范	MZ2014–T–012	行标	推荐	服务	制定中
	3	养老机构预防压疮服务技术规范	MZ2016–T–045	行标	推荐	服务	制定中
	4	养老机构社会工作服务规范	MZ2016–T–047	行标	推荐	服务	制定中
	5	老年人助浴服务规范	MZ2017–T–014	行标	推荐	服务	征求意见中
	6	居家老年人康复服务规范	MZ2017–T–015	行标	推荐	服务	征求意见中
	7	养老机构生活照料服务规范	MZ2017–T–018	行标	推荐	服务	制定中
	8	养老机构精神慰藉服务规范	—	行标	推荐	服务	待制定
	9	养老机构健康管理服务规范	—	行标	推荐	服务	待制定
	10	养老机构护理服务规范	—	行标	推荐	服务	待制定
	11	养老机构保健养生服务规范	—	行标	推荐	服务	待制定
	12	养老机构休闲娱乐服务规范	—	行标	推荐	服务	待制定
	13	养老机构文化教育服务规范	—	行标	推荐	服务	待制定
	14	养老机构安宁服务规范	—	行标	推荐	服务	待制定
	15	社区 / 居家养老生活照料服务规范	—	行标	推荐	服务	待制定
	16	社区 / 居家养老精神慰藉服务规范	—	行标	推荐	服务	待制定
	17	社区 / 居家养老健康管理服务规范	—	行标	推荐	服务	待制定
	18	社区 / 居家养老护理服务规范	—	行标	推荐	服务	待制定
	19	社区 / 居家养老保健养生服务规范	—	行标	推荐	服务	待制定
	20	社区 / 居家养老社会工作服务规范	—	行标	推荐	服务	待制定
	21	社区 / 居家养老休闲娱乐服务规范	—	行标	推荐	服务	待制定
	22	社区 / 居家养老文化教育服务规范	—	行标	推荐	服务	待制定
	23	其他	—	—	—	—	—

3．支撑保障标准目录

表 2-3 支撑保障标准目录表

分布领域	序号	标准名称	标准号（计划号）	标准级别	标准性质	标准类别	标准状态
支撑保障标准	1	老年人照料设施建筑设计标准	JGJ 450—2018	行标	强制	技术	已发布
	2	老年人居住建筑设计规范	GB 50340—2016	国标	强制	技术	已废止
	3	养老机构基本规范	GB/T 29353—2012	国标	推荐	管理	已发布
	4	养老设施建筑设计规范	GB 50867—2013	国标	强制	技术	已废止
	5	社区老年人日间照料中心服务基本要求	GB/T 33168—2016	国标	推荐	管理	已发布
	6	社区老年人日间照料中心设施设备配置	GB/T 33169—2016	国标	推荐	管理	已发布
	7	城镇老年人设施规划规范局部修订条文（2018 年版）	GB50437—2007	国标	推荐	管理	已发布
	8	老年人社会福利机构基本规范	MZ 008—2001	行标	强制	管理	已发布
	9	老年养护院建设标准	建标 144—2010	行标	强制	技术	已发布
	10	社区老年人日间照料中心建设标准	建标 143—2010	行标	推荐	技术	已发布
	11	养老机构安全管理	MZ/T 032—2012	行标	推荐	管理	已发布
	12	社区居家养老服务基本规范	20090119-T-314	国标	推荐	管理	制定中
	13	养老机构设施设备配置	MZ2012-T-011	行标	推荐	管理	制定中
	14	养老机构服务满意度测评	MZ2014-T-002	行标	推荐	管理	制定中
	15	养老机构信息数据交换规范	MZ2016-T-046	行标	推荐	管理	制定中
	16	养老机构老年人健康档案技术规范	MZ2016-T-048	行标	推荐	管理	制定中
	17	社区老年人日间照料中心风险防控要求	MZ2017-T-017	行标	推荐	管理	制定中
	18	养老服务信息数据集分类与编码规则	—	行标	推荐	技术	待制定
	19	养老服务信息数据集元数据规范	—	行标	推荐	技术	待制定
	20	养老服务信息数据模式描述指南	—	行标	推荐	技术	待制定

续表

分布领域	序号	标准名称	标准号（计划号）	标准级别	标准性质	标准类别	标准状态
	21	养老服务信息处理操作规程	—	行标	推荐	管理	待制定
	22	养老机构信息化服务指南	—	行标	推荐	管理	待制定
	23	老年人健康档案架构与数据标准	—	行标	推荐	管理	待制定
	24	养老信息服务：隐私保护要求	—	行标	推荐	管理	待制定
	25	养老机构信息化管理平台建设规范	—	行标	推荐	技术	待制定
	26	居家养老服务与管理信息平台建设规范	—	行标	推荐	技术	待制定
	27	养老服务人才分类	—	国标	推荐	管理	待制定
	28	养老机构岗位设置及人员配备标准	—	行标	推荐	管理	待制定
	29	养老服务从业人员基本要求	—	行标	推荐	管理	待制定
	30	养老服务从业人员培训指南	—	行标	推荐	管理	待制定
	31	养老服务从业人员师资培训与考评	—	行标	推荐	管理	待制定
	32	居家养老设施设备配置	—	国标	推荐	管理	待制定
	33	养老机构服务质量等级划分与评定	—	行标	推荐	管理	待制定
	34	居家养老服务风险评估	—	行标	推荐	管理	待制定
		其他					

二、居家社区养老服务标准

我国养老服务体系是以居家为基础、社区为依托、机构为补充、医养相结合。在居家社区养老服务方面，我国出台了系列国家标准、行业标准。近年来，一些省市也陆续制定了居家社区养老服务相关规范，例如上海市、广东省、北京市、福建省、安徽省等。

（一）国家标准

2017 年 5 月 1 日，国家标准《社区老年人日间照料中心设施设备配置》（GB/T 33169—2016）和《社区老年人日间照料中心服务基本要求》（GB/T 33168—2016）开始实施。第一项标准规定了社区老年人日间照料中心设施设备配置的原则、基本要求、基本配置和适宜配置。第二项标准规定了社区老年人日间照料中心服务的总则、基本服务和适宜服务。这两项标准适用于城市社区老年人日间照料中心。养老机构中的老年人日间照料中心和农村社区老年人日间照料中心可参照执行。

（二）行业标准

2013年9月1日，商务部《居家养老服务规范》（SB/T 10944—2012）开始实施。此标准规定了居家养老服务的术语和定义、服务内容、基本要求、服务管理、客户关系管理等。此标准适用于全国范围内提供居家养老有偿服务的服务机构。

2011年3月1日，《社区老年人日间照料中心建设标准》（建标143—2010）开始施行。此建设标准适用于社区老年人日间照料中心的新建工程项目，改建和扩建工程项目可参照执行。此建设标准所指社区老年人日间照料中心是指为以生活不能完全自理、日常生活需要一定照料的半失能老年人为主的日托老年人提供膳食供应、个人照顾、保健康复、娱乐和交通接送等日间服务的设施。2015年4月2日，《社区老年人日间照料中心标准设计样图》（简称《样图》）印发，以规范社区老年人日间照料中心建设，提高其建设质量。但《样图》不具备与《建设标准》正文同等的法律效力，仅供使用者作为理解和把握《建设标准》规定时的参考。

（三）地方标准

上海市地方标准《社区居家养老服务规范》（DB31/T 461—2009）于2010年2月1日起正式实施。此标准提出了社区居家养老服务的内容和要求，规定了社区居家养老服务的组织、从业人员、服务项目、服务流程以及服务改进等要求。此标准适用于上海市行政区域内的社区居家养老服务社（社区助老服务社）、社区老年人日间服务中心、社区老年人助餐服务点等社区居家养老服务组织（机构）。

广东省地方标准《社区居家养老服务规范》（DB44/T 1518—2015）于2015年4月30日起正式实施。此标准规定了居家养老服务的术语和定义、工作原则、服务机构要求、服务内容、服务流程、信息共享与沟通、监督与投诉和服务质量改进。此标准适用于社区居家养老服务机构提供的养老服务。

2016年7月1日，北京市地方标准《社区养老服务设施设计标准》（DB11/ 1309—2015）开始实施。2016年9月26日，北京市民政局印发了《社区养老服务驿站设施设计和服务标准（试行）》。社区养老服务驿站是充分利用社区资源，就近为有需求的居家老年人提供生活照料、陪伴护理、心理支持、社会交流等服务，由法人或具有法人资质的专业团队运营的为老服务机构。

福建省地方标准《城市社区居家养老服务规范》（DB35/T 1518—2015）于2016年2月9日起正式实施。此标准规定了城市社区居家养老服务的服务分类、建设要求、服务流程与管理、服务提供及服务质量的管理。此标准适用于城市社区居家养老服务站和提供城市社区居家养老服务的机构（组织）。

2018年7月10日，安徽省发布了关于《社区养老服务管理规范》地方标准的征求意见的通知。规范提出了社区养老服务管理规范的术语和定义、基本原则、服务管理、服务内容及要求、服务过程控制、服务质量评价与改进等。

三、机构养老服务标准

《养老机构管理办法》第十七条明确规定：养老机构应当按照国家有关规定建立健全安全、消防、卫生、财务、档案管理等规章制度，制定服务标准和工作流程，并予以公开。下文总结了养老机构方面的国家标准、行业标准。在地方方面，以北京市为例，列举了北京市地方标准养老机构系列。

（一）国家标准

《养老机构基本规范》（GB/T 29353—2012）于2013年5月1日正式实施。此标准规定了养老机构的基本要求、人员要求、管理要求、环境与设施设备要求和服务内容及要求。此标准适用于全日制养老机构的运行和管理。此标准不适用于非全日制的社区日间照料或托养服务机构。

《养老机构服务质量基本规范》（GB/T 35796—2017）于2017年12月29日正式实施。这是我国养老机构服务质量管理首个国家标准，标志着全国养老机构服务质量迈入标准化管理的新时代。此标准规定了养老机构服务的基本要求、服务项目与质量要求、管理要求、服务评价与改进。此标准适用于养老机构的服务质量管理。

2019年2月18日，国家市场监督管理总局、国家标准化管理委员会召开新闻发布会，批准发布《养老机构等级划分与评定》（GB/T 37276—2018）标准，是我国首次发布养老机构星级评定“国标”。

（二）行业标准

《老年人社会福利机构基本规范》（MZ 008—2001）于2001年3月1日正式实施。此规范适用于各类、各种所有制形式的为老年人提供养护、康复、托管等服务的社会福利服务机构。

《养老机构安全管理》（MZ/T 032—2012）于2012年4月1日正式实施。本标准规定了养老机构的安全管理体系、设备设施安全、食品安全、消防安全、医疗护理安全、人身安全、财产安全、信息安全、突发事件应急管理和安全教育与培训的要求。

2018年3月30日，住房和城乡建设部批准《老年人照料设施建筑设计标准》为行业标准，编号为JGJ 450—2018，自2018年10月1日起实施。其中，第4.2.4、5.1.2、5.6.4、5.6.6、6.5.3、7.2.5条为强制性条文，必须严格执行。原国家标准《养老设施建筑设计规范》（GB 50867—2013）和《老年人居住建筑设计规范》（GB 50340—2016）同时废止。

（三）地方标准

在养老机构方面，各地也出台了系列相关标准规范。例如北京市地方标准养老机构系列有:《养老服务机构服务质量星级划分与评定》（DB11/T 219—2004）、《养老服务机构标准体系技术标准、管理标准和工作标准》（DB11/T 304—2005）、《养老服务机构服务质量规范》（DB11/T 148—2008）、《养老机构服务标准体系建设指南》（DB11/T 303—2014）、《养老机构老年人健康评估规范》（DB11/T 305—2014）、《养老机构老年人生活照料操作规范》（DB11/T 1217—2015）、《养老机构社会工作服务规范》（DB11/T 1121—2014）、《养老机构医务室服务规范》（DB11/T 220—2014）、《社会福利机构安全管理规范》（DB11/T 536—2016）、《养老机构院内感染控制规范》（DB11/T 149—2016）等。

四、医养结合相关标准

2016 年 11 月 20 日，国务院办公厅转发国家卫生计生委、民政部、国家发展改革委、财政部、人力资源和社会保障部、住房城乡建设部等九部委《关于推进医疗卫生与养老服务相结合的指导意见》（以下简称《意见》）。《意见》明确提出“制定完善医养结合机构及为居家老年人提供医疗卫生和养老服务的标准规范并加强监管”。同时，国家卫生健康委联合民政部分两批确定了全国 90 个国家级医养结合试点市（区），通过先行先试，在建设医养结合服务标准体系等方面取得了初步成效，在全国起到了积极的引领示范作用。

（一）行业标准

为指导养老机构做好医务室、护理站的建设和管理，促进医养结合，2014 年 10 月 31 日，国家卫生计生委办公厅组织制定了《养老机构医务室基本标准（试行）》和《养老机构护理站基本标准（试行）》。其中养老机构医务室是设置在养老机构内，为养老机构患者提供老年保健，一般常见病、多发病诊疗、护理，诊断明确的慢性病治疗，急诊救护等服务的医疗机构。养老机构护理站是设置在养老机构内，为养老机构患者提供常见病多发病护理、慢性病护理、康复指导、心理护理、根据医嘱进行处置、消毒隔离指导、健康教育等服务的医疗机构。

（二）团体标准

2019 年 4 月 28 日，中国老年医学学会医养结合促进委员会发布了《医养结合服务机构设施设置基本要求》与《医养结合服务机构等级评定规范》。这两项中国老年医学学会团体标准希望用标准规范来打通“堵点”，消除“痛点”，持续完善医养结合养老体系。关于标准的推广及应用，在政府的主导下，中国老年医学学会和社会各界将加强合作，共同构建科学合理的健康医养标准化体系。目前，学会已经和国内部分知名企业达成了共同制定、优先应用、共同推广的初步战略合作意向。

（三）地方标准

2015 年 12 月 14 日，山东省质监局联合省民政厅发布《医疗养老结合基本服务规范》（以下简称《规范》），并于 2016 年 1 月 1 日起开始施行。《规范》把医疗养老结合服务的类型分成了养老机构内设医疗机构、医疗机构增设养老机构、社区居家养老与周边基层医疗卫生机构结合 3 大类。

2017 年 4 月 28 日，河南省质量技术监督局批准发布《医养结合机构服务规范》（以下简称《规范》）。《规范》规定了医养结合机构的术语和定义、机构类型、养老机构设医疗机构、医疗机构设养老机构、医养联合体的服务要求、服务质量评价与改进，适用于河南省区域内医养结合机构服务的要求与评价。

山西省地方标准《医疗养老结合基本服务规范》（DB14/T 1331—2017）（以下简称《规范》）于 2017 年 5 月 15 日起实施。《规范》主要内容包括医疗养老结合服务模式、基本要求、养老机构增设医疗服务功能、医疗机构增设养老机构或委托外部养老机构提供养老服务、社区居家养老与周边医疗机构结合、评价与改进。《规范》对养老机构基本条件和服务以及医疗机构基本条件进行了规范。分别规定了养老机构增加医疗服务功能、医疗机构增加养老服务功能、社区居家养老与医疗机构合作 3 种医养结合服务模式的一般要求、服务内容及服务要求。通过机构自评、服务对象及家属评价以及社会第三方机构评价，及时发现问题并予以改进。

2017 年 9 月 19 日，黑龙江省民政厅发布《医养结合服务质量规范医疗机构》。《医养结合服务质量规范医疗机构》是黑龙江省首个医疗机构内设养老机构服务方面的地方性规范，适用于省一级以上的医疗机构。规范从医疗服务、疾病诊治、护理服务、健康咨询服务、健康检查服务、大病康复服务、临终关怀服务、生活照护服务、精神心理服务、文化娱乐服务等诸多方面对医养结合养老服务方式的服务接待、服务类别和项目、服务评价与改进提出了具体要求。

2018 年 12 月 21 日，浙江省市场监督管理局批准发布了省级地方标准《医养结合机构基本服务规范》（DB33/T 2171—2018）。标准规定了医养结合机构基本服务的术语和定义、工作要求、服务内容与要求、服务质量评价与改进等内容，适用于医养结合机构的服务要求与评价。

天津市地方标准《养老机构医疗养老结合基本服务规范》制定完成，于 2019 年 5 月 1 日正式发布实施。此标准整合了医疗、护理、康复、生活照料、精神慰藉等各类服务，有利于把养老服务中所需要的各种专业服务融合在一起，帮助有医疗条件的养老机构更好地服务老人、满足老人的需求。

除此之外，一些省市的相关标准规范也陆续发布，例如湖南省地方标准《养老机构医养结合服务规范》，福建省地方标准《医养结合养老机构基本服务规范》，江苏省《泰州市养老机构医养结合服务规范》、山东省《青岛市医养结合服务基本规范》、安徽省《池州市养老机构医养结合服务规范（试行）》等。

五、长期照护保险标准

探索建立长期护理保险制度，主要是解决人口老龄化带来的老年人护理及其所产生的护理费用问题，是应对人口老龄化、促进社会经济发展的战略举措，是实现共享发展改革成果的重大民生工程，是健全社会保障体系的重要制度安排。在介绍我国长期护理保险制度试点基础上，对一些典型试点城市在长期护理保险制度标准化方面的实践进行了介绍。

（一）长期护理保险制度简介

从全球范围看，荷兰（1968 年）、美国（1975 年）、以色列（1986 年）、德国（1995 年）、日本（2000 年）、新加坡（2002 年）、韩国（2008 年）等国家先后引入了长期照护保险制度。1968 年，荷兰国家卫生、福利和体育部颁布《特别医疗支出法案》(《The Exceptional Medical Expenses Act》，荷兰语简称 AWBZ）。这是一部明确关于长期照护的法案，是欧洲最早通过专门立法建立长期照护保险制度的国家。

在我国，探索建立长期护理保险制度，已纳入“十三五”国家老龄事业发展和养老体系建设规划。2016 年 7 月 8 日，人力资源社会保障部办公厅印发《关于开展长期护理保险制度试点的指导意见》（人社厅发〔2016〕80 号），决定在河北省承德市、吉林省长春市、上海市、重庆市等 15 个城市开展长期护理保险制度试点。如表 2-4 所示。截至 2017 年底，参保人数超过 4400 万，当年受益 7.5 万余人，基金支付比例达到 70% 以上，人均支付 7600 多元，制度保障功效初步显现。2019 年政府工作报告确定扩大长期护理保险制度试点，让老年人晚年更幸福。

表 2-4　515 个长期护理保险制度试点城市

河北省承德市	吉林省长春市	黑龙江省齐齐哈尔市	上海市	江苏省南通市
江苏省苏州市	浙江省宁波市	安徽省安庆市	江西省上饶市	山东省青岛市
湖北省荆门市	广东省广州市	重庆市	四川省成都市	新疆生产建设兵团石河子市

（二）上海市护理服务规程

根据《上海市长期护理保险试点办法》（沪府发〔2016〕110 号）的要求，上海市开展了长期护理保险试点工作。为规范长期护理保险定点护理服务机构，在提供社区居家照护和养老机构照护过程中须遵循的程序和步骤，上海市印发了《上海市长期护理保险社区居家和养老机构护理服务规程（试行）》。规程服务对象是60周岁及以上，经老年照护统一需求评估达到二至六级，享受社区居家照护或养老机构照护的本市长期护理保险参保人员。根据上海市《关于本市全面推进老年照护统一需求评估体系建设的实施意见》（沪府办〔2016〕104号）的有关规定，为健全长期护理保险需求评估的有效管理，上海市专门制定了《上海市长期护理保险需求评估实施办法（试行）》。

（三）成都市服务项目标准

为让重度失能人员享受到更加规范的照护服务，成都市专门出台了《长期照护保险服务项目和标准》。此标准将保障长期重度失能人员的基本生活照料和与基本生活照料相关的日常护理项目纳入其中，包括洗脸、洗头、口腔清洁、协助如厕、协助进食等。项目包括生活照料、护理照护、风险防范、功能维护等4大类31项。参保人员按照相应评定失能等级，在《长期照护保险服务项目和标准》规定范围内享受基础服务项目，并可在《长期照护保险服务项目和标准》保障范围内根据自身情况选择其他服务项目。超出《长期照护保险服务项目和标准》保障项目范围的照护费用由参保人员自行承担。重度失能人员（或法定监护人）可以根据长期照护保险的支付标准、自身条件和实际需要选择提供照护服务的机构和具体的照护项目，并对照护机构的服务提供情况进行监督与评价。

（四）青岛市标准化管理

为了进一步推进长期医疗护理保险工作，切实维护失能患者的医疗护理权益，根据《青岛市社会医疗保险办法》（青岛市人民政府令第235号）、《青岛市长期医疗护理保险管理办法》（青人社发〔2014〕23号）等规定，青岛市决定对长期医疗护理保险医疗护理服务实行标准化管理。2016年6月12日，青岛市人力资源和社会保障局印发《关于长期医疗护理保险医疗护理服务实行标准化管理的通知》，旨在通过对医疗护理服务全市统一实行标准化、规范化、精细化管理，促使护理服务机构为失能患者提供的医疗护理服务有目标、有计划、有执行、有评价、有监督，确保失能患者获得的医疗护理服务到位、有序、规范、标准，切实保障失能患者的医疗护理服务需求，提升护理保险基金支出效能。

（五）南通市标准化管理

为切实维护参保人员的权益，2017年5月13日，南通市印发《关于医疗保险和照护保险照护服务标准化管理的通知》，对医疗保险、照护保险照护服务（包括医疗护理和生活照顾）实行标准化管理。通过对照护服务实行标准化、规范化、精细化管理，促进定点服务机构为享受医疗保险和照护保险的失能人员提供的照护服务有目标、有计划、有执行、有评价、有监督，确保失能人员获得的服务到位、有序、规范、标准，切实保障失能人员的服务需求，提升医疗保险、照护保险基金使用效能。

第三章

养老服务机构管理体系

本书所称养老机构是指依照《养老机构设立许可办法》设立并依法办理登记的，为老年人提供集中居住和照料服务的机构。养老机构的事务管理主要包括基本规章制度、人力资源管理、财务管理、环境及设施设备管理、后勤管理、安全管理、质量管理等方面。

第一节　基本规章制度

为了规范对养老机构的管理，促进养老事业健康发展，根据《中华人民共和国老年人权益保障法》和有关法律、法规，养老机构需制定相关规章制度的管理办法。制定规章制度是以规范完善为目的，结合各机构实际情况，可以因地制宜增加或减少规章制度内容及相关条款。本节对规章制度的制定、规章制度的类型及内容、养老机构的文书与证件管理等进行简要概述。

一、规章制度的制定

（一）规章制度的制定原则

1．服务性原则　养老机构是属于为老年人提供专门服务的社会组织。因此，养老机构必须要坚持全心全意为老年人服务的办院宗旨。这是制定养老机构规章制度的出发点和基本原则，用制度保障全心全意为老年人服务工作真正落到实处。养老机构按照服务协议为收住的老年人提供生活照料、康复护理、精神慰藉、文化娱乐等服务。

2．目的性原则　制定规章制度的目的是使养老机构管理更加规范化、制度化和法制化，不断提高服务质量，追求最佳的社会效益。是企业内的“法律法规”，是员工工作规范、行为规范的指南和各项工作的准则，任何部门和个人都应严守各项规章制度，才能保障各项工作有序进行，以实现养老机构服务的最终目标。养老机构应当依法保障收住老年人的合法权益，入住养老机构的老年人应当遵守养老机构的规章制度。

3．标准化原则　规章制度不仅包括部门职能，岗位职责和工作制度，而且还包括服务标准、操作规程、工作流程，以及考核评价标准等。为了使各种服务、操作规范，紧密衔接，准确划一，制定规章制度必须坚持标准化原则。遵循标准化原则不仅要求制度的描述语言、格式要标准化，更重要的是各项工作、操作的标准化，用同一个标准要求、衡量，以促进养老机构各项工作协调一致，全面提高服务质量。

4. 可操作性原则　规章制度必须具有可操作性，否则再好的制度也不能发挥其应有的作用。为此，所制定的规章制度的每一条款必须责任明确、任务具体、条例清晰、描述准确、通俗易懂，使人一目了然，易于操作。反之，若模棱两可、含糊不清，就会使人无法实施，丧失规章制度应有的作用。

5. 稳定性原则　规章制度是实现工作客观规律的反映。任何一项规章制度的实施都有一个认识、熟悉、适应和掌握的过程，应保持相对的稳定性。如果朝令夕改，频繁更动，即使非常合理的规章制度，也难以实施，甚至会造成管理上的混乱。当然，规章制度也不是一成不变的，应当随着客观情况的变化，进行调整、增减，那些经过实践证明不合理和不完善的条款应按规定的程序修订完善。

（二）规章制度的制定方法

规章制度的制定方法有很多，总体上可以采取以下办法。

1. 学习领会政策法规　国家政策法规和行业规范是制定规章制度的指引，制定养老机构各项规章制度时，必须首先学习领会、熟悉掌握相关领域的政策法规，如员工管理制度，要符合《中华人民共和国劳动法》等相关劳动权益保障法规的精神；制定安全管理制度，应掌握《中华人民共和国消防法》《中华人民共和国食品安全法》等相关法规。只有把相关法规消化弄通，才能使制定出来的规章制度具有科学性、实用性和可操作性。

2. 总结工作中的有效经验　在经营与管理工作中，我们会经常对工作成效、经验做法、事故教训进行总结，这些对制定规章制度具有很好的参考作用，制定出的规章制度符合实际，而且操作性也较强。

3. 充分调研，征求各方意见　制定规章制度必须充分进行调研，广泛听取各方意见，包括主管部门、专家和员工的意见，这样制定的规章制度，总体会比较完善健全，更容易被员工理解和接受，落实执行起来也比较顺利。

4. 善于借鉴参考同类机构管理经验　“他山之石，可以攻玉”，要善于利用吸收其他同类机构的管理经验，这样可以节省时间，提高效率，同时，要结合自身机构的实际情况，适当借鉴，合理引用。

二、规章制度的类型及内容

规章制度是养老机构生产、经营、服务与管理的工具。养老机构的规章制度因所处的地区和所开展的服务内容不同而异，但基本内容应保证符合中华人民共和国民政部 2001 年 2 月 6 日发布的《老年人社会福利机构基本规范》中的要求。养老机构目前主要涉及的规章制度类型和内容有部门职能、岗位职责、工作制度。

（一）部门职能

部门职能管理制度，应当根据机构所设置的部门来制定，设置什么样的部门，就应该制定什么样的管理制度，其目的是明确各部门应履行的职责、应完成的工作任务，应承担的责任和享有的权限等，避免各部门工作互相推诿。部门职能应根据各机构部门设置情况而定，一般可以分为行政部门职能、后勤部门职能以及业务管理部门职能。

行政部门职能：行政部门主要包括办公室、人事部门、财务部门等。

后勤部门职能：包括全院设施设备维修与保养、物资采购与供应、食堂管理、园林绿化与保洁、安全卫生、车辆与消防管理等工作。

业务管理部门职能：业务管理部门包括出入院管理部门、护理管理部门以及医务管理部门。

（二）岗位职责

制定岗位责任的目的是明确各岗位员工应当承担的工作任务、应履行的职责和上下级关系，使每一位员工知道什么该做、什么不该做、明确工作中应当达到的标准或要求、该对谁负责和该承担什么样的责任。养老机构主要岗位职责包括以下 3 个方面。

（1）管理类人员岗位职责：主要根据养老机构管理岗位设置情况来确定，如院长、各科室负责人、行政管理人员、班组长等的岗位职责。

（2）专业技术类人员岗位职责：主要针对需经过专业技术培训，需持证上岗人员制定的岗位职责，如医生、护士、社工以及其他专业技术职称系列岗位人员。从技术级别上可分为高级、中级和初级专业技术职务岗位职责，从专业技能上可分为医生、护理、辅助检查等岗位人员。

（3）后勤管理类人员岗位职责：主要包括护理员、厨师、锅炉工、水电工、维修工、洗衣工和门卫等后勤类岗位职责。后勤类岗位亦可根据职业资格等级进一步划分为高、中、初级和技师级岗位职责。

（三）工作制度

依据养老机构实际工作来制定相应的工作制度，大致包括以下 5 类。

（1）行政管理类工作制度：包括工作会议制度、人事管理工作制度、考核、评价、奖惩管理制度、应急突发事件报告制度、行政查访制度、文书档案管理制度、办公用品管理制度、各类值班管理制度、来信来访接待制度、消防安全管理制度、食品安全管理制度等。

（2）业务类工作制度：包括老人入住管理制度、健康评估制度、护理等级评估制度、交接班制度、转诊制度、药品代保管与发放制度、财务工作管理制度、医疗服务管理制度、护理服务管理制度、其他服务质量管理制度等。

（3）后勤服务类工作制度：包括物品采购、验收、储藏制度，车辆管理制度，设备维修管理制度，食堂服务管理制度等。

（4）技术操作规程与标准：包括医疗服务诊疗规范，临床护理规范，生活护理规范，康复护理规范，营养配餐规范，突发事件应急处置预案，临床医疗、护理、康复服务质量标准等。

（5）考核、评价、奖惩制度：既可以参照行业协会标准，也可以根据自身情况进行制定，一般包括月度、季度、年度考核管理办法。

三、养老机构的文书与证章管理

（一）养老机构的文书管理

文书是人们在社会实践活动中，为了凭证、记载、公布、传递的需要，在一定载体材料上表达思想意图的一种信息记录，包括公务文书和私人文书。在本教材中，我们主要讲公务文书。

养老机构文书是文书的一部分，是指敬老院、福利院、养老院、老年公寓、养老社区、护老院、护理院、托老所等机构在处理各类事务、解决实际问题时制作的有明确应用目的和较为固定格式的文书。

1．文书的概念及撰写

（1）文书的概念及特点：①有规范的实用性：养老机构的文书大多是根据养老机构工作性质、出现的各类问题、要举行的各类活动或比赛而写作，体现了文书实用性的根本属性。②有鲜明的时效性：根据养老机构各项活动，在一定的时限内及时进行文书的书写。如重阳节的歌咏比赛通知，则需要在节日前发出；老人入住养老机构的合同则需在入住前签订，否则就失去了文书的价值。③有客观的真实性：养老机构的各项活动、新闻、汇报材料甚至入住合同，都必须准确、真实，文中所有的数据、材料都不能有虚假和杜撰。机构对外发布的新闻，人物、事件都必须真实，否则就毫无意义。④有明确的针对性：养老机构发文要有明确的针对性，要有明确的范围和对象。如养老机构的规章制度分为针对工作人员和老年人两种，则需有特定严格的对象和阅读范围，针对老年人的就需要通俗易懂简洁明了。

（2）撰写文书的基础知识：要想写出一篇符合规范的文书，必须把握文书写作的基础知识。在文书写作上，首要的就是要确立主题思想，表达清楚作者想要表达的中心思想或写作意图。其次，需要查阅、搜集、积累相关的材料，选择真实、典型、紧扣主旨且新颖独特的材料，合理安排材料顺序和篇章结构，主次分明、详略得当，撰写出符合要求的文书。

2．文书的类型及作用

文书的分类标准及类型：养老机构常用文书按使用领域和功能划分，目前一般分为公文写作、商务类文书、新闻宣传类文书、社交礼仪类文书、策划类文书、事务类文书。

（1）公文写作：公文是各级机关有序开展工作所必不可少的文件，如上下级之间通过公文进行情况通报或工作汇报，起到指导宣传作用，处理问题、商洽工作、核查事实的依据和凭证。

养老机构的公文按用途分类，一般包括《党政机关公文处理工作条例》中规定的15种形式，即决议、决定、命令、公报、公告、通告、意见、通知、通报、报告、请示、批复、议案、函、纪要。

由于公文通常都是由法定的作者制作和发布，具有法定权威性与行政约束力，有规范的格式与处理程序，因此，在具体用语行文时，语言需具备明确、准确、简朴、庄重的特点，公文的版头、主体部分也需符合公文的基本格式。

（2）商务类文书：养老机构内老人的入住协议书，养老机构与外部机构发生的工程承揽、货物运输、财产租赁、借款等合同，养老机构与外部单位的合作意向书等，这些都属于典型的商务类文书。其中用得最多的是老人入住养老社区的协议书。

养老机构商务类文书一般包括首部、正文、结尾3部分，表明订立协议各方当事人为“甲方”“乙方”“丙方”，一般签名后，都需要加盖养老机构公章方可生效。

（3）新闻宣传类文书：为了更好推广宣传自身优势，不少养老机构都会利用自媒体、内刊网站等进行宣传。目前机构一般采用的宣传类文书包括启事、海报、消息、通讯、解说词、新闻评论等。利用宣传平台，让更多人尤其是老年人能更好地了解养老机构以及养老行业相关信息。

写作宣传类文书时，要做到真实准确、新鲜及时、简短精粹。写作启事时，内容需严密完整、措辞平实严谨；写作人物通讯时，一般选择机构内最典型的老人，挖掘其日常生活中具有代表性的典型意义的事例或片段，展示养老机构内老人健康、时尚的新风貌。

（4）策划类文书：作为养老机构的工作人员，结合养老机构各项节庆开展的老人特色活动，至少需掌握广告文案、市场营销、专题活动3类策划书，使机构的新产品、新技术迅速在市场上站稳脚跟，达到事半功倍的宣传效果。

如在9月21日世界阿尔茨海默病日来临之际，养老机构就可以提前宣传策划“寻找家的方向——关爱失智症老人”的大型公益活动，借助媒体的力量，呼吁全社会关注失智症患者，吸引患者及家属到达现场参加活动。再通过家属现身说法，养老机构现场解说宣讲自身照护特色，吸引更多失智症患者到机构体验入住。

（5）事务类文书：养老机构在老人入园前、入住中、退住后等都会涉及一系列事务类文书，比如会议纪要、调查报告、简报、规章制度、计划、总结、介绍信、证明信等。国内某高端养老社区针对老人入住前会有评估会议，入住24小时、72小时等都会召开家庭会议。有的是需要给家属看的，有的是老人档案中需要放置的。记录者不得加工提炼，不能添加和删减，必须保持其会议的原始性和完整性。

养老机构各部门通常都会对过去一定时间内的工作进行全面回顾、分析、研究、查找原因总结不足，制定措施以提出新的奋斗目标。因此，在写总结时，所表述的事例和数据必须真实、不夸大不缩小，注意从理论高度进行探索和概括，明确成绩和经验，找出失败和不足，更好地指导下一步的工作。

（二）养老机构的证章管理

养老机构的证件和印章，是养老机构权力的标志，因此，养老机构必须加强对养老机构证章的管理，确保证章使用恰当、安全，维护机构形象和声誉，保证机构利益，避免因证章使用不当出现的问题和风险。

1．养老机构的证件管理　证件是养老机构从业的凭证。应由机构行政部门指定专人进行保管，原件应交由档案室档案保管员或行政部门保管。各部门及个人不得私自保管。否则如出现丢失或与此证书、证件相关的问题，该当事人负全部责任。

由于工作需要使用证书原件或复印件时，需填写《证书使用审核表》，逐级报批，并在报主管院长、相关部门负责人审核批准签字同意后，方可使用。证件保管人员应做好使用登记，将审核单存档备查，并及时收回证书原件。

2．养老机构印章管理

（1）启用：无论何种印章，都必须经院长审核批准后，方可正式启用。机构的公章、财务章、法人章必须在政府指定部门，办理完规定手续后进行刻制，不能擅自进行刻制。

（2）使用：印章保管人员应熟知印章使用范围，把好用印的关口。印章使用人应认真填写《印章使用审批表》，审批表上需注明印章使用人所在科室、用印时间、文件类别、发往单位、事由等，并由经办人签字，审批单由院长签字后用印。对于不符合手续，不让看文件或介绍信内容以及空白、未填写内容的文件等，一律不得用印。特殊情况必须用印的，事后应补办用印手续并签字。

（3）保管：印章的保管印章应由院办公室指定专人保管，不得随意委托其他人员代管。遗失、损坏印章必须立即向院长及安全部门上报，印章刻制后，应将式样交院办公室保存。

（4）销毁：印章的销毁必须经过院长同意后进行。公章、财务专用章、法人章必须交公安机关统一进行销毁。

第二节　人力资源管理

人力资源在养老机构的管理和运营中有着非常重要的作用，养老机构的核心服务是由人来提供的，也是由人来管理的，同时养老机构的服务是由多个部门共同协调合作完成的，任何一个部门都不能单独地完成好服务。养老机构的运营是一个复杂的系统协调的过程，因此对于岗位的设置、人员的招聘以及员工的培训关系着养老机构整体的机构系统性和协调性能否顺利进行，是整个机构正常运营的重要部分。

一、人力资源职能

人力资源管理是指组织依据相关法律规定对其管辖范围的人力资源所进行的规划、获取、维持和开发等一系列管理活动。一个组织管理人力资源的方式会对组织的长期价值甚至最终生存能力产生至关重要的影响。人力资源管理职能给一个组织所带来的价值增值正被组织所逐步认识。在养老机构中，所有管理者的工作职责都包含一些基本的人力资源工作职责要求。人力资源工作职能范围可包括以下几项：

1. 人力资源规划　人力资源部为养老机构部门设置、人员编制及薪酬福利提供行业参考依据，协调各部门明确分工及部门规划和岗位设置，商讨编制预算及人员需求，根据经营目标完成人力成本及员工福利的测算，并在实际工作中实施控制。

2. 招聘及筛选　人力资源部与各级管理人员一起分析岗位，设定岗位描述及任职要求，按此要求寻找合格的候选人，进行初试后推荐部门面试，协助完成求职者的评估、背景调查等。

3. 培训及员工关系　协助各级管理者完成员工的入职培训、在职培训以及成人继续教育，组织开展员工团建活动及养老机构文化建设。

4. 人员档案管理　建立员工档案，保证所有必需信息的保存完整与及时更新，并确保档案的保密性，无论是原始纸制版本还是电子档案。员工档案需包括：个人信息登记表、入职面谈表、劳动合同、入职清单、《员工手册》遵循证明、离职证明、体检报告、保密协议、岗位职责书签署表、转正 / 年度工作表现评估表、个人信息更新表（如员工信息出现变动时，需及时填制该表进行更新）、过失单（如有），以及相关个人文档等。

5. 薪酬福利管理　除常规的薪酬发放工作职能外，应对养老机构人力成本进行分析，针对薪酬结构或奖励政策提供数据支持。同时，应对同行业薪酬及福利进行调查，为管理层制定本机构薪酬福利政策提供参考依据。

6. 工作评估　协助管理层开展符合人力资源政策的员工工作评估。员工工作表现评估包括转正评估、年度表现评估、调岗 / 升职评估、绩效考核评估等。所有的评估应先期设定评价标准并让员工知晓后开展实施。评估结果需双方面谈并确认。

7. 劳动关系　协助管理层创造良好的工作环境。良好的工作环境包括合理的用工时间、良好的后勤保障、妥善的安全工作配备、顺畅的沟通交流环境等。

8. 安全与健康　了解员工的健康状况，为员工提供安全保障的工作环境。注意符合政策规定的健康用工要求和行业用工要求，如涉及餐饮服务的部门员工应确保拥有健康证，医疗护理人员应确保符合上岗健康要求。

人力资源管理并不是“管理”员工，人力资源部不对其他部门员工进行直接“管理”。人力资源管理是一种工作职责，所有养老机构内的员工应由其部门主管进行管理，机构管理层承担组织结构管理职责，部门直接承担其员工的岗位管理（招聘与评估）、绩效管理、薪酬福利管理职责，并负责开展员工在职培训及职业发展规划等。而人力资源部经理及其员工的主要角色为协助部门主管开展人力资源管理工作。如护理部经理要依据机构管理层制定的政策开展人力资源工作职责，而人力资源部员工应做的是确保该政策持续稳定地跨部门实施，直至机构内所有员工按统一标准执行该政策。

二、人力资源规划

（一）人力资源规划的概念

养老机构为实现发展战略，完成经营管理目标，根据社会养老服务需求、竞争对手状况及养老机构内部资源条件，运用相关的人力资源管理工具和方法，制定符合养老机构发展的政策和制度，对养老机构人力资源的获取、保留和素质提升等进行规划，确保人力资源的有效配置和员工效能最大化。

真正的人力资源规划，不仅是对养老机构内人力资源数量、结构的盘点和分析，更包含对机构组织设计、养老机构文化、管理制度、员工行为等的有效整合。

（二）人力资源需求与供给预测

养老机构人力资源预测，是利用养老机构过去和当前的信息来推断未来人力资源的情况。对人力资源的预测有两种：人力资源需求预测和人力资源供给预测。

一方面，我们通过需求预测养老机构，可以了解到未来某个时期为实现其目标所需人员数量和人员技能要求；另一方面，养老机构还需要了解能够获得多少所需的人员，从何渠道获取这些人员。需要实现上述两点预测，实际就是一个对现有及未来情况的分析过程，包括以下几方面。

1. 现有人员状况分析　包括流入和流出的数量、质量、分布等。员工流失分析包括市场竞争情况、内部工作条件变动对流失率的影响；了解多少员工因退休、调离、辞职或解雇等原因离开养老机构。

2. 组织内部员工流动分析　包括内部人力资源晋升、调动等岗位变动情况，确保工作岗位的连续性；了解多少员工因岗位轮换、晋升、降级离开现有岗位到新岗位工作。

3. 人力资源供给渠道分析　包括内部（调动、晋升）和外部两种渠道。在日常工作中应充分考虑到人力资源的供求关系，制订人力资源规划及各种培训、招聘、考核、激励等相关计划，这也是人力资源规划活动的出发点。

（1）人力资源需求预测：人力资源需求通常是指为满足机构未来经营和发展需要应配备的用工数量以及员工岗位的整体组合。养老机构的人力资源需求依据在未来一段时间内住户的数量以及预期养老机构所提供医疗服务水平而制定，通常为 1 ~ 5 年的中短期规划。这些预测将被转换为特定的员工配备数量要求。各养老机构会根据各自的运营状况采用不同的人力资源需求预测方法，调整人员需求数量。

现状规划法——成熟型养老机构：此类型养老机构基本趋于住户饱和状态，内外环境无太大变化，人力资源相对稳定，员工总数和内部配备基本满足养老机构规划期内人力资源的需要。此时，仅需了解到哪些岗位的人员将得到晋升、调动或退休，同时结合上年度人员流失率即可推断出这些岗位人员变动后的数量。

比值预测法——成长型养老机构：此方法主要依据年度经营测算进行人员需求规划，如根据预测住户量来推测护理员数量，根据业务人员数量推测行政管理和后勤服务人员数。100 张以下床位的小型养老机构，住户人数的增加仅会影响到护理员及保洁员数量的增加，而对其他部门及岗位无太大影响。200 张床位以上的养老机构，应根据住户人数增加量预测，规划包括护理部、餐饮部、房务部、社工的人数变化，再增加上年度人员流失率的需求数量。

人员需求预测的主要步骤：

第一步，对现有人员按部门进行盘点，根据年度战略规划所确定的养老机构设置规划、工作量预测和经营业务发展预测、工时利用效率，确定规划期逐年的人员编制，在此基础上统计出人员的缺编、超编以及是否符合职务资格要求。

第二步，将以上统计出的情况与机构管理层及部门管理人员论，并就可实现的人力资源需求量达成共识；

第三步，对规划期内晋升、调动、辞职、解聘、退休人员进行预测，估算出未来人员流动情况。

第四步，综合现实人员需求量、未来人员流动情况和未来人员需进行汇总，计算得出未来人力资源的需求总量。

（2）人力资源供给预测：人力资源供给预测是人力资源规划的核心内容，指在未来某一时期，预测养老机构内部所能供应的及外部劳动力市场所能提供的人员数量、质量和结构等，以满足养老机构的人力资源需求。从供给源来看，可分为内部供给和外部供给。内部供给是指在养老机构内部经过培训或再开发基础上形成的人力供给。外部供给是指外部劳动力市场，包括相关院校毕业生规模和结构、同行业可引进人数、其他行业可形成转换人力数量等。

在进行供给预测时，因供给渠道过广，还需结合养老机构所在地人口密度和交通情况（如新增交通线路可扩大就业者来源范围）、国家就业政策、对机构的扶持政策等情况的分析，评估对养老机构人力供给的影响。

人力资源供给预测分为内部供给预测和外部供给预测两部分。

内部供给预测：

第一步，通过评估进行人力资源盘点，了解养老机构员工现状。

第二步，分析养老机构的职务调整政策和历史员工调整数据，统计出员工调整的比例。

第三步，与各部门负责人沟通部门人员状况，了解可能出现的人事调整情况。

第四步，将步骤二、步骤三的情况汇总，得出养老机构人力资源供给预测。

外部供给预测：

第一步，分析影响外部人力资源供给的地域性因素，包括养老机构所在地的人力资源整体现状、养老机构所在地有效人力资源的供求现状养老机构所在地对人才的吸引程度、养老机构薪酬对所在地人才的吸引程度、养老机构能提供的各种福利对当地人才的吸引程度。

第二步，分析影响外部人力资源供给的全国性因素，包括全国相关专业的大学生毕业人数及分配情况、国家在就业方面的法规和政策、该行业在全国范围的人才供需状况、全国范围从业人员的薪酬水平和差异等。

第三步，根据步骤一、步骤二的分析，得出养老机构外部人力资源供给预测。然后将养老机构内部人力资源和养老机构外部人力资源供给预测汇总。

三、组织结构设置

组织结构是指组织的各个组成部分之间如何进行分工、分组与协作。养老机构的组织结构设计是指为了有效实现养老机构经营目的而形成的工作分工与协作关系的策划和安排过程，即用以帮助达到养老机构的有关角色、职务、权力、责任、流程、信息沟通、利益等的正式安排。

（一）养老机构组织结构设置的原则

养老机构的服务主要涉及生活照料与护理、营养与膳食、疾病预防与保健、临床医疗与康复、休闲娱乐等服务内容，其内部组织机构设置应当根据养老机构的性质、规模、所开展服务项目等科学安排。在符合国家、行业与地方政策法规、管理规范的前提下，养老机构内部组织机构设置应遵循以下原则：符合国家政策法规、行业规范；满足实际工作需要明确部门与岗位职责，精简，高效；调动员工工作的积极性、创造性。

（二）养老机构组织结构设置的任务

养老机构的组织结构设计的主要任务有 3 个方面：

1. 设计行政管理系统、专业医护系统、运营管理系统、后勤保障系统的组织架构体系。
2. 明确各部门的职责、岗位设置和职责及编制，建立清晰的汇报管理体系。

3. 梳理养老机构基本业务流程与管理流程，并建立养老机构的内部协调与控制体系。

养老机构内部组织机构应以明确部门管理职能为原则进行命名。同其他组织一样，养老机构内部也是实行分级管理，较大型的养老机构特别是国办养老机构，多实行“三层五级”管理模式，即分为决策层、管理层、操作层和院长级、科级、区主任级、班组级、员工级，由此形成了阶梯形的领导与被领导关系；中小型养老机构可以不拘泥于上述复杂的分级管理模式，其内部组织管理部门和人员配置应根据实际工作需要，本着精简、高效的原则灵活设置和配置。如在上海市，许多街道养老机构（150 张床位左右），一般只设一名院长，不设副院长，其属下配备一名院长助理或数名管理人员，分工明确，职责清晰，分别承担全院的行政、业务、后勤等管理工作，且养老机构内部管理井井有条，没有出现工作互相推诿、人浮于事的现象，值得借鉴。在中小型养老机构更应强调部门综合，管理人员一专多能，管理人员（包括院长）既是机构的管理者，也是具体任务的操作者和执行者，这一点在农村敬老院和民办小型养老机构表现得尤为突出。

四、人员招聘与录用

（一）人员招聘

养老机构招聘工作大致分为准备、招募、人员选拔、录用和评估五个阶段。

准备阶段包括进行人力资源规划和工作分析，确定招聘渠道，选定招聘方法等；招募阶段包括制订和审批招聘计划、发布招聘信息、简历收集。

人员选拔阶段是员工招聘的中心环节，通过笔试、综合组织面试、体检、背景调查等考核手段，从应聘者中选拔出与招聘岗位要的人选。

录用阶段是员工招聘的结果，包括对候选人的合同签订、入职培训、试用及正式录用等。

评估阶段是指人力资源部协同相关部门对整个员工招聘活动进行评估，包括招聘效果评估、人员试用期考核评估等。

1. 准备阶段

（1）岗位及需求分析：依据人力资源规划，对空缺岗位或新增岗位进分析，依据岗位职责、人员需求规划而确定相应的招聘方式。

（2）空缺岗位招聘：空缺职位是指由于设立新职位、员工辞职、终止劳动合同、员工调动和 / 或升职而产生的。一般员工的临时缺勤不应视为职位空缺。相对于外部应聘者，应优先考虑公司内部符合条件的应聘者。

（3）选定招聘渠道和方式：一般来说，养老机构的招聘渠道包括内部招聘和外部招聘两种。

内部招聘是指通过调配养老机构内部员工来解决岗位空缺的问题，具体方式包括晋级、工作调换、轮岗等。实施内部招聘主要包括两种办法，即公示自荐法和人选推荐法。在使用公示法时，招聘发放时间与范围要适当，应使所有可能应聘人员都能获得相关信息，且应清楚地列出待聘岗位名称、任职条件和岗位职责等。而人选推荐法是指从具备相应任职条件的员工中请其分管领导进行人员评估及推荐。

优点：①使员工感受到发展空间，激发员工的内在积极性。②因对环境的熟悉，内部员工可以迅速地投入工作状态。③节省招聘费用开支。

外部招聘包括广告招聘、人才招聘会、网络招聘、校园招聘以及内部员工推荐等。合适的外部招聘渠道应具备三大特征：第一是目的性，即招聘岗位候选人的合适来源（如护士的人选可在卫校或护理学校，而餐饮部的人选可在职校或社会招聘）；第二是可行性，即符合现实性情况，具有可操作性；第三是经济性，即在招聘到合适人员情况下所花费的成本最低。

优点：①吸纳优秀人才，能给养老机构补充新鲜血液，调动周围人员工作积极性。②可依据岗位要求招聘到合适人才，进而节省部分培训费用。③可规避内部招聘产生的各种不良反应，缓解内部竞争者间的关系。

2. 招募阶段　人员招募是养老机构招聘的前期工作，是指制订招聘计划和简章、发布招聘信息、收集应聘简历等活动。

（1）制订招聘计划：包括人员需求名单（包括招聘的岗位名称、人数、任职资格要求等），招聘信息发布的时间、方式、范围，招聘信息样稿，招聘活动预算等。

（2）招聘信息发布：包括养老机构的情况、招聘岗位的名称及工作职责、岗位任职要求、工作条件、岗位薪酬和福利待遇、岗位有效期及联系方式等。发布招聘信息时要注意主题明确，语言精练。同时应确保信息发布范围广、对象准。

（3）简历收集：应要求有意向的应聘者提供个人简历，包括其个人基本情况、教有经历、工作经历、家庭情况、兴趣爱好、求职意向等信息。

3. 选拔阶段　人员选拔包括初选、综合测评、面试、体检、背景调查等环节，以确定合适的应聘者。

（1）初选：针对应聘者个人简历中所提供的信息与任职要求进行对比，判断其是否具备应聘资格。一般而言初选人数不应低于招聘人数的 3 倍，以保证招聘工作的顺利开展。

岗位资格证书要求：养老机构个别岗位有明确的资格证书要求，对此部分人员的初选应首先以此为依据。

护理专业人员：

医师（士）：临床医学专业初级资格的考试按照《中华人民共和国执业医师法》的有关规定执行。参加国家医师资格考试，取得执业助理医师资格，可聘任医士职务；取得执业医师资格，可聘任医师职务。

护师（士）：由原卫生部、人力资源和社会保障部联合出台《护士执业资格考试办法》，规定“具有护理、助产专业中专和大专学历的人员，参加护士执业资格考试并成绩合格，可取得护理初级（士）专业技术资格证书；护理初级（师）专业技术资格按照有关规定通过参加全国卫生专业技术资格考试取得。具有护理、助产专业本科以上学历的人员，参加护士执业资格并成绩合格，可以取得护理初级（士）专业技术资格证书；在达到《卫生技术人员职务试行条例》规定的护师专业技术职务任职资格年限后，可直接聘任护师专业”。

其他专业技术人员持证要求：

配电房工程人员——《高压电工操作证》：对配电房值班及巡查人员，根据国家供电局及安监局要求，必须持证上岗。目前我国基本有3种电工证。第一种是劳动局的技术等级证；第二种是供电局的电工入网作业证；第三种是供电局或安监局的高压电工操作证。虽然以上3个证为全国通用，但也有个别地区对持证类别有明确要求，最常见以当地供电局发放的《高压电工操作证》为主。

保安部人员——《消防安全培训合格证》：依据1998年9月1日施行的《中华人民共和国消防法》第十八条：进行电焊、气焊等具有火灾危险的作业的人员和自动消防系统的操作人员，必须持证上岗。同时应依据《中华人民共和国消防法》对上述有关人员进行培训，培训内容包括建筑消防设施功能、消防设施施工及验收规范、消防法律法规等7项内容。培训结束后，消防部门将对参训人员进行严格考核，考试合格的，由消防部门颁发《消防安全培训合格证》；凡未取得合格证的人员将不得从事相应的技术岗位工作。

会计人员——《会计从业资格证书》：凡是从事会计工作者，必须取得会计从业资格证书，才能从事会计工作。作为从事会计工作的资格证书，它是从业人员必须具备的最低基本要求和前提条件，该证书不分级。会计从业资格管理实行属地原则，其考试一般由省级财政部门组织，考试及报考时间全国各省份有差异。

（2）综合测评：指利用多种方式对应聘者的能力进行测评，如笔试可测试其基本知识、专业知识、语言能力或文字功底等；技能测试，如厨师可进行试菜，工程师可进行某项工作的操作流程测试，护士可进行密闭式静脉注射、单人徒手心脏复苏、血压测量等技术。通过多种多样的形式可获得无法从面谈过程中了解的技能水平以为人选甄选提供有价值的参考依据。

（3）面试：其目的在于通过提问及沟通能较为直观地充分了解应聘者的知识水平、业务能力、外貌气质、个人修养、求职动机等。而应聘者也能通过此过程展现自己，同时了解应聘机构及岗位的现状及相应信息目前养老机构较常使用的为结构化面试形式，对面试的内容、形式、流程以及预期结果进行了程式化的规定，因为标准较为一致，可公平地对应聘者进行考察。

（4）体检：养老机构可以要求应聘者到指定体检机构证实其健康状况符合就业要求，如餐饮人员应办理健康证，而其他人员应提交体检报告，所有体检结果通常以半年期内为有效。

（5）背景调查：在确认聘用前，须完成对候选人的背景资料验证，证实其提供的工作履历及表现真实有效。所有管理职位或敏感岗位候选人的背景资料，在可能的情况下应至少进行两次验证，验证最好是书面的。若背景资料验证是通过电话进行的，其内容也必须书面归档。其他职级员工的背景资料如有可能或需要确认的情况应该进行一次验证。口头获取的资料应记录并存档。在完成并获得令人满意的背景资料验证后方可确认聘用。对候选人的背景资料验证应予以严格保密。人力资源部将保留求职申请表和未聘用的应聘者的背景资料验证。相关材料将至少保留1年。

4．录用阶段

（1）发出录用确认书：在通过初试且体检及背景调查均符合岗位要求及真实的情况下，确认应聘者符合法定录用条件后，可向应聘者发出录用确认书。此确认书上应注明任职岗位、要求到岗时间、福利待遇以及应聘者应提交的各项个人资料。

（2）员工入职：指从养老机构与员工签订劳动合同到员工进入工作状态的重要过程。

（3）入职培训：使新员工迅速了解和熟悉养老机构的企业文化、政策规定、工作流程以便尽快进入工作状态。

（4）试用：试用期最长不超过6个月，人力资源部培训人员及新员工所有部门上级领导应对于试用期员工工作适应性给予关注及指导，对其工作过程及效果进行考察，为最终做出转正录用的决定收集信息。

（5）正式录用：至少应在新员工试用期结束前半个月进行转正评估考核，以确定其是否符合正式录用条件。

5．评估阶段　招聘评估是指在招聘工作完成后对招聘活动进行评估，是招聘过程中必不可少的环节。其内容包括：

（1）招聘成本评估：对整个招聘过程进行核实，并对照招聘预算进行评价的过程。

（2）录用人员评估：根据招聘计划对录用人员的数量和质量进行的评估。录用人员数量评估是指实际录用人数与计划招聘人数的对比；质量评估为定性评估，主要是将录用人员的各项条件与任职要求进行对比。

（3）招聘成果评估：主要依据新员工的转正率进行评价，需重点关注在试用期内的离职分析。

（二）聘用合同管理

1．“聘用合同书”一式两份，院方及受聘人各执一份，用人单位员工人事档案永久保存。

2．聘用合同的变更和解除遵照省、市、自治区劳动政策规定有关“聘用合同书”的内容。

3．员工要求解除聘用合同应提前1个月向本部门领导提交书面申请。所在部门领导签署意见后报人力资源部（科），由人力资源部（科）按政策审核后提出书面意见并上报，经院长办公会同意后，办理相关手续并解除合同。

4. 员工有《劳动合同法》第三十九条所列情形的，单位应及时与员工解除合同，10日内告知员工本人办理解除合同事宜，同时征得工会同意。

5. 合同双方因履行合同发生争议的，应协商解决；协商无效的，当事人可向上级行政主管部门申请调解和处理或者向人事争议仲裁委员会申请仲裁，仲裁结果对争议双方具有约束力。

五、岗位管理

（一）岗位分析

岗位分析是人力资源管理中的一项核心基础职能。其最核心的内容包括岗位职责描述和任职要求两大部分。其目的在于：

1. 明确员工的任职资格和职责任务，便于工作布置和提高执行力。
2. 可按照岗位说明书规定的任职资格条件进行招聘选拔，提高招聘的有效性。
3. 按照岗位说明书的内容制定岗位的绩效考核标准。
4. 为养老机构定岗定编和进行岗位价值评价提供依据。
5. 有助于设计公平公正的绩效工资体系和激励体系。

（二）预算编制

1. 人力资源预算　是人力资源部门根据养老机构的发展战略以及养老机构前一年度的人员及成本费用统计情况，对下一年度人员需求及成本费用的预测情况，并使之成为下一年度养老机构人力资源管理活动的指南。人力资源预算完成以后并非静态不变，而应根据养老机构运营的实际情况进行修订及完善，使之具有现实可行性，因此，一般采用滚动预算方式以适应养老机构发展的需要。

人力资源预算是养老机构预算的主要组成部分，主要包括：

（1）人力成本：即工资费用，以月度为基础，年度为执行目标。

（2）保险费用：即按我国社会保障体系所要求的各种基金和保险费用，比如社会统筹保险、公积金等。

（3）员工福利：即员工餐、各项补贴以及补充商业保险、员工节假日礼物或奖金等相关员工福利费用。

（4）人力资源费用：如招聘费用，对薪酬的市场调查费用，对员工知识技能的测评费用，员工的培训费，劳动合同的认证费用，辞退员工的补偿费用，劳动纠纷的法律咨询费用，以及人力资源部门直接发生的办公费用、通信费用、差旅费用、办公设施费用等。

2. 人员配备编制制定　一般而言，人员配备标准有两种，一是单位用工标准，二是服务比例标准。前者指完成单位任务所需员工数量，其员工总量取决于任务总量；后者是指按照服务者与被服务者的比例进行人员配备。由于养老机构属于服务性行业，其人员配置通常是按照服务比例标准，即入住住户服务量与医务人员的比例。不同的养老机构可根据照护服务需求标准适当地比例调整。

养老机构岗位相应分为3类：行政管理人员、护理专业人员以及后勤保障人员，其三者具体结构比例为：行政管理岗位占岗位总量10%左右；护理专业岗位一般不低于岗位总量的80%；后勤保障岗位不超过岗位总量的10%。

目前我国城市养老机构护理人员配置尚无统一的规定，只有指导性意见。例如，在《老年人社会福利机构基本规范》（2001）中只提出了“护理人员及其他人员的数量以能满足服务对象需要并能提供本规范所规定的服务项目为原则”的要求，没有具体的人员配置比例。由于国家没有统一的养老护理员配置比例标准，每家养老机构的服务标准又不统一，导致地方养老机构护理员配置的差异较大。

在美国，通常私立养老机构人员配比明显大于公立养老机构，不同的收费标准及提供服务的种类和质量也对配比有一定影响。如拥有50多年历史的得克萨斯州奥斯汀的Westminster CCRC社区，住户与员工的综合照护比为1∶1（入住老人有自理、介助、介护和记忆支持几种）；而养老连锁品牌水印公司旗下的Lakeside Park记忆照护中心，综合照护比甚至达到1∶1.3（入住老人全部为认知障碍老人）。所有的人员配比主要依据还是住户所需护理时长及提供服务项目的服务时长。

（三）岗位职责

1. 副总经理（医护）岗位职责

（1）根据年度工作计划制订医疗护理部工作计划，制订与经济发展相适应的阶段性或专项业务计划或方案，并监督实施、及时总结。

（2）在总经理的领导下，组织开展医疗护理管理工作，总结医疗护理管理的经验与教训，贯彻落实有关的医政法规、政策、规定等。

（3）制订医疗过程或环节管理制度，对医疗护理工作给予指导。

（4）深入楼区了解和掌握医疗护理工作情况，解决所管辖区域医疗护理业务上的疑难问题，并指导重点住户照护计划的制订及实施。创建医护文化、树立医护品牌。

（5）主持召开医护部大会，传达上级有关文件及精神，布置安排协调各职能部门及护理工作，调动、组合医务力量，确保医疗护理工作正常有序进行，负责全医护人员的调配，会同有关部门做好医疗护理人员晋升、奖惩及任免工作。

（6）组织协调对病情危重住户的抢救以及特殊情况的处理。

（7）负责接待政府部门、公检法机关、社会团体查询或求助，协助办理相应工作。

（8）病案室及病案利用管理。

（9）医疗护理业务进修事项管理及医疗护理专业委员会日常事务管理。

（10）负责处理医疗护理纠纷、护理差错事故、护理不良事件等，组织分析讨论并上报工作。

（11）贯彻社会医疗保险与商业医疗保险政策、规则，做好与保险公司的医疗业务联系、工以及配合做好医疗事故鉴定。

（12）做好临床医疗护理、教学、科研及医护人员的继续教育工作，及时汇总资料整合做协调、违规核查。

（13）负责医疗服务部及医疗护理部的考核工作。

（14）完成领导下达的其他任务。

2．副总经理（服务）岗位职责

（1）向公司总经理负责，协助总经理主持公司的基本团队建设和日常的行政管理工作。

（2）协助总经理审定公司的基本管理制度、具体规章、奖罚条例，规范内部管理。

（3）协助总经理合理协调和配置养老机构内部资源，对养老机构运营状况进行监控，保证养老机构年度目标的实现。

（4）以身作则，关心员工，增强公司凝聚力，加强团队建设。正确处理各方面的经济利益关系与社会关系，协调、激励公司各部门的工作。

（5）对公司运营中遇到的重大问题在授权范围内进行决策，授权范围外积极反馈，跟踪。

（6）广泛汲取国内外先进养老机构经营管理经验，确定公司的近期目标和远景规划。

（7）在养老机构文化、组织创新、业务拓展、对外合作等养老机构发展的关键领域实行战略管理。

（8）负责建立养老机构战略规划策略、政策和工作程序。

（9）协助总经理做好对外公共关系的协调，树立良好的养老机构形象负责与政府部门沟通、联系并保持良好的合作关系。

（10）充分收集公司与成果有关的数据、事例进行分析，提出解决问题的可行性措施并向总经理汇报。

（11）召集、主持行政例会、专题会议等，传达决策、总结工作、听取分管职能部门的汇报，进行关系协调。

（12）完成总经理临时交办的其他任务和分管职能部门代理的其他事务。

3．行政办公室主任岗位职责

（1）负责公司办公室对内、对外发函、申请、通知等文件的起草。

（2）负责安排公司日常后勤工作，包括车辆、绿化、环境卫生、会务、接待、办公用品等，为各部门做好服务工作。

（3）协助公司各种管理规章制度的建立、修订及执行监督。

（4）负责公司行政办公费用的预算管理和费用控制，审核本部门的各项费用支出。

（5）配合公司养老机构文化的建立。

（6）负责公司对外联系、宣传工作。

（7）公司领导工作计划的落实、追踪和汇报。

（8）负责公司会议的组织，编写会议纪要和决议。

（9）根据公司年度经营计划，编制本部门整体工作计划，并负责落实和监督。

（10）负责对直接下级进行绩效考核、考核面谈，提升下属员工的素质和能力。

（11）完成领导交办的其他事项。

4．医生岗位职责

（1）在社区有关负责人员领导和指导下，开展住户入住健康信息采集登记，建立健康档案对其健康状况和疾病危险性进行评估。

（2）及时了解掌握社区住户健康及疾病进展情况，住户巡诊、预防保健康复治疗工作。

（3）提供医疗保健、健康咨询与指导，健康教育，提供住户健康促进计划，对住户进行健康。

（4）进行一般常见病、多发病诊疗，对病患住户进行体格检查和相应辅助检查，提出诊断，制订维护管理，满足住户基本健康需求。

（5）急、重、危患者的现场抢救，并及时向上级领导汇报，确定患者的转诊，按要求书写病治疗、康复方案，指导帮助其康复。

（6）认真、及时完成有关医疗文件书写，贯彻执行各项规章制度和医疗技术操作常规，避免病历摘要，记录处理情况，协助转诊医疗不良事件的发生，严防医疗差错事故。

（7）做好流行病、传染病的预防、监测与处理。

（8）参加社区专项技术服务培训，不断拓宽知识面，提高专业技术水平和健康服务技能，完善社区健康服务。

（9）完成领导交给的其他任务。

5．康复治疗师岗位职责

（1）负责住户的全面康复检诊及专业评估，主要是运动功能的评定，包括肌力、关节运动范围、体位转移能力、步态分析及平衡能力等，录入和校对评定结果。

（2）与医生在住户和/或住户家属的参与下，负责治疗方案的确定，包括理疗种类、部位、方法、剂量、疗程，疗程结束后做出小结，并与医生保持联系。

（3）负责完成理疗的各项技术操作，理疗前须检查电源、线路，保证治疗与操作的安全，每天治疗结束后，做好物资整理，为次日工作做好准备。

（4）每周对住户的治疗效果进行1次评估，修改和确定下一阶段的康复方案。可根据病情变化随时更改治疗方案，如有需要，则定期反馈给医生及住户家。

（5）注意观察病情及治疗反应，如有不良反应，要及时处理并与医生联系。

（6）每周二下午组织、参与对疑难病例的讨论，对自己经治住户应全面汇报治疗情况，重点发表意见。

（7）对住户要热心、耐心、细心、关心，坚持服务第一，质量第一。

（8）积极钻研业务，学习新经验，开展新技术和新疗法，提高治疗水平。

（9）严格执行理疗的安全规则和操作规程，严防差错事故。

（10）负责理疗仪器的安装、保养和管理，定期进行仪器的检修和鉴定。

（11）负责理疗登记和统计工作，负责药剂、器材的申领和保管，诊疗床的床单、枕套、毛巾的更换，以及治疗室的消毒工作。

（12）负责接待住户进行参观、体验，对住户进行理疗常识的宣传，介绍理疗注意事项。

（13）配合其他部门进行各项活动的安排和实施。

（14）完成领导交给的其他任务。

（15）其他要求：遵循所有安全保护措施，包括必要装置或设备的使用。遵循常规预防和感染控制指南。

6．护理部主任岗位职责

（1）根据年度工作计划制订医疗护理部工作计划，制订与经济发展相适应的阶段性或专项业务计划或方案，并监督实施、及时总结。

（2）在总经理的领导下，组织开展医疗护理管理工作，总结医疗护理管理的经验与教训，贯彻落实有关的医政法规、政策、规定等。

（3）制定医疗过程或环节管理制度，对医疗护理工作给予指导。

（4）深入楼区了解和掌握医疗护理工作情况，解决所管辖区域医疗护理业务上的疑难问题，并指导重点住户照护计划的制订及实施。创建医护文化、树立医护品牌。

（5）主持召开医护部大会，传达上级有关文件及精神，布置安排协调各职能部门及护理工作，调动、组合医务力量，确保医疗护理工作正常有序进行，负责全医护人员的调配，会同有关部门做好医疗护理人员晋升、奖惩及任免工作。

（6）组织协调对病情危重住户的抢救以及特殊情况的处理。

（7）负责接待政府部门、公检法机关、社会团体查询或求助，协助办理相应工作。

（8）病案室及病案利用管理。

（9）医疗护理业务进修事项管理及医疗护理专业委员会日常事务管理。

（10）负责处理医疗护理纠纷、护理事故、护理不良事件等，组织分析讨论并上报工作以及配合做好医疗事故鉴定。

（11）贯彻社会医疗保险与商业医疗保险政策、规则，做好与保险公司的医疗业务联系、工作协调、违规核查。

（12）做好临床医疗护理、教学、科研及医护人员的继续教育工作，及时汇总资料整合。

（13）负责医疗服务部及医疗护理部的考核工作。

（14）完成领导下达的其他任务。

7. 护士长岗位职责

（1）参与拟订社区的护理规章制度、护理操作规程、护理工作质量标准和岗位职责。

（2）与培训部门一起组织护理人员开展业务学习、技能培训与考核。不断提高更新服务观念、知识和技巧，提高服务质量。

（3）管理本部门的日常护理工作，参与社区住户护理评估、入住接待工作，负责部门员工的工作安排、排班。

（4）负责住户健康状况的日常监测管理，参与制订个性化生活照护方案。

（5）与医生一同负责监管住户药物管理事宜。

（6）与医生就住户的健康状况、康复治疗事宜进行沟通交流，了解住户治疗方案及需护理员配合的事项。

（7）负责本区域仪器、设备的管理，确保各种仪器设施、设备的安全和有效使用。

（8）协调相关业务部门的工作，紧密合作，共同提升服务质量。

（9）协助维护住户医疗文件资料的保管使用与保密。

（10）突发事件发生时进行紧急处理，并及时上报给相关管理部门。

（11）参加住户服务会议，每月召开1次住户座谈会。

（12）负责督促部门员工严格执行各项规章制度和操作技术规范。根据员工履职情况，进行考核，提出奖惩意见。

（13）定期召开部门工作例会，总结工作，制定有效的管理措施。

（14）深入了解部门员工的思想和生活需求，帮助解决困难，增加团队凝聚力，提高工作效率。

（15）如发现有对住户不尊重和忽视现象及违反社区规章制度的事件，应立即处理纠正并迅速报告给上级领导及相关部门领导。

（16）出席所有必要的会议和培训。

（17）保持衣着干净外表整洁，遵守社区着装要求。按照部门规定，要求穿着统一工装。

（18）遵守所有的安全预防措施，包括必要设施设备的正确使用。

（19）保持高标准的清洁，控制社区内交叉感染，遵守消毒隔离的规章制度。

（20）依据护理诊断及各项评估报告，制订并实施个性化的护理计划。

（21）了解住户的病情、药物使用，负责药物管理。

（22）辅助维护住户的健康档案管理，新文档收录等。

（23）时刻关注住户呼叫器并迅速做出回应，当住户出现异常紧急情况，应迅速处理并及时通知医生及相关部门领导。

（24）参加护理部组织的住户护理服务会议。

（25）遵照社区工作制度，为部门员工提供工作指导，包括工作任务安排。

（26）根据需要协助部门员工工作，包括洗澡、穿衣及失禁管理等。

8．护理主管岗位职责

（1）参与拟定医疗护理部门的规章制度、护理操作规程、护理工作质量标准和护理员岗位职。

（2）与社区培训部门一起组织护理员开展业务护理知识和护理技巧，提高护理服务质量。

（3）管理护理员的日常护理工作，为护理员提供工作指导，负责护理员的工作任务安排。

（4）参与住户健康状况的日常监测管理及住户个性化生活照护方案的制订。

（5）与医生就住户的健康状况、康复治疗事宜进行沟通交流，了解住户治疗方案及护理员。

（6）协调与其他相关部门的工作，紧密合作，共同提高护理服务质量配合的事项。

（7）协助维护住户医疗文件资料的保管使用与保密。

（8）与其他部门协助对住户突发事件发生时进行紧急处理，并及时上报给相关领导和管理部门。

（9）参加住户服务会议，每月召开 1 次住户座谈会。

（10）负责督促护理员严格执行各项规章制度和操作技术规程。根据护理员履职情况进行考核，提出奖惩意见。

（11）定期召开护理员工作例会，总结工作，制定有效的管理措施。

（12）深入了解护理员的思想和生活需求，帮助解决困难，增加团队凝聚力，提高工作效率。

（13）如发现有对住户不尊重和忽视现象及违反社区规章制度的事件，应立即处理纠正并迅速报告给分管副总经理、护理部主任及相关部门领导。

9．护士岗位职责

（1）严格遵守护理操作标准，负责住户每天的健康情况监测及管理。

（2）依据护理诊断及各项评估报告，制订并实施个性化的护理计划。

（3）了解住户的病情、药物使用，负责药物管理。

（4）辅助维护住户的健康档案管理，新文档收录等。

（5）时刻关注住户呼叫器并迅速做出回应，当住户出现异常紧急情况，应迅速处理并及时告知医生及相关部门领导。

（6）参加护理部组织的住户护理服务会议。

（7）遵照社区工作制度，为护理员提供工作指导，包括工作任务安排。

（8）根据需要协助护理员工作，包括洗澡、穿衣及失禁管理等。

（9）与护理员一起合作，满足住户各项需求。

（10）若发现有不尊重或忽视住户现象及违反社区规章制度的事件，应立即纠正并上报护士长或住户关系主管。

（11）出席所有必要的会议和培训。

（12）保持衣着干净外表整洁，遵守社区着装要求。按照部门规定，要求穿着统一工装。

（13）遵守所有的安全预防措施，包括必要设施设备的正确使分，要保持高标准的清洁，控制社区内交叉感染，遵守消毒隔离的规章制度。

10．护理师岗位职责

（1）尊重老人，用爱心对住户进行24小时照护。

（2）根据需要，协助住户穿衣、脱衣、洗浴及其他日常生活护理。在开始洗浴前，对住户进行检查，为失禁住户更换衣物并将住户带至浴室洗浴。坐轮椅的住户带至浴室洗浴时加强看护，防止意外事故的发生。

（3）定期为住户进行口腔、头发与指甲、颜面的护理，保持住户的个人清洁卫生。

（4）根据住户的需要，护送住户至餐厅、美容院或大厅，为所有无法自行行走的住户提供并收集食品餐盘，向需要帮助的住户协助就餐。

（5）做好准备工作，并协助住户完成检查和治疗。在单独或协助下，每隔2小时为无法起床的住户翻身并检查有无皮肤异样，以防止压疮，并做好记录。

（6）更换床上用品，并协助住户完成一般家务，包括邮件投送、接待访问者与接听电话等。

（7）在主管护士的指导下，测量并记录体温、血压、脉搏、呼吸、出入量。将住户身体状况的改变或异常情况及时通知主管护士。

（8）定时排空及更换引流装置，并记录排出量及异常情况。

（9）每天检查并布置住户的姓名牌，如果住户移除姓名牌或姓名牌需要更换，需向主管护士报告。

（10）交接班前检查所有住户，确保住户清洁和舒适，将呼叫器放在住户可触及的地方，将床栏板支起保证安全。

（11）对所有住户进行记录，确保关于住户活动和进程变更报告准确及时，并在所有记录上签署全名以及日期。

（12）在护理主管和护士长指导下，执行住户日常活动安排。

（13）检查并帮助管理住户可能遇到的失禁问题并及时更换衣服并做好身体清洁。

（14）若发现有不尊重或忽视住户现象及违反社区规章制度的事件，应立即纠正并上报主管或护士长。

（15）出席所有必要的会议和培训。

（16）保持衣着干净外表整洁，遵守社区着装要求。按照部门规定，要求穿着统一工装。

（17）遵守所有的安全预防措施，包括必要设施设备的正确使用。

（18）保持高标准的清洁，控制社区内交叉感染，遵守消毒隔离的规章制度。

六、人力资源保障

（一）员工薪酬福利

薪酬包括经济性薪酬（或称为物质薪酬）和非经济性薪酬（非物质薪酬）。经济薪酬可以分为货币化薪酬和非货币化薪酬：货币化薪酬是指工资及其他项目（例如津贴、绩效奖金、加班费）等；非货币化薪酬是指各种员工福利（例如有薪假期和保险福利、住房待遇等）。非经济性薪酬容易被忽视或不被重视，包括工作本身、工作环境和组织形象带给员工的成就感、公平感、舒适感、自豪感等内心感受。在某种意义上，这种内在薪酬产生的心理作用对员工的回报甚至高于金钱。

1. 薪酬管理　主要包括薪酬政策（战略、策略）、薪酬体系设计（包括薪酬水平、薪酬结构）和薪酬实施（包括薪酬关系、薪酬形式、薪酬支付、薪酬预算和薪酬调整）3 个方面。

薪酬政策指为达成一定的经营目标对薪酬所采取的竞争策略、公平原则、薪酬预算和总额控制方式等，从而确保员工对薪酬系统有正确的理解。此政策与养老机构经验战略和人力资源规则之间为互动关系，一切以企业发展最终目标为设计依据。

薪酬体系主要包括薪酬水平和薪酬结构。薪酬水平指养老机构内所有员工的薪酬的平均水平，既包括养老机构整体处于市场的薪酬水平分位，也包括不同岗位的平均薪酬水平。薪酬结构一般指薪酬（包括经济性薪酬和非经济性薪酬）的构成情况及其比重。通常薪酬是由多部分构成的，如某养老机构工资 = 基本工资 + 岗位工资 + 绩效工资 + 司龄工资 4 部分组成。通过薪酬结构调整，务求尽可能地发挥薪酬对岗位绩效的强烈引导作用。

薪酬实施即薪酬的日常管理，包括薪酬关系、薪酬形式、薪酬支付、薪酬预算和薪酬调整等。薪酬支付、薪酬预算、薪酬调整工作是薪酬管理的常规工作。薪酬体系建立起来后，应密切关注为薪酬日常管理中所存在的问题，收集员工对薪酬管理的反馈，评估好薪酬运行效果，并根据内外环境的变化等及时修正医院的薪酬策略，调整薪酬水平、薪酬结构以实现效用合法的薪酬目标，从而保证养老机构发展战略的实现。

2. 薪酬结构模式　虽然薪酬结构的模式很多，但从性质上来说大致可以分为三大类。

高弹性薪酬模式：作为激励性很强的薪酬结构，其主要依据可衡量的工作绩效来决定。在此类薪酬结构中绩效薪酬占主要组成部分，基本薪酬等占比非常低，因此属于此类的有：销售提成工资，房务人员的计件工资等。其优点是激励效果好，缺点是可能造成员工只关注既得利益，而忽视长期发展，持续性较差。值得注意的是，此类薪酬模式发放应关注最终发放的薪酬不得低于当地最低工资水平。

高稳定薪酬模式：此类属稳定性很强的薪酬模型。与高弹性模式相比，基本薪酬是主要组成部分，绩效薪酬占比非常低（甚至为零）。其发放主要依据组织整体运营的状况，按员工因固定的工作职责获得固定的工作报酬，因此属于此类的有后勤支持人员，如人力资源、行政、保安等。其优点是收入相对稳定，给人安全感。缺点是无法激励员工积极性，创造性相对较差。

混合型薪酬模式：是一种既有激励性又有稳定性的薪酬模型。绩效薪酬与基本薪酬相互调节，两者比例根据岗位分工、业务发展阶段或淡旺季等不断调和变化。岗位技能工资制、薪点工资制、岗位绩效工资制均属于此类。

3．薪酬结构设计　薪酬设计一般由岗位工资，绩效工资，津贴、补贴及司龄工资四部分组成，其中岗位工资为基本工资，主要依据人员所聘岗位、工作经验以及教育背景等因素确定对应的级别标准。绩效工资主要体现于工作人员的实际贡献，依据入职时约定比例及考核标准进行发放。津贴、补贴主要是针对特殊岗的工作人员予以的技能津贴或福利补助等。司龄工资主要是维护团队的稳定性，增加忠诚度而设立的依据在职年限所发放的补贴。

以不同级别人员的薪酬设计为例：

（1）高层：基本薪酬＋津贴＋短期奖励（奖金）＋长期奖励（效益分成或股权）。

作为养老机构的经营管理者，由于其工作的复杂性和多样化，在确定薪酬时很难以短期完成任务或工作质量状况的方式来衡量工作成果，故一般采用年薪酬制的方式，即以年度为周期，根据经营业绩、成本控制、风险事故发生率等合理确定其年度收入的一种工资分配制度。实行年薪制能有效地激励经营者，并可通过较长的时间获得对其业绩的客观公正的评估。

（2）中层管理人员：基本薪酬＋津贴＋绩效工资（月薪酬的 $x\%$）。

基本薪酬：依据管理人员所承担岗位职责，按对应职能等级确定。同时参考该管理人员的工作经验、教育背景细分其薪酬标准。

津贴：主要是针对养老机构管理人员可能肩负着岗位职责以外的任务或做不定时工作或管理工作所需，如通信费等的一种补贴。

绩效工资：依管理人员工作性质而需承担管理职责的划分绩效工资比例，一般参考各项经营指标、成本、能耗或管理水平等各种因素经定期考核后进行发放。

（3）其他基层员工：根据所在岗位的不同有不同的薪酬设计的方法。

基层员工大致可分为专业基层员工、后勤支持员工以及销售人员 3 种类别进行薪酬模式设计。

专业基层员工：基本薪酬 + 技术等级薪酬 + 岗位津贴 + 司龄津贴 + 经营奖金。

后勤支持员工：基本薪酬 + 司龄津贴 + 经营奖金。

销售人员：基本薪酬 + 绩效工资（月薪酬的 $x\%$）+ 销售提成 + 司龄津贴。

技术等级薪酬：按医护人员的专业技能、职称或聘任年限等要素而评定工资并支付的一种基本薪酬。

岗位津贴：根据岗位的特殊性而设定的激励薪酬。如养老机构的护理人员可采用保底的基本薪酬加上依据护理住户等级及数量而核定的护理津贴。

经营奖金：是指养老机构依据经营效益而发放的奖金，主要目的是激励全体员工关心机构经营状况，让个人经济效益与企业效益直接挂钩。

销售提成：依据销售提成方案激励销售人员的销售热情，一般销售提成占销售人员薪酬的较高比例。

（二）员工社会保障

社会保障是员工福利待遇的重要组成部分，具有强制性和法定性的特点。依据现行的保障体制，员工社会保障福利主要包括根据国家相关法律和政策规定的社会保险和具有养老机构特色的社会保障项目两部分。其主要项目包括养老社会保险、医疗社会保险、失业保险、工伤保险、生育保险。

具有养老机构特色的补充保障：因在养老机构的从业人员，同样面临在劳动过程中的意外伤害和职业伤害，养老机构可为一线从业人员补充购买人身意外伤害险或公共责任险，为员工提供更为全面的保护。

七、岗位培训

（一）培训组织

培训不单是某个部门或某个人的工作职责，而应由养老机构各部门分工合作，在机构总负责人的领导下，对机构人力资源开展与培训进行总体规划。从而建立机构与部门有效结合的培训机制，分层次、成体系、全方位地加强员工培训。

1. 培训组织——人力资源部，由培训主管部门人力资源部根据年度经营工作计划完成养老机构整体培训工作的计划、组织、管理，搭建培训体系，指导和监督各部门、各级培训组织开展各项培训工作。

2. 部门培训组织——部门培训组，由部门负责人任主要部门培训负责人，并在部门内部按照培训员选拔标准选定部门兼职培训员，选拔比例在 5% ~ 7% 范围以内，从而组成部门培训组，搭建起部门培训组织。人力资源部对兼职培训员进行全面培训和考核后，兼职培训员方可承担本部门的业务培训和考核任务。

（二）培训流程

培训流程从总体上可以分为培训需求分析、培训计划、培训实施及效果评估 4 个阶段。

1．需求分析　一般分为机构需求、员工需求和外部需求。机构的需求一般从以下 4 个方面获得：一是企业发展战略和发展计划及目标，二是绩效考核，三是岗位任职资格要求，四是招聘产生的需求。而员工需求来源于员工个人职业规划和员工具备的知识技能。市场需求则通常被定义为人才市场需求和客户需求，客户需求决定企业发展方向，企业发展方向决定人才需求，人才需求的满足由人才市场供给决定。只有对上述 4 个方面的需求有了充分了解后所完成的培训需求分析方有可行性和有效性，培训才能做到有的放矢。需求调查一般有两种方法：一是问卷调查法，二是访谈法。不同层次的需求调查对象及调查范围不同。

2．培训计划　在需求分析的基础上，制订培训计划，其主要内容为：

培训目的：说明为什么要进行培训。

培训目标：解决员工培训应达到什么样的标准。

培训对象和内容：明确培训谁、培训什么、什么类型培训。

培训范围：个人、团队、部门或全体。

培训规模：小范围或全体员工（培训规模受人数、场地、工具以及费用等影响）。

培训时间：培训时长及分布（培训时间受培训范围、对象、内容、方式、费用等因素影响）。

培训地点：培训场所。

培训费用：为培训预算产生的依据以及预算内开支的核定。

培训方式：课堂式、操作式、情境模拟或交叉培训等。

3．培训实施　是对培训计划的落实，包括培训实施的准备阶段、实施阶段和总阶段 3 个阶段。通过这 3 个阶段的工作，制订明确的培训日程，统筹培训师资，现场组织管理并协调相关资源，实现既定培训目标。

4．培训评估　是对培训目标实现程度的一种评估，其内容主要包括两个方面，一是对培训内容、师资、课程设计等方面的评估；二是对培训组织和安排的评估。

（三）培训分类

可依据培训与工作的关系分为新员工培训、在岗培训以及脱产培训三大类。脱产培训与其他培训的区别主要在于员工在培训时期无须完成本职工作，专心培训学习。

1．新员工培训

（1）公司整体入职培训（入职 1 个月内）：人力资源部组织，课程内容包含但不限于以下内容。公司总体及部门设置介绍：①社区分区、适老化设施。②企业文化。③人力资源

建设（图 3-7）。

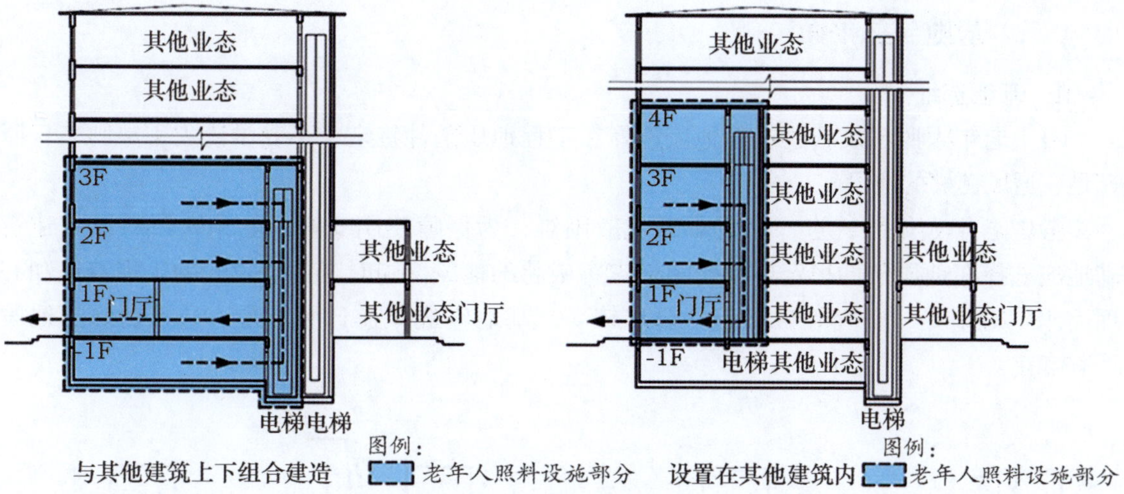

图 3-5　与其他建筑的组合

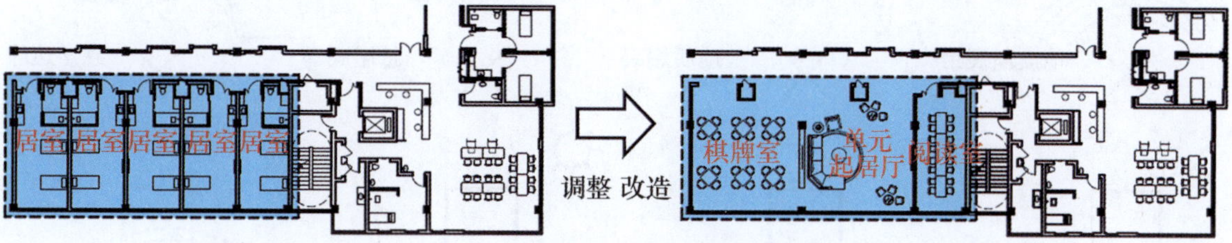

图 3-6　建筑的调整与改造

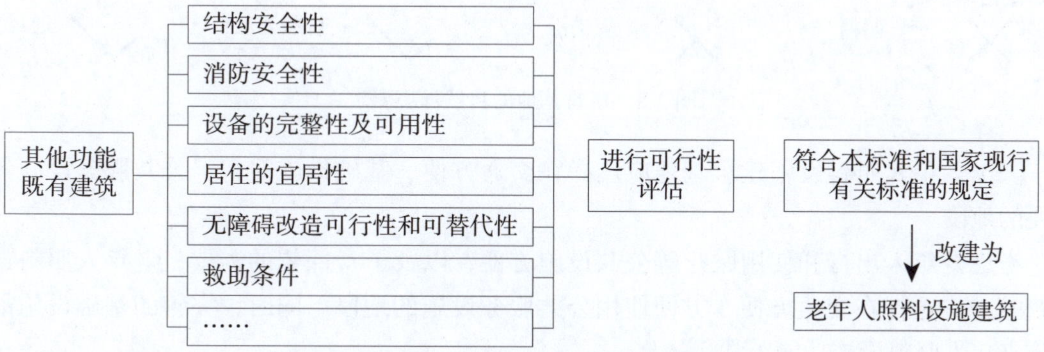

图 3-7　老年人照料设施改造流程示意图

老年人照料设施的建筑设计应能体现对当地生活习惯、民族习惯和宗教信仰的尊重。我国幅员辽阔，人口众多，不同地区乃至同一地区的老年人在生活习惯、民族习惯、宗教信仰方面存在差异。老年人照料设施建筑设计，应在符合国家、地方相关政策前提下，采取措施适应不同生活习惯、民族习惯、宗教信仰老年人的需求。

（二）基地与总平面

1．基地选址

（1）老年人照料设施建筑基地应选择在工程地质条件稳定、不受洪涝灾害威胁、日照充足、通风良好的地段。

考虑老年人体能特点，遇灾难时疏散困难，为保障使用安全，老年人照料设施建筑基地应选择在地质条件稳定、不受洪涝灾害威胁的地段。同时考虑老年人的生理特点和心理需求，对阳光、空气等自然条件要求较高，基地应选择在日照充足、通风良好的地段（图 3-8）。

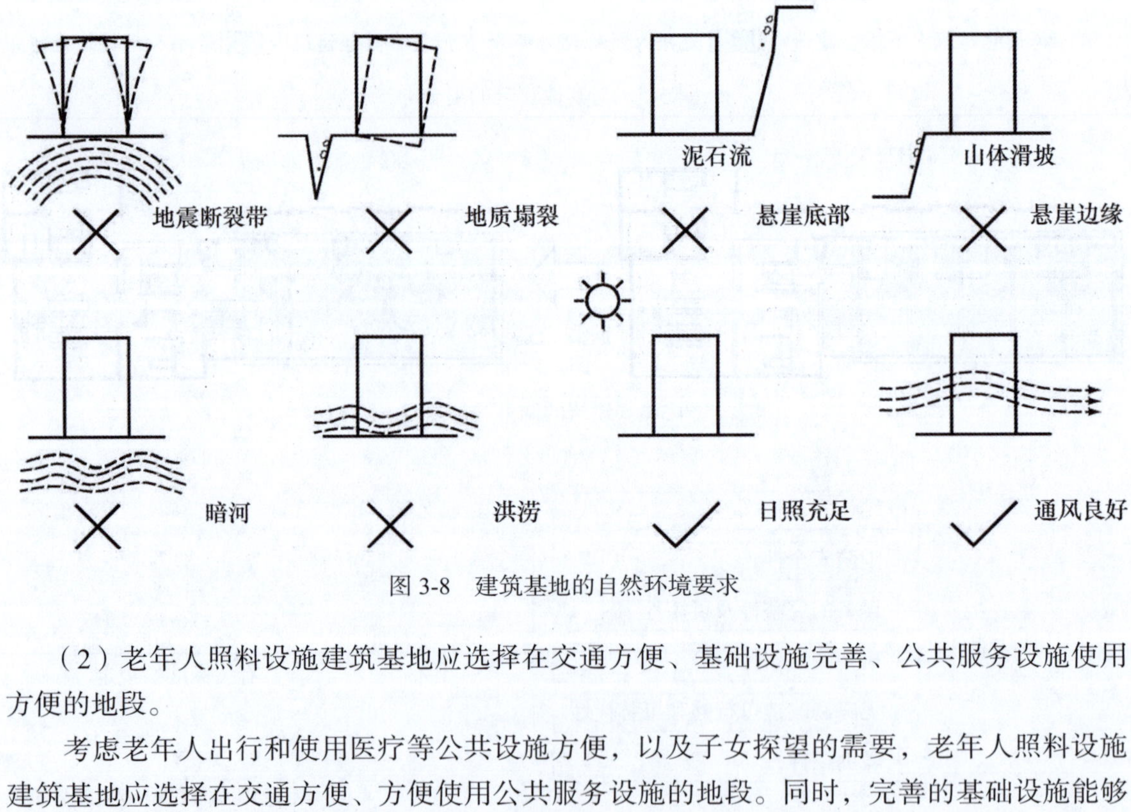

图 3-8　建筑基地的自然环境要求

（2）老年人照料设施建筑基地应选择在交通方便、基础设施完善、公共服务设施使用方便的地段。

考虑老年人出行和使用医疗等公共设施方便，以及子女探望的需要，老年人照料设施建筑基地应选择在交通方便、方便使用公共服务设施的地段。同时，完善的基础设施能够保障老年人照料设施功能正常运转。

（3）老年人照料设施建筑基地应远离污染源、噪声源及易燃、易爆、危险品生产、储运的区域（图 3-9）。

考虑老年人对空气质量、环境噪声等周边生活环境敏感度较强，且耐受力较弱，相比较其他建筑和设施，老年人照料设施建筑基地更应该远离污染源、噪声源，保证空气质量和环境安静。建筑基地应远离易燃、易爆、危险品生产、储运的区域，不应有高压电线、燃气、输油管道主干管道等穿越，避免发生事故时危及老年人安全。

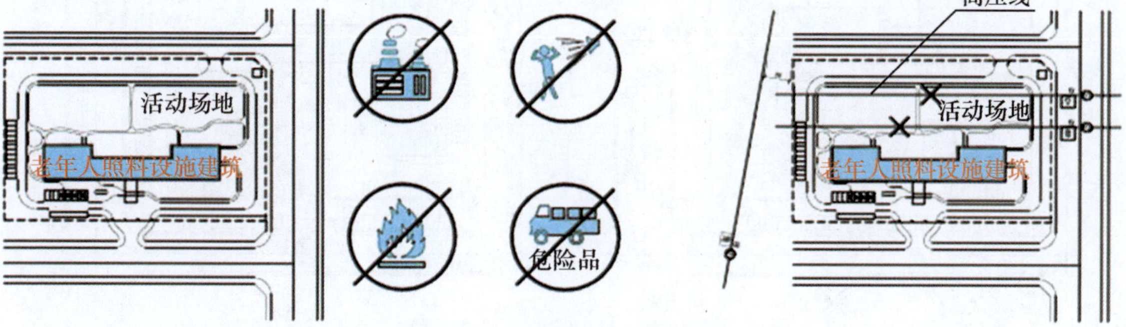

图 3-9　建筑基地的周边环境要求

2．总平面布局与道路交通

（1）总平面布局：老年人照料设施建筑总平面应根据老年人照料设施的不同类型进行合理布局，功能分区、动静分区应明确。老年人照料设施建筑需要按功能关系进行合理布局，明确动静分区，以达到方便使用、减少干扰的目的（图 3-10）。

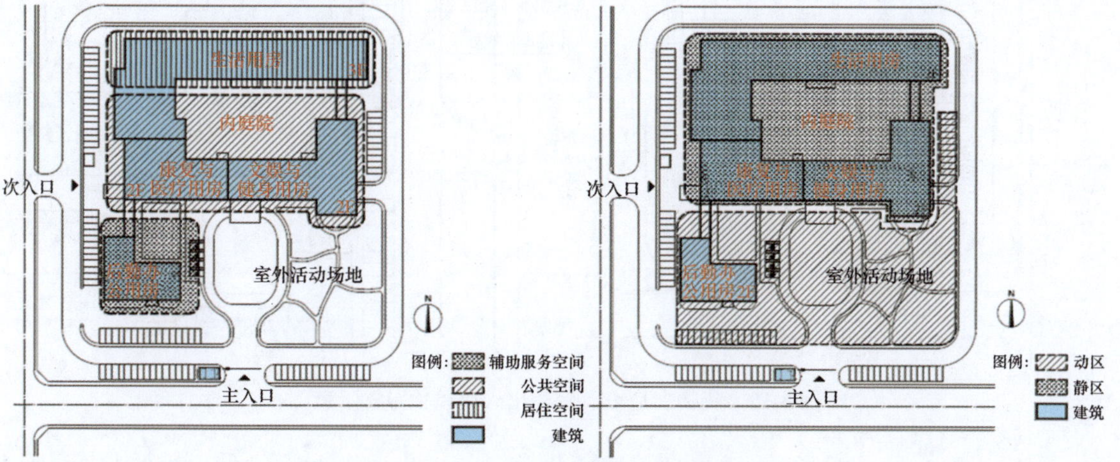

图 3-10　总平面功能分区示意图

老年人照料设施建筑基地及建筑物的主要出入口不宜开向城市主干道。货物、垃圾、殡葬等运输宜设置单独的通道和出入口。

城市主干道交通繁忙、车速较快，老年人照料设施基地及建筑物的主要出入口开向城市主干道时，不利于老年人出行安全（图 3-11）。

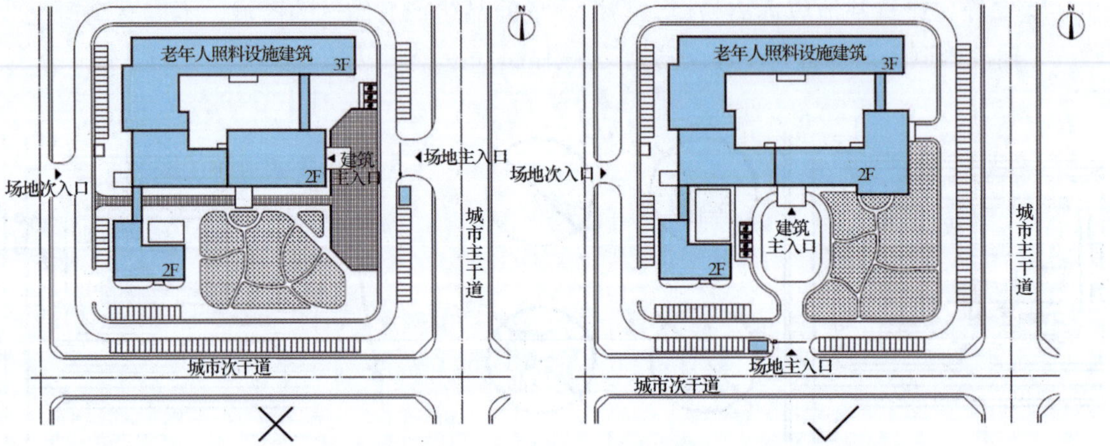

图 3-11　场地出入口示意图

货物、垃圾、殡葬等运输最好设置具有良好隔离和遮挡的单独通道和出入口，避免对老年人身心造成影响（图 3-12）。

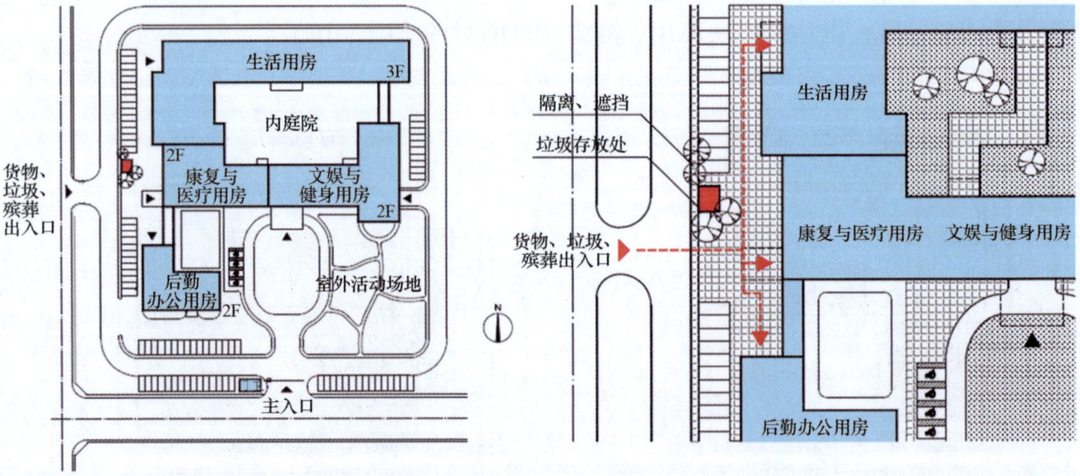

图 3-12　货物、垃圾、殡葬出入口单独布置示意图

（2）道路交通：总平面交通组织应便捷流畅，满足消防、疏散、运输要求的同时应避免车辆对人员通行的影响。

考虑到老年人视力、听力下降，反应迟缓，为保障其出行方便和安全，应合理组织交通，在满足消防、疏散、运输要求的基础上，道路要尽量做到人车分流，避免车辆对人员通行的影响（图 3-13）。

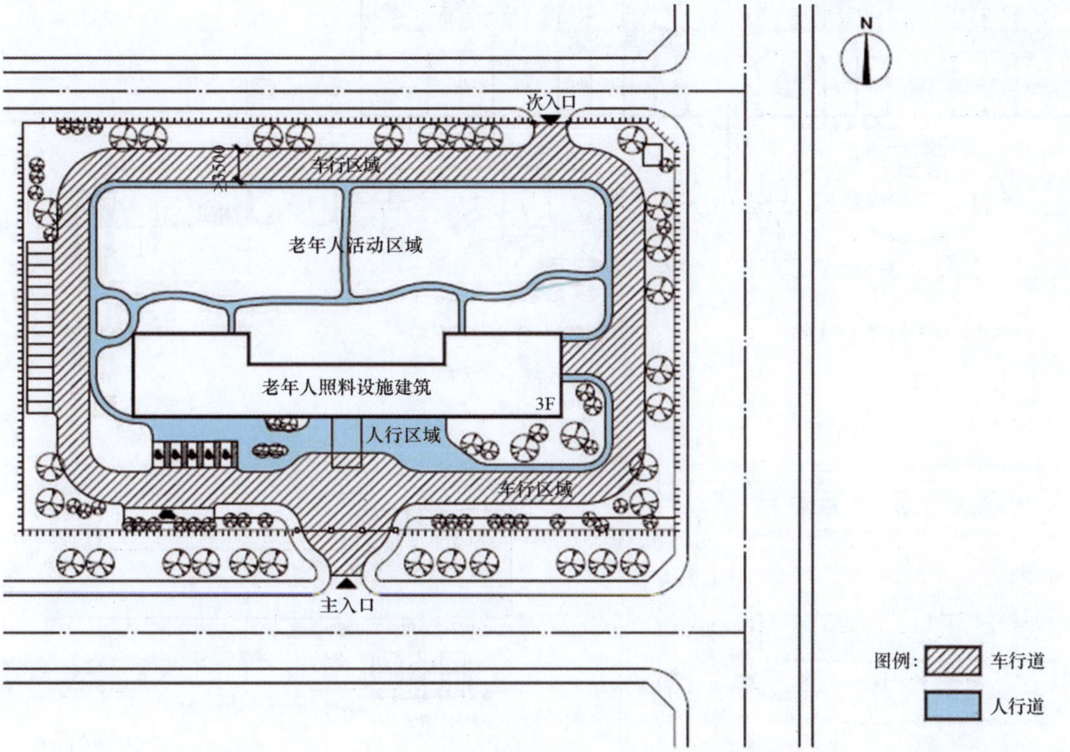

图 3-13　交通组织人车分流

道路系统应保证救护车辆能停靠在建筑的主要出入口处，且应与建筑的紧急送医通道相连（强制要求）。

老年人是发生高危疾病和伤害事故频率最高的人群，因此要求救护车辆能够直接通达连接可容纳担架的电梯、楼梯的建筑出入口，救护车辆的停靠点即建筑的紧急送医通道的终点。建筑出入口处应有满足救护车辆停靠的场地条件，以保证救护车辆最大限度靠近事故地点，提高救治效率。考虑救护车通行、停靠和救援，救护车辆通道应满足最小 3.5m × 3.5m 的净空要求。当利用道路作为救护车辆停靠场地时，道路应设置两条车道以上。当救护车辆停靠场地位于建筑出入口雨搭、挑棚、挑檐等遮蔽物之下时，地面至遮蔽物底面净空应不小于 3.5m（图 3-14）。

总平面内应设置机动车和非机动车停车场。在机动车停车场距建筑物主要出入口最近的位置上应设置无障碍停车位或无障碍停车下客点，并与无障碍人行道相连。无障碍停车位或无障碍停车下客点应有明显的标识（图 3-15）。

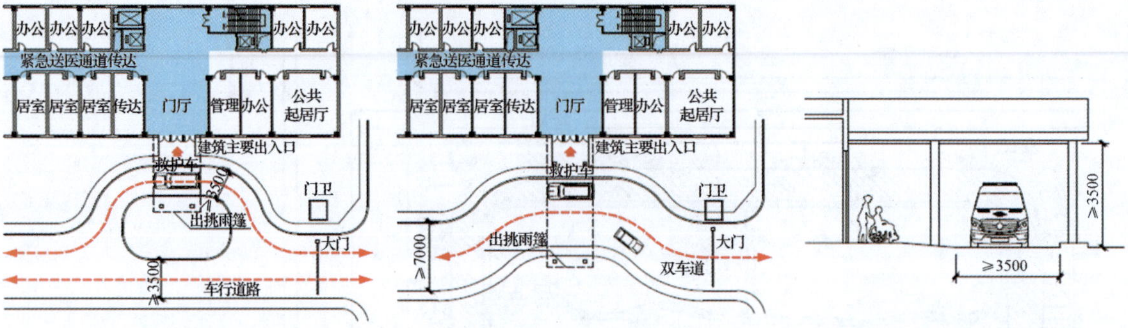

利用道路作为救护车停靠场地示意图　　利用道路作为救护车停靠场地示意图　　停靠救护车的建筑出入口剖面示意图

图 3-14　急救系统示意图

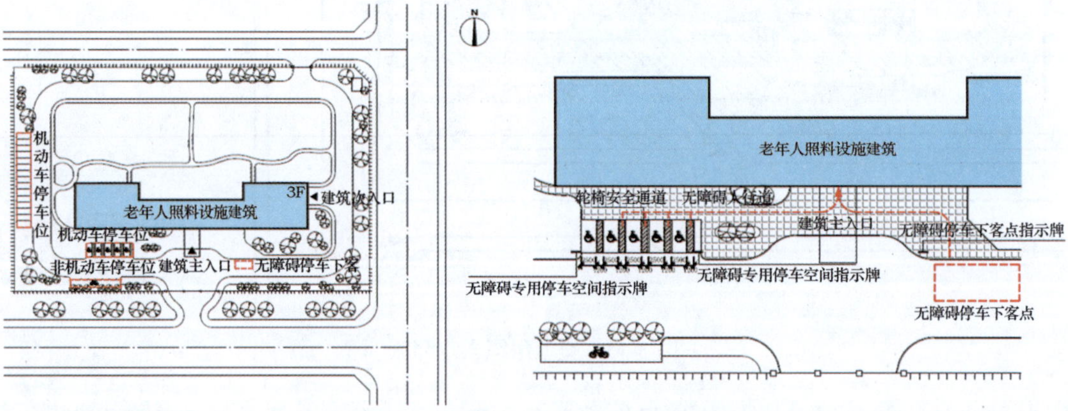

图 3-15　停车位示意图及下客位示意图

总平面应设置机动车和非机动车停车场满足老年人、探视人员及工作人员的停车需求。各类停车配比，宜根据不同种类老年人照料设施的运营特征，并结合所在城市或区域的交通发展因素，给予具体论证。考虑使用轮椅老年人的需要，在机动车停车场距建筑物主要出入口最近的位置上设置无障碍停车位或无障碍停车下客点，并与无障碍人行道相连。明显的标识可以起到强化提示的作用，避免无障碍停车位或无障碍停车下客点被其他车辆占用。

3．场地设计

（1）老年人全日照料设施应为老年人设室外活动场地；老年人日间照料设施宜为老年人设室外活动场地（图 3-16）。

老年人使用的室外活动场地应符合下列规定：①应有满足老年人室外休闲、健身、娱乐等活动的设施和场地条件。②位置应避免与车辆交通空间交叉，且应保证能获得日照，宜选择在向阳、避风处。③地面应平整防滑、排水畅通，当有坡度时，坡度不应大于 2.5%。

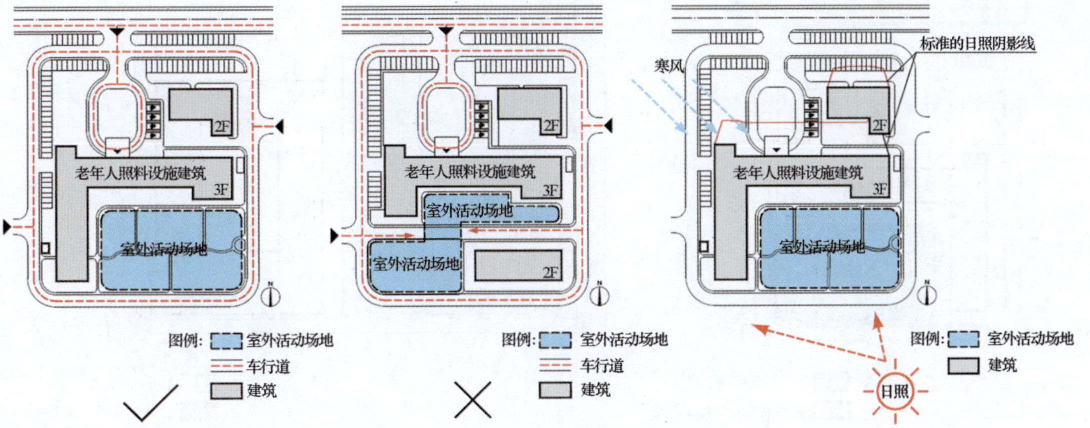

图 3-16　户外活动场地示意图

由于老年人室外活动内容和方式以及设施与儿童、青壮年有较大不同，老年人照料设施，老年人活动场地宜单独设置，既满足老年人活动要求，又避免共用场地其他活动者对老年人可能造成的冲撞等伤害。在与其他建筑合建的老年人照料设施场地设计时尤其要注意此点。①室外活动场地宜根据老年人活动特点进行动静分区，一般将运动项目场地作为动区，设置健身运动器材，并与休憩静区保持适当距离。在静区根据情况进行园林设计，并设置亭、廊、花架、座椅等设施以及轮椅、助行器停放空间。座椅宜布置在冬季向阳、夏季遮荫处，便于老年人使用。②为保证老年人室外活动的安全性，室外活动场地的位置应避免与车辆交通空间交叉。同时，也为创造适宜老年人活动的环境气候条件，活动场地位置宜选择在向阳、避风处，并保证场地能获得日照。③为了老年人使用安全方便，活动场地表面应平整、排水畅通，并采取防滑措施。同时为了满足轮椅使用者活动，场地坡度不应大于 2.5%。

（2）老年人集中的室外活动场地应与满足老年人使用的公用卫生间邻近设置（图 3-17）。

根据老年人生理特点，老年人集中的室外活动场地应邻近设置满足老年人使用的公用卫生间，且需满足轮椅老年人的无障碍需要。公用卫生间的位置在活动场地附近或相邻的建筑内均可。

4．绿化景观

（1）总平面布置应进行场地景观环境和园林绿化设计。绿化植物应适应当地气候，且不应对老年人安全和健康造成危害。

绿化种植应选用适应当地气候的树种，乔、灌、草结合，以乔木为主，达到四季常青。为了避免对老年人安全和健康造成危害，不应种植易产生飞絮、有异味、带刺、有毒、根茎易于露出地面的植物。对于人可进入的绿化区，应保证林下净空不低于 2.20m，并不应有蔓生枝条，不适宜植物类型（图 3-18）。

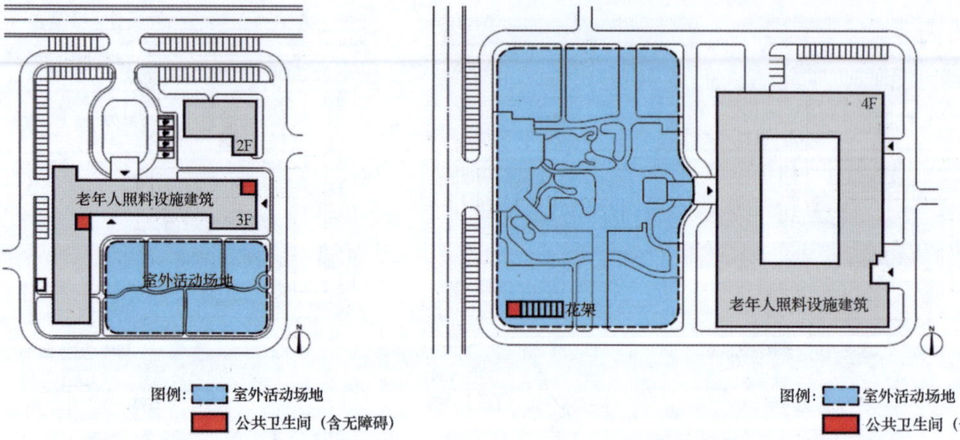

注释：在与活动场地相邻的建筑内设置无障碍公用卫生间

注释：在活动场地附近独立设置无障碍公用卫生间

图 3-17　无障碍卫生间位置示意图

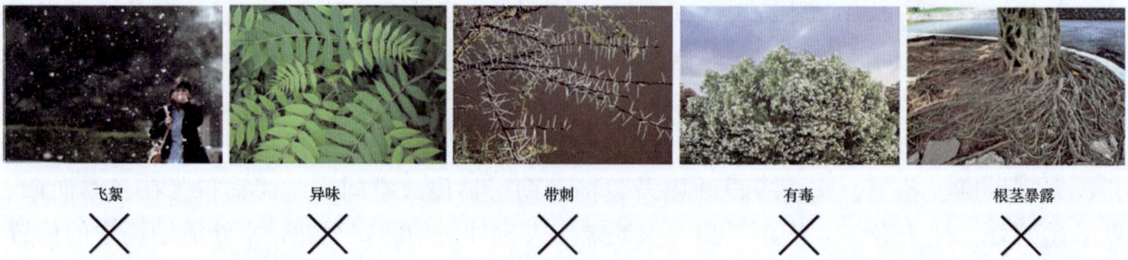

图 3-18　不适宜植物示意

（2）总平面内设置观赏水景水池时，应有安全提示与安全防护措施。

老年人低头观察事物时间较长时，易发生头晕摔倒事故。因此，老年人照料设施建筑总平面中设置水池等观赏水景的，水深不宜大于 0.50m，且水池周边需要设置警示牌、栏杆等安全提示和安全防护措施，水景水池安全示意如图 3-19。

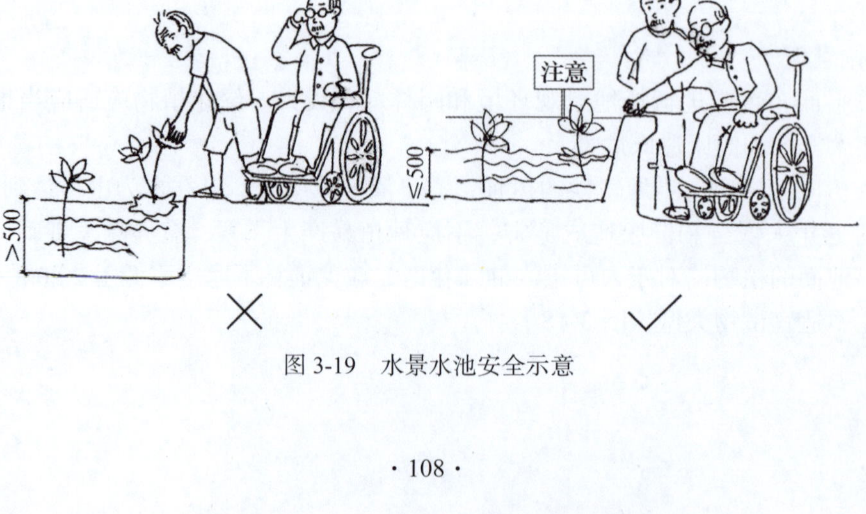

图 3-19　水景水池安全示意

（三）建筑设计

1．用房设置

（1）老年人照料设施建筑应设置老年人用房和管理服务用房，其中老年人用房包括生活用房、文娱与健身用房、康复与医疗用房。各类老年人照料设施建筑的基本用房设置应满足照料服务和运营模式的要求。

老年人照料设施的建筑设计，除满足老年使用者的需求外，还要为护理人员的助行、助浴、助厕、助洁、助餐、床边护理等行为，以及相关服务和管理工作的有效开展提供必要的空间条件（图 3-20）。

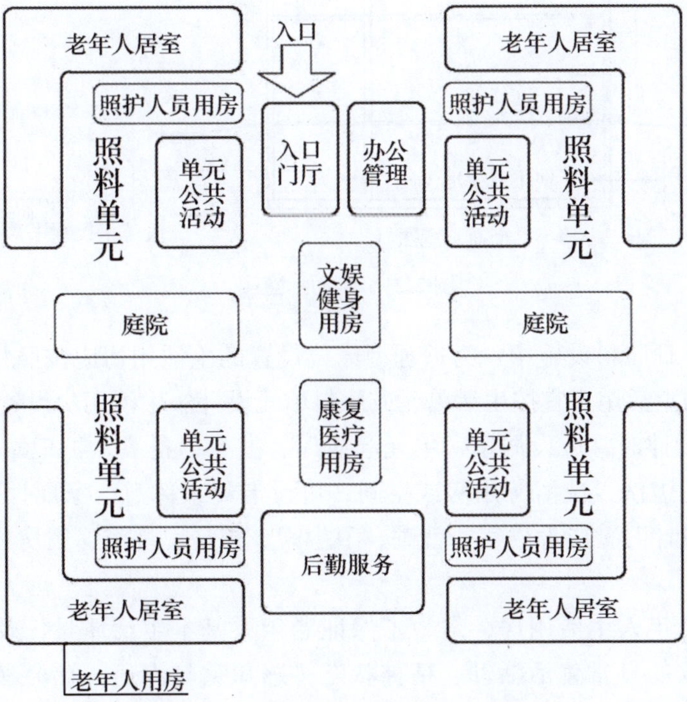

图 3-20　老年人照料设施功能关系图

（2）老年人照料设施的老年人居室和老年人休息室不应设置在地下室、半地下室（强制要求）（图 3-21）。

老年人全日照料设施的老年人居室，是老年人平时久居的场所。老年人全日照料设施的老年人居室是指供老年人住宿且布置有床位的房间，以及供老年人住宿且布置有床位并兼作起居室的房间。老年人日间照料设施的老年人休息室也是老年人最经常使用的场所。日间照料设施中的老年人休息室是指专门供老年人日间休息且布置有靠椅或床位的安静房间。这些场所如设置在地下、半地下时遭遇火灾等紧急状态下，烟气不易排除，人员疏散困难，直接危害老年人的安全。而且，处于地下的房间平时在卫生环境方面隐患较大，通风、采光等各方面均较地上房间为差。因此，全日照料设施的老年人居室、日间照料设施的老年人休息室均不允许布置在地下室、半地下室。

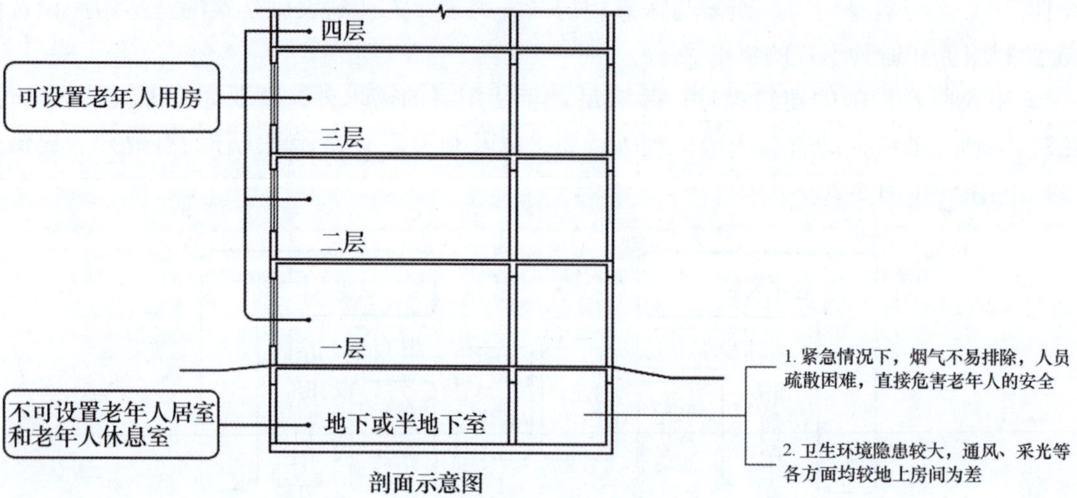

图 3-21　剖面示意图

（3）老年人全日照料设施中，为护理型床位设置的生活用房应按照料单元设计；为非护理型床位设置的生活用房宜按生活单元或照料单元设计。生活用房设置应符合下列规定：①当按照料单元设计时，应设居室、单元起居厅、就餐、备餐、护理站、药存、清洁间、污物间、卫生间、盥洗、洗浴等用房或空间，可设老年人休息、家属探视等用房或空间。②当按生活单元设计时，应设居室、就餐、卫生间、盥洗、洗浴、厨房或电炊操作等用房或空间。

按单元设置老年人生活用房，是为了保证老年人基本生活质量，及照料服务的有效开展。由于老年人的日常生活活动、精神状态、感知觉与沟通、社会参与的能力存在差异，对照料服务的依赖程度也不同，决定了单元可进一步分为照料单元和生活单元两类。护理型床位主要面向重度失能和中度失能老年人，其生活用房应设置为照料单元；非护理型床位主要面向轻度失能和少量中度失能老年人，其生活用房宜设置为适应相对自主、独立生活的生活单元，或设置为提供更多照料服务的照料单元，也不排除有其他的设置方式。

（4）照料单元的使用应具有相对独立性，每个照料单元的设计床位数不应大于 60 床。失智老年人的照料单元应单独设置，每个照料单元的设计床位数不宜大于 20 床。由失智老年人的护理需求决定，其照料单元应单独设置，且规模宜相对较小，如图 3-22 所示。

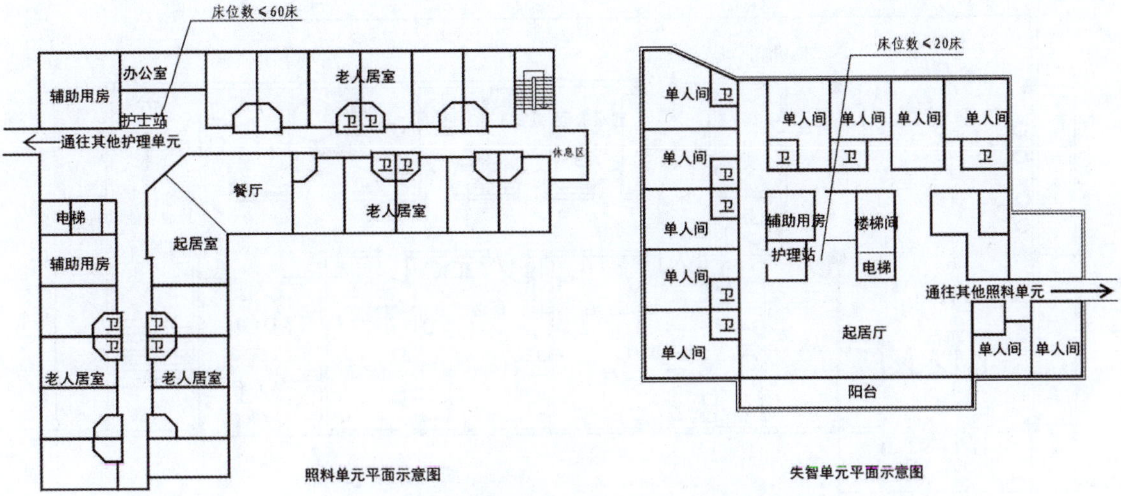

图 3-22　照料及失智单元平面示意图

（5）老年人全日照料设施的文娱与健身用房设置应满足老年人的相应活动需求，可设阅览、网络、棋牌、书画、教室、健身、多功能活动等用房或空间。在满足使用功能的前提下，文娱与健身用房可按功能独立设置，也可合并功能简化设置。

（6）老年人全日照料设施的康复与医疗用房设置应符合下列规定：①当提供康复服务时，应设相应的康复用房或空间。②应设医务室，可根据所提供的医疗服务设其他医疗用房或空间。

将医务室作为老年人全日照料设施应设置的用房，是保证医疗服务有效开展的基本要求。康复用房和其他医疗服务用房可根据开展的康复服务，以及医养结合的具体方式，有针对性地设置（图 3-23）。

（7）老年人全日照料设施的管理服务用房设置应符合下列规定：①应设值班、入住登记、办公、接待、会议、档案存放等办公管理用房或空间。②应设厨房、洗衣房、储藏等后勤服务用房或空间。

应设员工休息室、卫生间等用房或空间，宜设员工浴室、食堂等用房或空间。当采用相应外包服务时，厨房、洗衣房等后勤服务用房可简化设置。

（8）老年人日间照料设施的用房设置应符合下列规定：①生活用房：应设就餐、备餐、休息室、卫生间、洗浴等用房或空间。②文娱与健身用房：应设至少 1 个多功能活动空间，宜按动态和静态活动的不同需求分区或分室设置。③康复与医疗用房：当提供康复服务时，应设相应的康复用房或空间；医疗服务用房宜设医务室、心理咨询室等。④管理服务用房：应设接待、办公、员工休息和卫生间、厨房、储藏等用房或空间，宜设洗衣房。

在规模较小、空间受限的情况下，应根据实际情况，充分考虑运营模式，以及可能采用的外包服务等因素，提高功能房间的利用效率（图 3-24）。

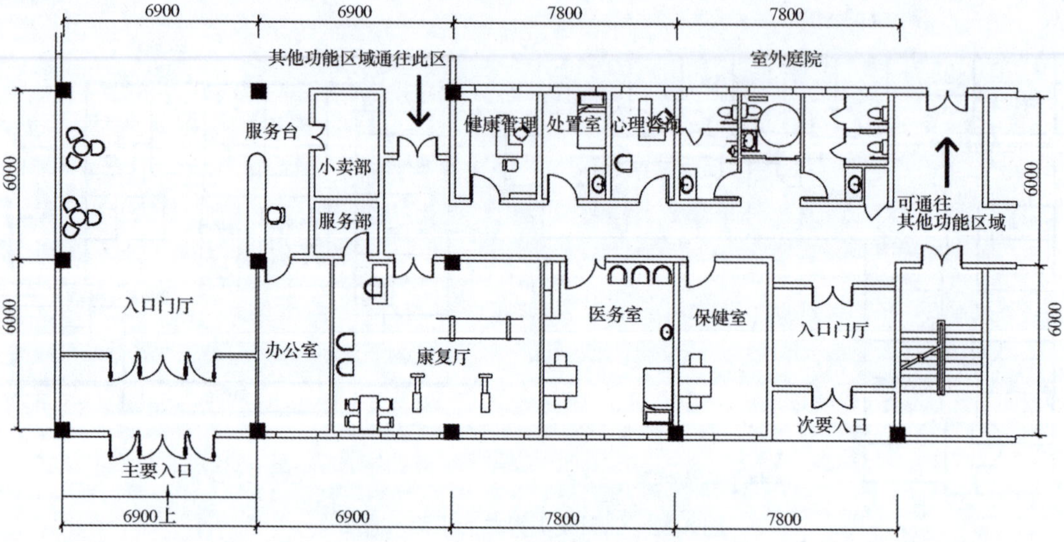

图 3-23　康复及医疗用房设置示意

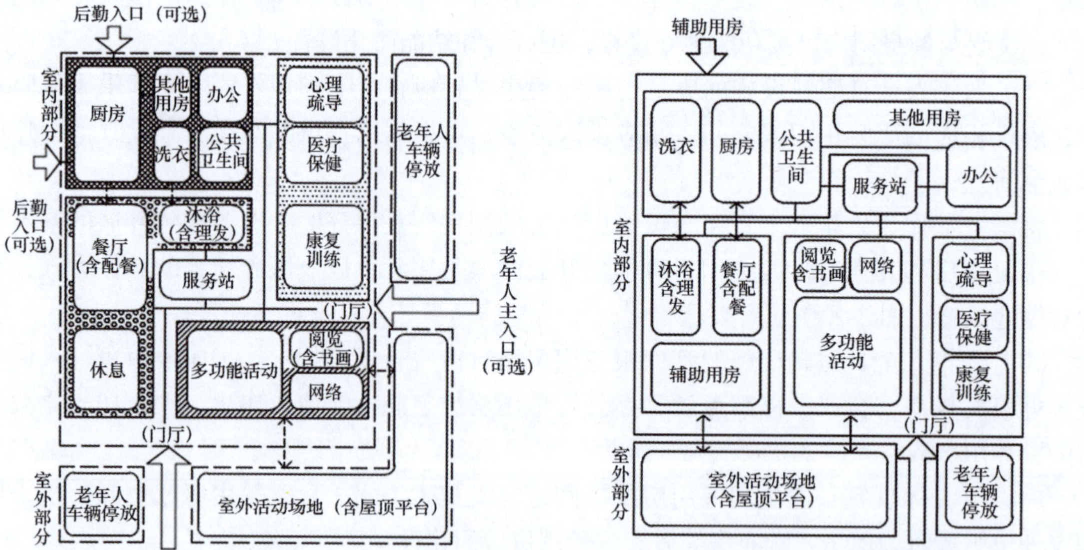

图 3-24　日间照料设施围绕型空间功能布局

2．生活用房

（1）居室应具有天然采光和自然通风条件，日照标准不应低于冬至日日照时数 2 小时。当居室日照标准低于冬至日日照时数 2 小时时，老年人居住空间日照标准应按下列规定之一确定：①同一照料单元内的单元起居厅日照标准不应低于冬至日照时数 2 小时（图 3-25）。②同一生活单元内至少 1 个居住空间日照标准不应低于冬至日日照时数 2 小时（图 3-26）。

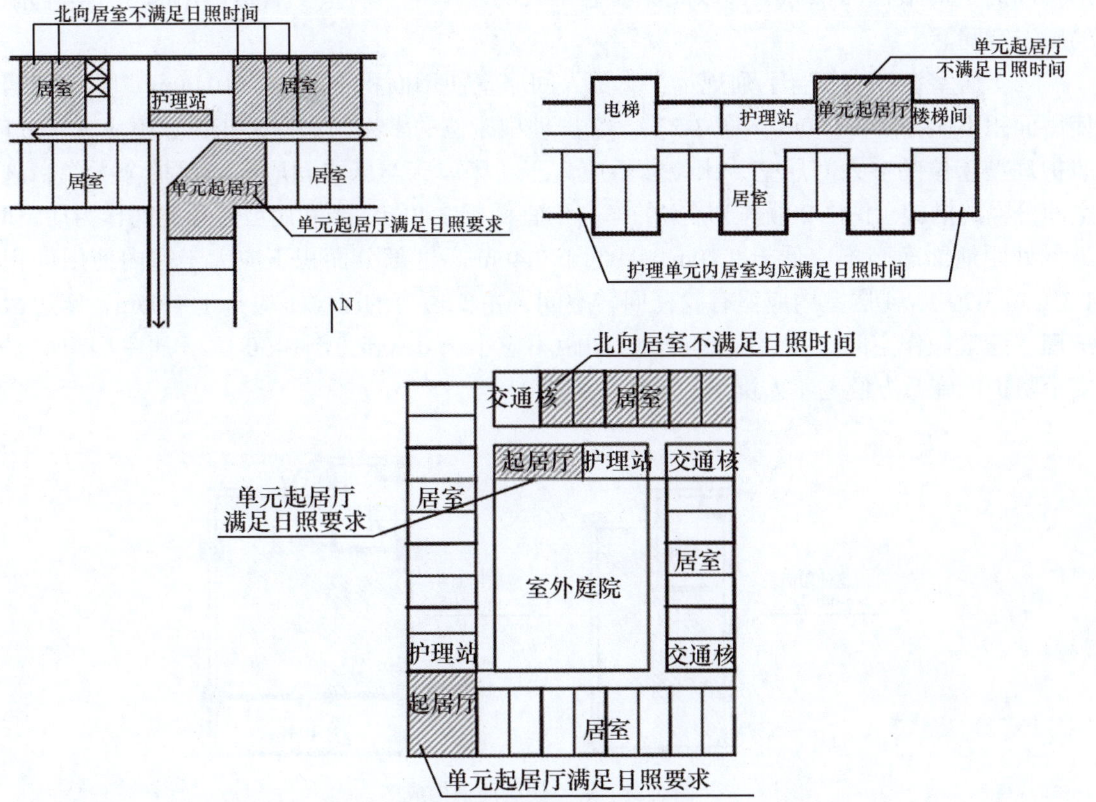

图 3-25　照料单元日照示意

居室是老年人住宿并久居的房间，为满足老年人健康和卫生基本要求，居室需要具有天然采光和自然通风条件。同时，应确保照料单元或生活单元的居住用房能为单元内的老年人提供基本日照。对于照料单元而言，若有居室不满足日照标准，则单元起居厅应满足日照标准；若单元起居厅不满足日照标准，则全部居室均应满足日照标准。对于生活单元而言，原则上不低于住宅建筑的日照标准，至少有 1 个居室空间（居室、起居室、餐厅等）应满足日照标准。未纳入照料单元或生活单元的居室均应满足日照标准。考虑到我国各个气候区域对日照的实际需求存在差异，本条为面向全国范围内老年人全日照料设施的最低日照标准。

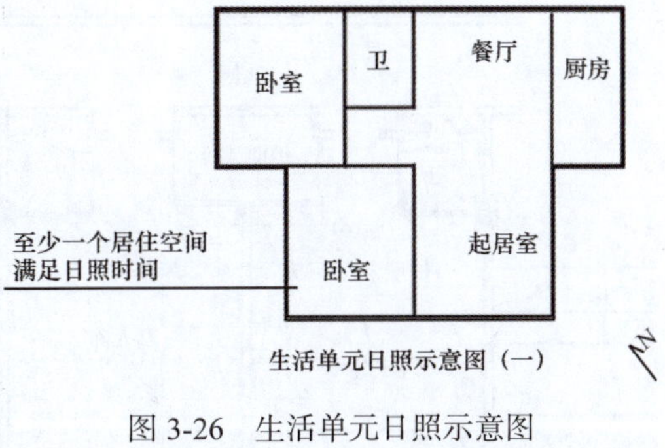

生活单元日照示意图（一）

图 3-26　生活单元日照示意图

（2）每间居室应按不小于 6.00m²/ 床的确定使用面积。现阶段及可预见的将来，我国老年人照料设施的建设及管理均面临着严苛的成本问题。通过大量实地调研、多次专家论证，并借鉴英国、日本及我国香港地区的相关老年人建筑设计标准，按每床位平均使用面积给出每间居室的最低面积标准，以此保证老年人的基本生活质量。居室使用面积不包含附设的厨卫空间。

（3）居室设计应符合下列规定：①单人间居室使用面积不应小于 10.00m²，双人间居室使用面积不应小于 16.00m²（图 3-27）。②护理型床位的多人间居室，床位数不应大于 6 床；非护理型床位的多人间居室，床位数不应大于 4 床。床与床之间应有为保护个人隐私进行空间分隔的措施（图 3-28）。③居室的净高不宜低于 2.40m；当利用坡屋顶空间作为居室时，最低处距地面净高不应低于 2.10m，且低于 2.40m 高度部分面积不应大于室内使用面积的 1/3（图 3-29）。④居室内应留有轮椅回转空间，主要通道的净宽不应小于 1.05m，床边留有护理、急救操作空间，相邻床位的长边间距不应小于 0.80m（图 3-30）。⑤居室门窗应采取安全防护措施及方便老年人辨识的措施（图 3-31）。

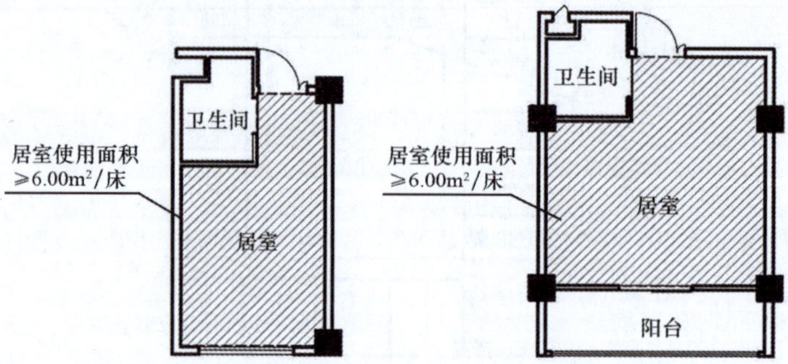

图 3-27　居室使用面积构成图

注：居室使用面积不包括附设的厨卫空间及阳台

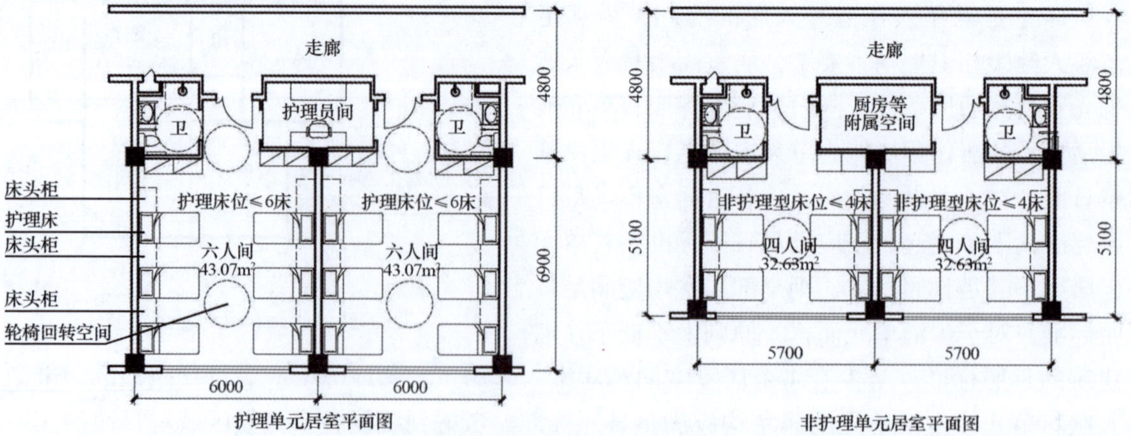

图 3-28　两种使用下床位要求示意图

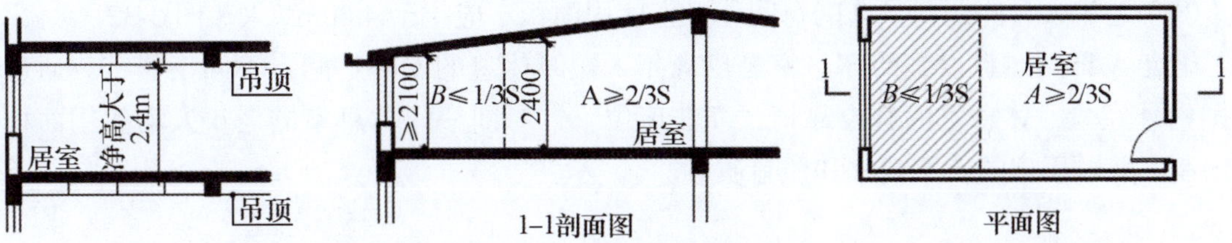

图 3-29　居室净高示意图

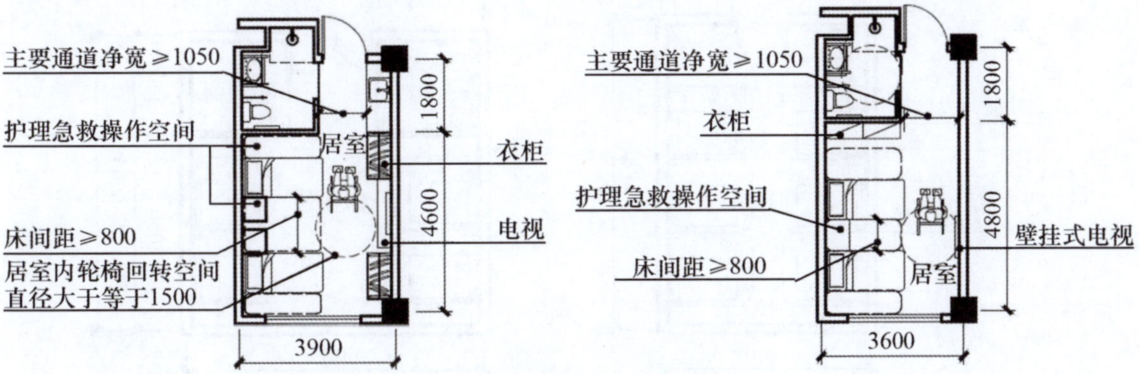

图 3-30　居室空间尺寸示意图

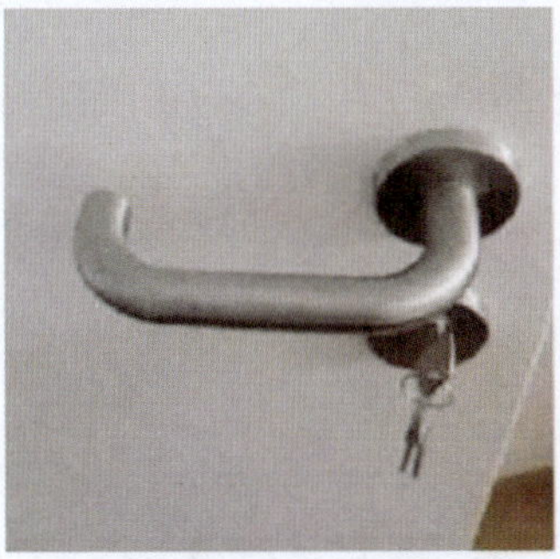

内外可开启锁具

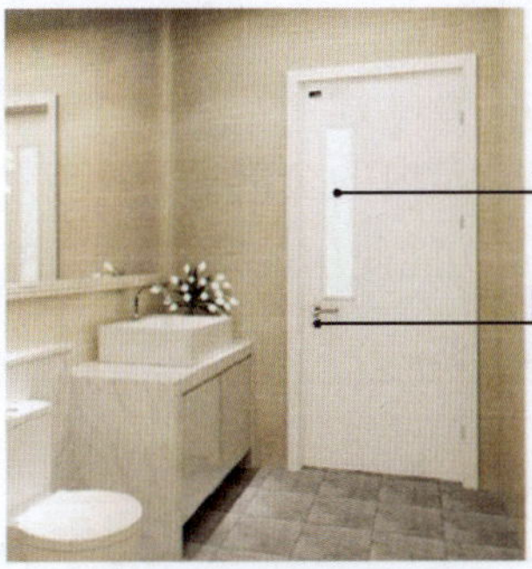

采用安全防护措施的门

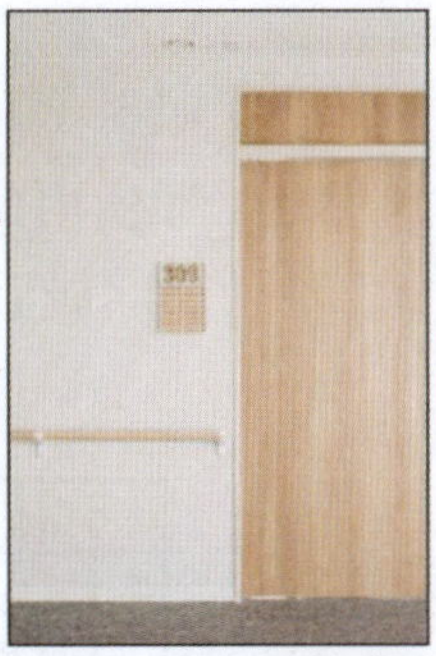

方便老年人辨识的门

图 3-31　采用安全防护措施及方便老年人辨识的居室门窗

单人间和双人间居室的最小面积指标，依据了老年人行为模型及现阶段大量民用建筑的设计及构造原则，以方便设计及改建，达成实践环节的广泛适应性。此外，针对老年人的生活特征及护理特点，分别给出多人间居室护理型床位和非护理型床位数量上限，并要求对床位空间进行适当的分隔以保护老年人的隐私和尊严；借鉴住宅建筑对净高的规定给出老年人居室的净高要求；给出老年人无障碍通行以及床位周围进行护理、急救操作的空间最小尺寸要求；给出安全防护及方便老年人辨识的总体要求。

（4）老年人日间照料设施的每间休息室使用面积不应小于 4.00m²/ 人（图 3-32）。

老年人日间照料设施的休息室是供老年人短时休息的安静房间，不同于居室。通过总结国内外经验，休息室内宜设靠椅，而非床位。针对同一间休息室的老年人均使用面积进行限制，兼顾用房的使用效率和照料质量。

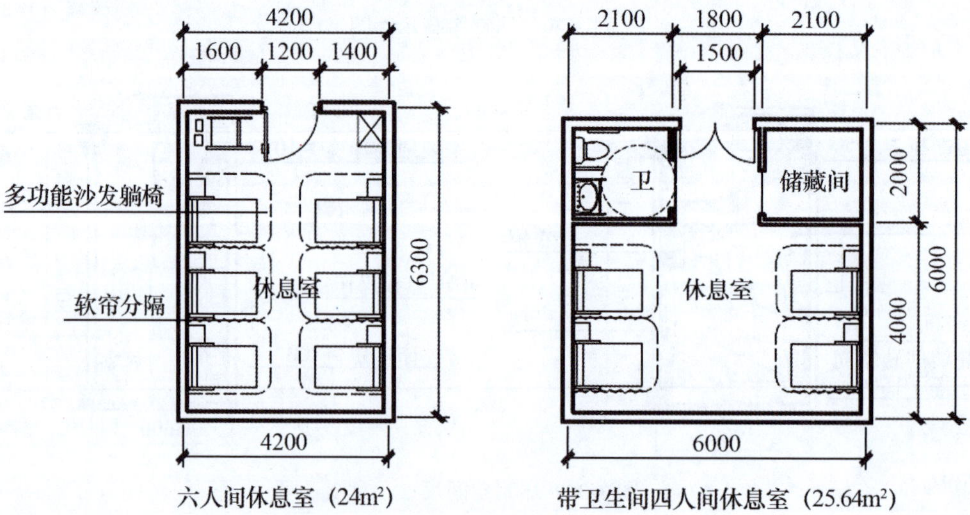

图 3-32　老年照料设施休息室示意图

（5）照料单元的单元起居厅应符合下列规定：①应按不小于 2.00m²/ 床确定使用面积。单元起居厅使用面积应按照料单元内的全部老年人床位数测算。②平面及空间形式应适应老年人日常起居活动，并满足多功能使用的要求（图 3-33）。

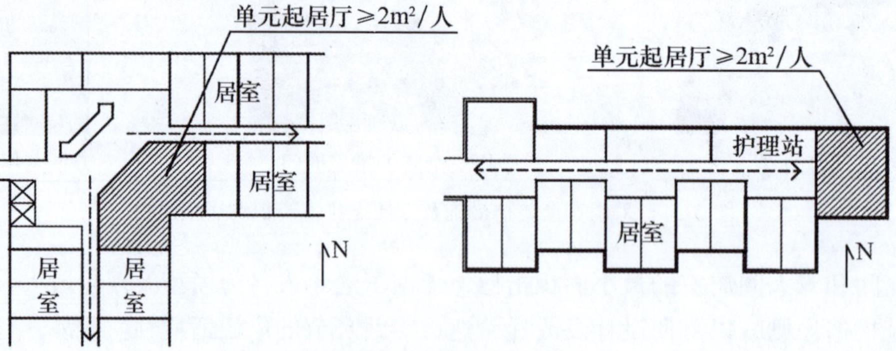

图 3-33　单元起居厅示意

（6）老年人集中使用的餐厅应符合下列规定：①老年人全日照料设施中，护理型床位照料单元的餐厅座位数应按不低于所服务床位数的 40% 配置，每座使用面积不应小于 4.00m²；非护理型床位的餐厅座位数应按不低于所服务床位数的 70% 配置，每座使用面积不应小于 2.50m²。老年人日间照料设施中，餐厅座位数应按所服务人数的 100% 配置，每座使用面积不应小于 2.50m²（表 3-2）。②单人座椅应可移动且牢固稳定，餐桌应便于轮椅老年人使用。③空间布置应能满足餐车进出、送餐到位服务的需要，并应为护理人员留有分餐、助餐空间。④当单元起居厅兼作为老年人集中使用的餐厅时，应同时符合单元起居厅与餐厅的设计规定。

表 3-2　全日照料设施单元餐厅配建要求

使用类型	配置用求	面积要求 A（每座使用面积）
护理型床位	≥ 40% 服务床位	≥ 4.00m²
非护理型床位	≥ 70% 服务床位	≥ 2.50m²
日间照料设施	100% 服务床位	≥ 2.50m²

针对老年人特殊的进餐行为模式，以及由这种模式产生的对相应空间及设施的要求，提出了对老年人就餐空间的面积指标。老年人的就餐习惯、体能心态特征各异，且行动不便，因此餐厅需使用可移动的牢固稳定的单人座椅且餐桌应便于轮椅老年人使用。在空间布置上应满足送餐到位服务的需要，并应为照料人员留有分餐、助餐空间。从提高公共空间使用效率的角度出发，认同单元起居厅兼用作供老年人集中使用的餐厅，当兼用时，二者面积可不叠加计算。

（7）护理型床位的居室应相邻设置居室卫生间，居室及居室卫生间应设满足老年人盥洗、便溺需求的设施，可设洗浴等设施；非护理型床位的居室宜相邻设居室卫生间（图 3-34）。居室卫生间应符合下列规定：①当设盥洗、便溺、洗浴等设施时，应留有助洁、助厕、助浴等操作空间。②应有良好的通风换气措施。③与相邻房间室内地坪不宜有高差；当有不可避免的高差时，不应大于 15mm，且应以斜坡过渡（图 3-35）。

老年人患泌尿系统病症较普遍，为方便居室内老年人使用卫生间并提高照料服务效率，护理型床位的居室应相邻设居室卫生间，非护理型床位的居室宜相邻设居室卫生间。一般情况下，居室卫生间至少应设盥洗设施（洗手盆）和便溺设施（坐便器）。如有条件时，可设置洗浴设施（淋浴喷头或浴缸）等。国内外的设计案例也表明，在居室而非居室卫生间内设置盥洗设施同样是一种可取方式，除方便老年人和服务人员就近使用外，还实现了与便溺设施的分离，提高了洁具的使用效率。居室卫生间的平面及空间布置应考虑可能有护理员协助操作，留有相应的助洁、助厕、助浴空间。居室卫生间需要保证良好的通风换气、防潮等措施，以提高环境卫生质量。为了便于居室内老年人安全便捷的使用，卫生间与相邻房间的室内地坪需尽量避免高度差。当为阻挡卫生间内水外溢，有不可避免的高度差时，高度差不应大于 15mm，并以斜坡过渡。居室卫生间为居室的附设空间，其使用面积不应计算在居室面积内。

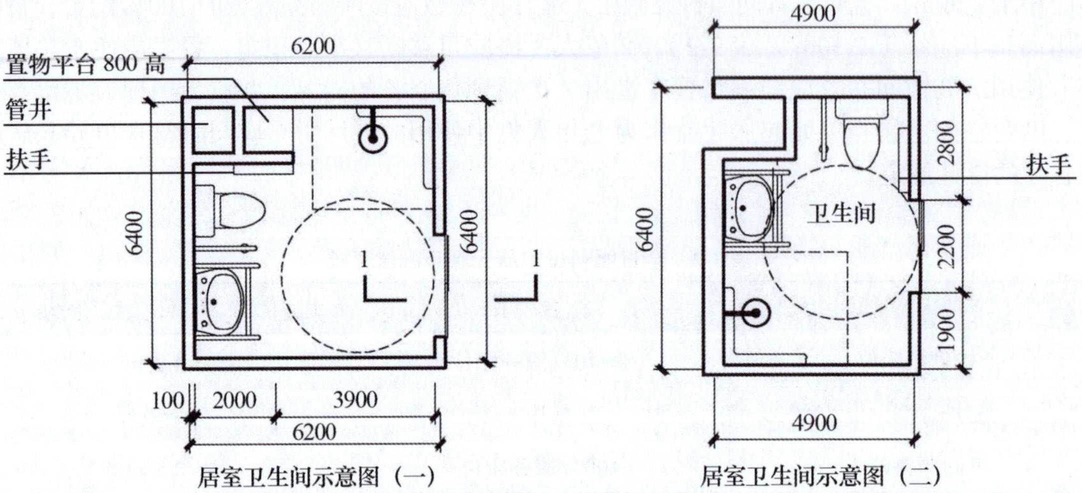

图 3-34　护理型居室内部卫生间示意

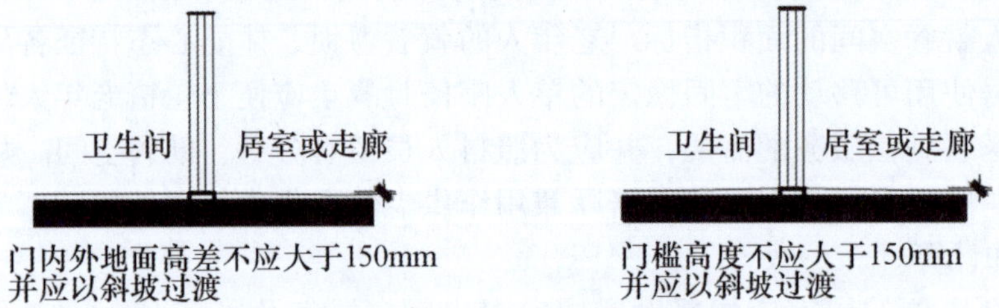

图 3-35　卫生间与相邻房间高差示意图

（8）照料单元应设公用卫生间，且应符合下列规定：①应与单元起居厅或老年人集中使用的餐厅邻近设置。②坐便器数量应按所服务的老年人床位数测算（设置居室卫生间的居室，其床位可不计在内），每 6 ~ 8 床设 1 个坐便器。③每个公用卫生间内至少应设 1 个供轮椅老年人使用的无障碍厕位，或设置无障碍卫生间。④应设 1 ~ 2 个盥洗盆或盥洗槽龙头。

老年人全日照料设施的照料单元内，无论是否设居室卫生间，均应设公用卫生间，且需要与老年人频繁使用的单元起居厅或集中使用的餐厅邻近设置。根据调研数据统计，规定了公用卫生间坐便器数量的标准。考虑到轮椅老年人的使用需求，在每个公用卫生间内至少应设 1 个无障碍厕位，或直接设置为无障碍卫生间，方便轮椅老年人使用。为了满足老年人卫生需要，公用卫生间应设 1 ~ 2 个洗手盆或盥洗槽龙头。

（9）当居室或居室卫生间未设盥洗设施时，应集中设置盥洗室，并应符合下列规定：①盥洗盆或盥洗槽龙头数最应按所服务的老年人床位数测算，每 6 ~ 8 床设 1 个盥洗盆或盥洗槽龙头。②盥洗室与最远居室的距离不应大于 20.00m。

盥洗设施是老年人日常生活所必需，当老年人全日照料设施的居室或居室卫生间未设置盥洗设施时，应集中设置盥洗室。根据调研数据统计，规定了盥洗室的盥洗盆或盥洗槽龙头数量的标准，以及盥洗室至无盥洗设施居室的最大距离，以满足老年人使用。

（10）当居室卫生间未设洗浴设施时，应集中设置浴室，并应符合下列规定：①浴位数量应按所服务的老年人床位数测算，每 8 ~ 12 床设 1 个浴位。其中轮椅老年人的专用浴位不应少于总浴位数的 30%，且不应少于 1 个。②浴室内应配备助浴设施，并应留有助浴空间。③浴室应附设无障碍厕位、无障碍盥洗盆或盥洗槽，并应附设更衣空间（图 3-36）。

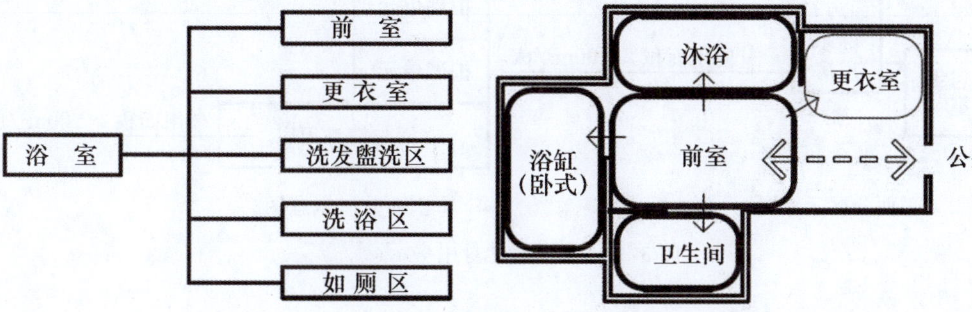

图 3-36　单元公共浴室平面功能组合示意图

（11）照料单元内的护理站位置应明显易找且适当居中，并宜利于服务人员的视线通达至单元起居厅、走廊等老年人公共活动场所（图 3-37）。

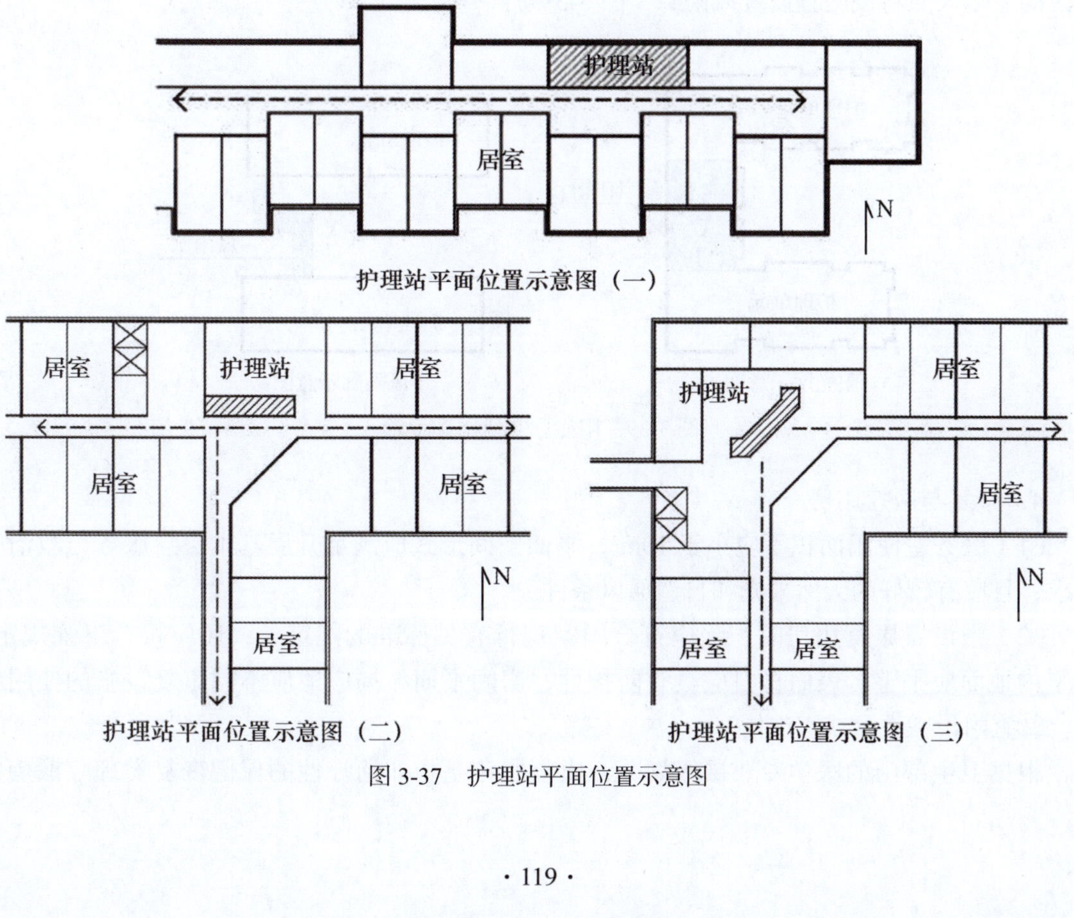

图 3-37　护理站平面位置示意图

（12）污物间的位置应邻近污物运输通道，内部应设清洗污物的水池及消毒设施。

3．文娱与健身用房

（1）老年人照料设施的文娱与健身用房总使用面积不应小于 2.00m²/ 床（人）（图 3-38）。

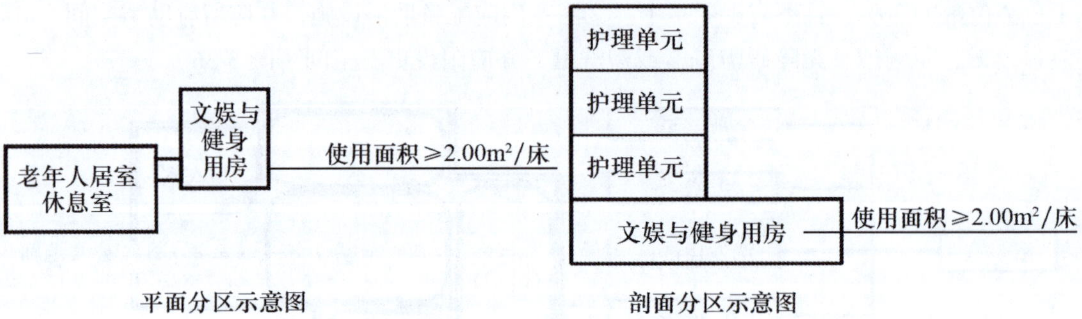

图 3-38　文娱与健身用房示意

（2）文娱与健身用房的位置应避免对老年人居室、休息室产生干扰。

（3）大型文娱与健身用房宜设置在建筑首层，地面应平整，且应邻近设置公用卫生间及储藏间。

（4）严寒、寒冷、多风沙、多雾霾地区的老年人照料设施宜设置阳光厅，湿热、多雨地区的老年人照料设施宜设置风雨廊（图 3-39）。

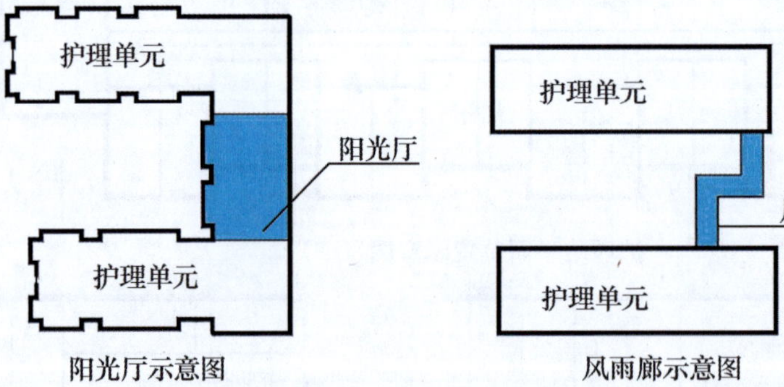

图 3-39　阳光厅与风雨廊示意

4．康复与医疗用房

（1）医务室使用面积不应小于 10m²，平面空间形式应满足开展基本医疗服务与救治的需求，且应有较好的天然采光和自然通风条件。

（2）当设置康复用房时，除应符合国家现行有关标准的规定外，还应符合下列规定：①室内地面应平整，表面材料应具有防护性，房间平面布局应适应不同康复设施的使用要求。②宜附设盥洗盆或盥洗槽。

根据卫生部门的医学专业层级划分，康复服务是指非治疗性的保健恢复类理疗锻炼等项目。康复用房的设置，可按现行行业标准《疗养院建筑设计规范》JGJ 40—2016 等有关标准的规定执行。

（3）当设置临床、预防保健、医技等医疗服务用房时，应符合国家现行有关标准的规定。

根据老年人照料设施的规模，应保障足够的相应空间以满足未来日益精细化的保健和医疗的需求。建设过程中必须为未来的使用和发展做出有预见性和有针对性的发展计划，以达到建筑的全寿命可持续使用。本条针对临床、预防保健、医技等医疗用房提出了执行标准，主要考虑到老年人照料设施本身需要较为全面和相对专业的医疗服务设置，可按现行国家标准《综合医院建筑设计规范》（GB 51039—2014）、《社区卫生服务中心站建设标准》（建标 163—2013）等有关标准的规定执行。

5．管理服务用房

（1）直接为老年人服务的入住登记、接待等窗口部门，其用房位置应明显易找并设置醒目标识，方便老年人寻找和获取帮助。

（2）办公管理用房应为电子办公设备的安装、使用及维护预留条件。考虑未来护理服务行业的电子化、智能化的发展倾向，老年照料设施中的办公管理用房应有相应的发展空间和前瞻性。

（3）厨房应满足卫生防疫等要求，且应避免厨房工作时对老年人用房的干扰。厨房应与老年人的活动范围适当隔离，避免相互干扰和危险的发生。如与老年人用房相邻，应采取隔绝噪声、气味、视线和温度等方面的措施。

（4）洗衣房平面布置应洁污分区，并应满足洗衣、消毒、叠衣、存放等需求；墙面、地面应易于清洁、不渗漏；宜附设晾晒场地。洗衣房为工作人员使用并为老年人服务的设施，洁污分区，避免二次污染是重点要求。洗、消、叠、存等规范的工序要求，以及易于清洁、不渗漏是避免二次污染的保证。

6．交通空间

（1）老年人使用的交通空间应清晰、明确、易于识别，且有规范、系统的提示标识；失智老年人使用的交通空间，线路组织应便捷、连贯。

老年人照料设施交通空间设计应具备可识别性原则。国内外的大量研究表明，老年人尤其是失智老年人多患有不同程度的认知障碍疾病，对空间的识别能力衰退，容易迷失方向，需要从建筑设计的角度提供相应的环境支持。代表性的研究成果可参见文章“*Finding a way：long-term care homes to support dementia*”。

（2）老年人使用的出入口和门厅应符合下列规定：①宜采用平坡出入口，平坡出入口的地面坡度不应大于 1∶20，有条件时不宜大于 1∶30。②出入口严禁采用旋转门。③出入口的地面、台阶、踏步、坡道等均应采用防滑材料铺装，应有防止积水的措施，严寒、寒冷地区宜采取防结冰措施。④出入口附近应设助行器和轮椅停放区。

出入口是老年人集中使用的场所，又是建筑物室内外过渡区域。首先，要满足老年人进出方便，正常情况下残疾人能够使用的坡道坡度为 1∶10～1∶16，对于处在机能衰退中的老年人是不便使用的，因此有条件时首选平坡出入口。如果是按台阶结合坡道的方式，就需要考虑助力进出，采用助力轮椅或采用人工助推。考虑到出入安全，旋转门对老年人来说是极易发生事故的一种设施，不论与何种门组合，均不能选用。排水、防滑和防结冰也是为避免不必要的安全事故采取的措施。门厅或门外雨棚下空间设置助行器和轮椅放置区域，方便老年人使用。

（3）老年人使用的走廊，通行净宽不应小于 1.80m，确有困难时不应小于 1.40m；当走廊的通行净宽大于 1.40m 且小于 1.80m 时，走廊中应设通行净宽不小于 1.80m 的轮椅错车空间，错车空间的间距不宜大于 15.00m。

应以满足轮椅、担架通行作为确定交通空间最小尺寸的原则。某些通过既有建筑改建的老年人照料设施，由于结构原因，走道宽度不能达到 1.80m，适当降低标准到 1.40m 也可接受。走廊的宽度要求如下：轮椅宽度由 0.55m 到 0.69m 不等，轮椅通行净宽为 0.80m，担架通行净宽不超过 0.80m；其他各类助行器最大宽度 0.52m，其通行净宽按 0.60m 计；正常人流宽度 0.50～0.55m，其通行净宽按 0.60m 计；员工的推车通行净宽按 0.60m 计；则，走廊最小宽度按 0.80m（轮椅及担架通行净宽）＋ 0.60m（员工推车通行净宽或单股人流通行净宽）＝ 1.40m。考虑老年人对距离和方向等的把握能力较弱，轮椅错车宽度应比两辆轮椅并排的 1.60m 适当留有余地，轮椅间留 0.10m，轮椅同墙间留 0.05m，则轮椅错车最小通行净宽确定为 1.80m（图 3-40、图 3-41）。

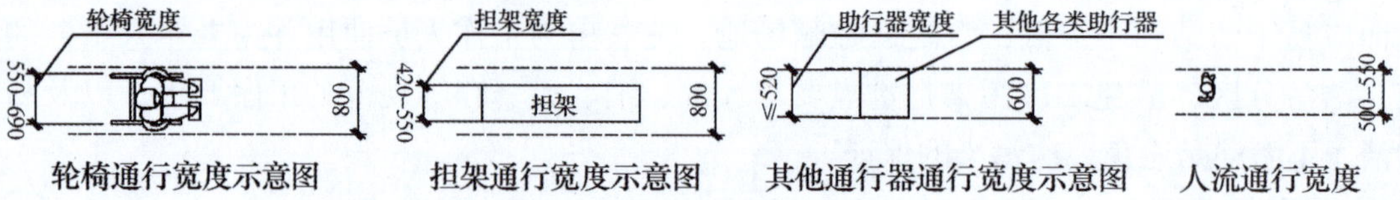

图 3-40　助行器宽度示意

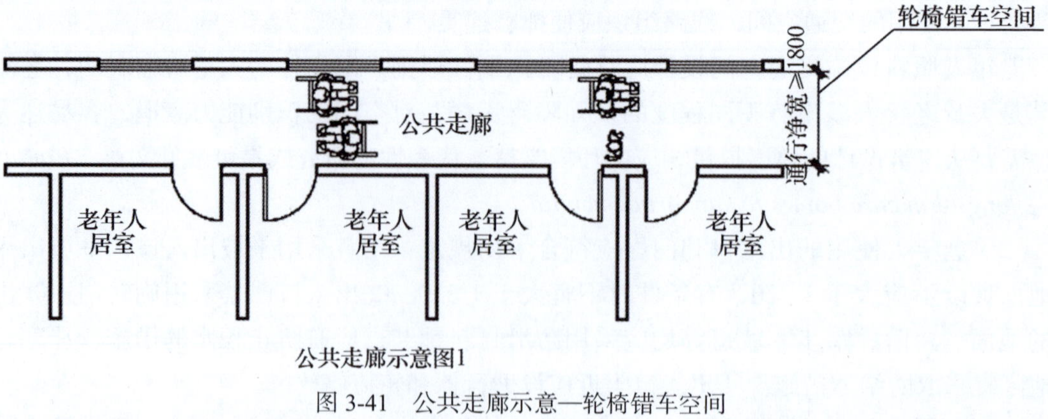

图 3-41　公共走廊示意—轮椅错车空间

（4）二层及以上楼层、地下室、半地下室设置老年人用房时应设电梯，电梯应为无障碍电梯，且至少 1 台能容纳担架（强制要求）。

老年人行动能力较差且容易患病或发生意外，为方便老年人日常使用并在紧急情况下的方便救助，老年人照料设施建筑的二层及以上楼层、地下室、半地下室设有老年人用房时，老年人用房所在建筑分区内需要设置无障碍电梯作为老年人在楼层间的垂直交通工具，且至少 1 台能容纳担架，满足在紧急救助情况下为担架抬行老年人使用。供老年人使用的电梯均应为无障碍电梯，无障碍电梯应满足现行国家标准《无障碍设计规范》（GB 50763—2012）和《电梯主要参数及轿厢、井道、机房的型式与尺寸》（B/T 7025.1）第一部分：Ⅰ、Ⅱ、Ⅲ、Ⅳ类电梯 G 的要求。二层及以上楼层、地下室、半地下室设置的所有老年人用房均应具有通达能容纳担架的电梯的条件，且能容纳担架的电梯至少有 1 台。能容纳担架的电梯的主要参数及轿厢尺寸按各地地方标准执行。

（5）电梯应作为楼层间供老年人使用的主要垂直交通工具，且应符合下列规定：①电梯的数量应综合设施类型、层数、每层面积、设计床位数或老年人数、用房功能与规模、电梯主要技术参数等因素确定。为老年人居室使用的电梯，每台电梯服务的设计床位数不应大于 120 床。②电梯的位置应明显易找，且宜结合老年人用房和建筑出入口位置均衡设置。

在低层、多层、高层老年人照料设施建筑中，电梯将作为各楼层间供老年人平时使用的主要竖向交通工具，符合老年人的体能和行为特征。为老年人居室使用的电梯数量应按累计床位数测算，并给出每台电梯的服务规模上限指标。当没有设置在地下室、半地下室的老年人用房时，位于首层的老年人居室床位数可不计入累计床位数。规定电梯的位置应明显易找，与作为主要竖向交通工具的要求相适应，宜结合照料单元与建筑出入口均衡布置，有利于使用便捷、流线分散，避免拥堵。

（6）老年人使用的楼梯严禁采用弧形楼梯和螺旋楼梯（强制要求）（图 3-42）。老年人动作不灵活，弧形楼梯和螺旋楼梯容易造成眩晕和跌倒事故。老年人用房所在的建筑分区内，无论是安全疏散还是日常使用，弧形楼梯和螺旋楼梯对老年人来说都极易造成危险，因此严禁采用这两种形式的楼梯。弧形楼梯和螺旋楼梯在建筑中均已明确定义。

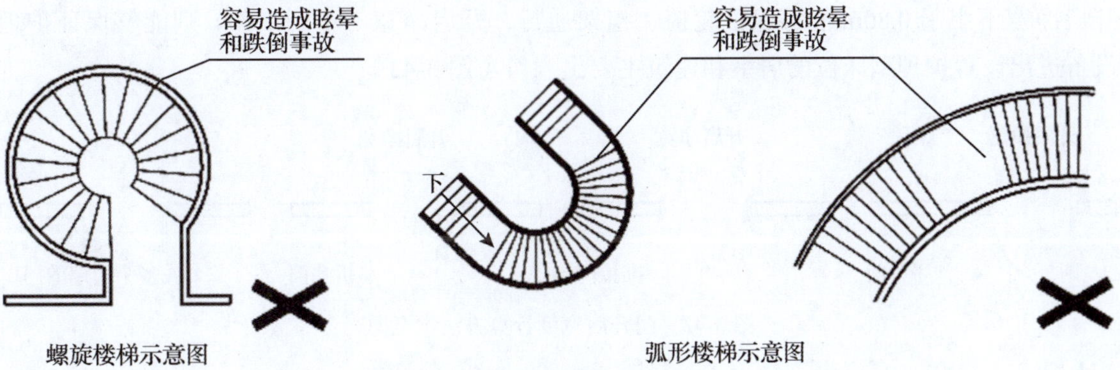

图 3-42　螺旋及弧形楼梯示意

（7）老年人使用的楼梯应符合下列规定：①梯段通行净宽不应小于 1.20m，各级踏步应均匀一致，楼梯缓步平台内不应设置踏步（满足安全疏散的必须要求）。②踏步前缘不应突出，踏面下方不应透空。③应采用防滑材料饰面，所有踏步上的防滑条、警示条等附着物均不应突出踏面。

楼梯踏步前缘不应突出、踏面下方不得透空、踏面不能有突出物等对于行动不便的老年人和拄拐杖老年人而言是必不可少的，反之容易造成牵绊、打滑失控以致引起摔伤事故。

7. 建筑细部

（1）老年人照料设施建筑的主要老年人用房采光窗宜符合表 3-3 的规定。

表 3-3　主要老年人用房的窗地面积比

房间名称	窗地面积比（A_c/A_d）
单元起居厅、老年人集中使用的餐厅、居室、休息室、文娱与健身用房、康复与医疗用房	≥1:6
公用卫生间、盥洗室	≥1:9

注：A_c——窗洞口面积；A_d——地面面积。

（2）老年人卧床时间较长，为避免东晒、西晒和眩光对老年人产生不利影响，同时满足节能要求。老年人用房东西向开窗时，宜采取有效的遮阳措施。

（3）老年人使用的门，开启净宽应符合下列规定：①老年人用房的门不应小于 0.80m，有条件时，不宜小于 0.90m。②护理型床位居室的门不应小于 1.10m。③建筑主要出入口的门不应小于 1.10m。④含有 2 个或多个门扇的门，至少应有 1 个门扇的开启净宽不小于 0.80m。

供老年人通行的门，其开启净宽需有针对性地满足轮椅、担架等其他护理设备进出。开启净宽不小于 0.80m 能够保证轮椅、担架通行，开启净宽不小于 1.10m 则能够保证护理设备进出设置护理型床位的居室和建筑主要出入口（图 3-43）。

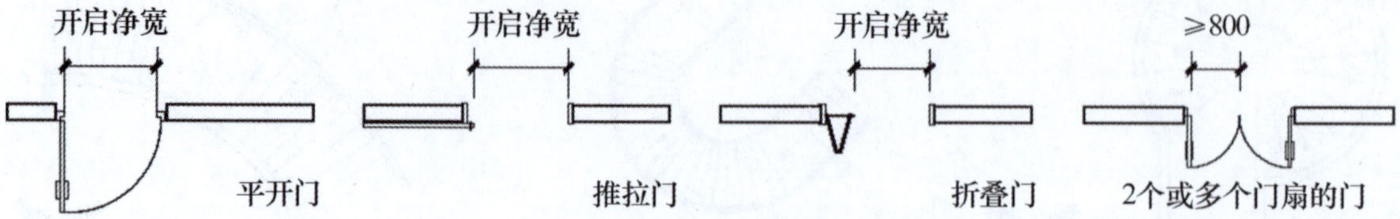

图 3-43　门开启宽度计算方法示意图

（4）老年人用房的阳台、上人平台应符合下列规定：①相邻居室的阳台宜相连通。

②严寒及寒冷地区、多风沙地区的老年人用房阳台宜封闭，其有效通风换气面积不应小于窗面积的 30%。③阳台、上人平台宜设衣物晾晒装置（图 3-44）。④开敞式阳台、上人平台的栏杆、栏板应采取防坠落措施，且距地面 0.35m 高度范围内不宜留空。

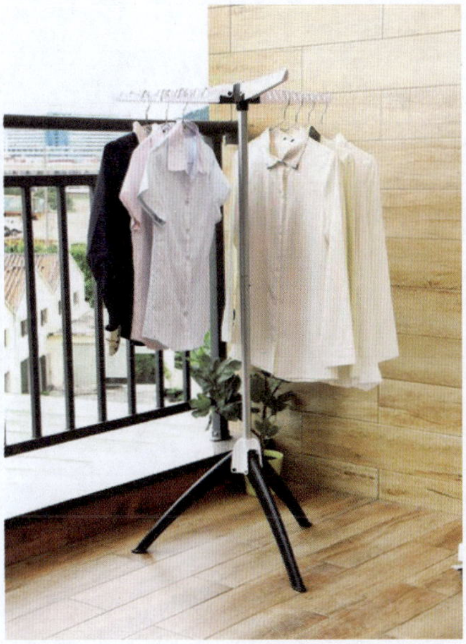

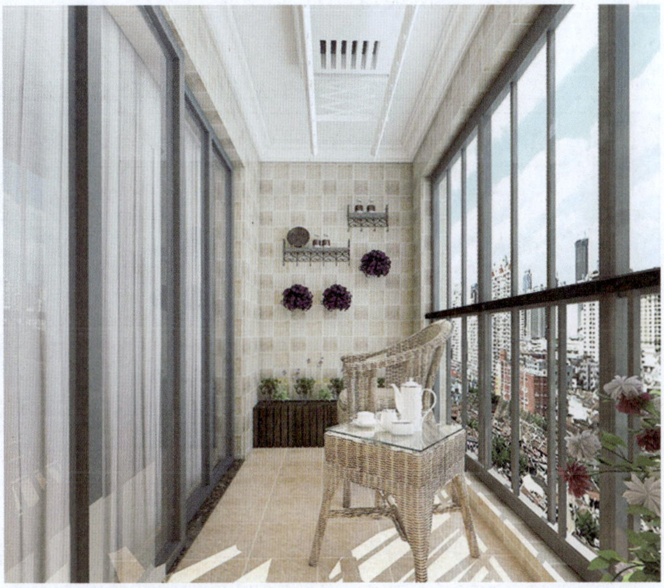

图 3-44 衣物晾晒杆 / 升降式晾衣杆示意

相互连通的居室阳台平时可分开使用，紧急情况下便于施救并形成辅助疏散通道。考虑地域特征，严寒及寒冷地区、多风沙地区，封闭的阳台仍需具有自然通风功能。规定开敞式阳台、上人平台栏杆高度，为保证老年人使用安全；规定地面以上不宜留空的范围，为防止轮椅脚踏板插入。

（四）专门要求

1. 无障碍设计　老年人体能衰退的主要特征之一，表现在行走机能弱化或丧失，抬腿与迈步行为不便或需靠轮椅等扶助，并多有视力衰退表现。因此，老年人照料设施内供老年人使用的场地及老年人用房和直接为老年人提供服务的窗口部门用房均应进行无障碍设计，并按现行国家标准《无障碍设计规范》（GB 50763—2012）等标准执行。

（1）老年人照料设施内供老年人使用的场地及用房均应进行无障碍设计，并应符合国家现行有关标准的规定。无障碍设计具体部位应符合表 3-4 的规定。

（2）经过无障碍设计的场地和建筑空间均应满足轮椅进入的要求，通行净宽不应小于 0.80m，且应留有轮椅回转空间。轮椅作为中度失能和重度失能老年人出行的主要交通工具，应能够自由出入经过无障碍设计的场地和建筑空间，因此轮椅通过的空间净宽度不应小于 0.80m。

（3）老年人使用的室内外交通空间，当与地面有高度差时，应设轮椅坡道连接，且坡度不应大于 1∶12。当轮椅坡道的高度大于 0.10m 时，应同时设无障碍台阶。老年人照料设施建筑的室内外地面不宜设置高差，如遇有难以避免的高差时，应设置坡道并充分考虑轮椅通行的需要，坡道坡度不应大于 1∶12。

表 3-4　老年人照料设施场地及建筑无障碍设计的具体部位

场地	道路及停车场	主要出入口、人行道、停车场
	广场及绿地	活动场地、服务设施、活动设施、休憩设施
建筑	交通空间	主要出入口、门厅、走廊、楼梯、坡道、电梯
	生活用房	居室、休息室、单元起居室、餐厅、卫生间、盥洗室、浴室
	文娱与健身用房	开展各类文娱、健身活动的用房
	康复与医疗用房	康复室、医务室及其他医疗服务用房
	管理服务用房	入住登记室、接待室等窗口部门用房

（4）交通空间的主要位置两侧应设连续扶手。老年人因身体衰退常常需借助安全扶手等扶助技术措施通行，因此老年人照料设施交通空间的主要位置两侧应设置连续扶手，其位置、尺寸等设计应符合现行国家标准《无障碍设计规范》（GB 50763—2012）的规定（图 3-45）。

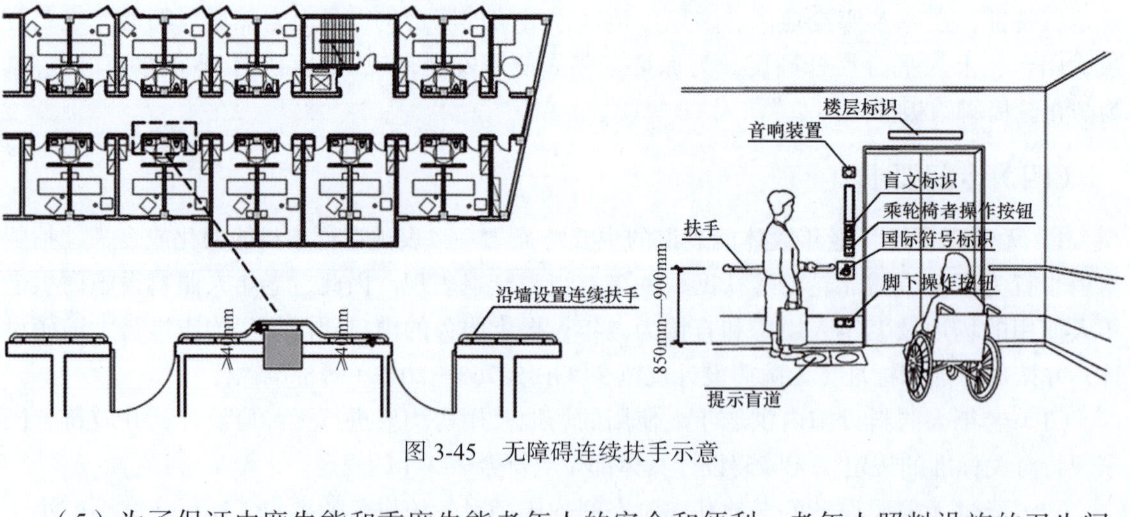

图 3-45　无障碍连续扶手示意

（5）为了保证中度失能和重度失能老年人的安全和便利，老年人照料设施的卫生间、盥洗室、浴室，以及其他用房中供老年人使用的盥洗设施，应选用方便无障碍使用的洁具（图 3-46）。

（6）无障碍设施的地面防滑等级及防滑安全程度应符合表 3-5 和表 3-6 的规定。

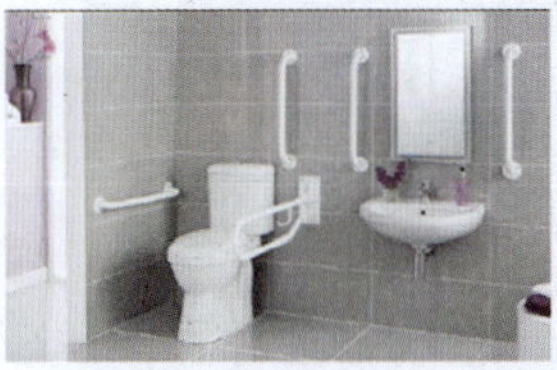
卫生间洁具示例图

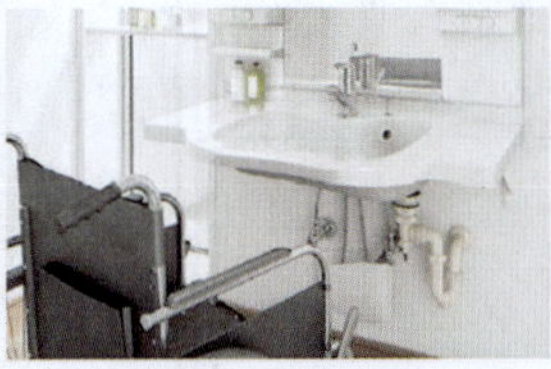
卫生间洁具示例图

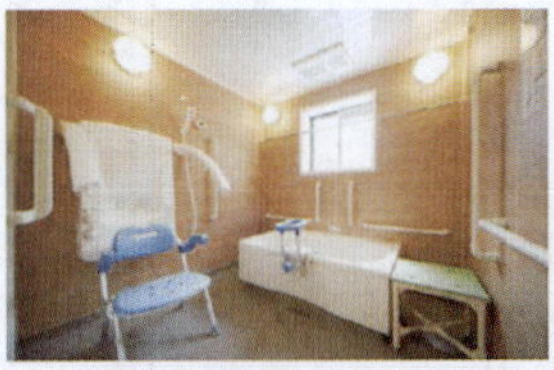
助浴设施示例图

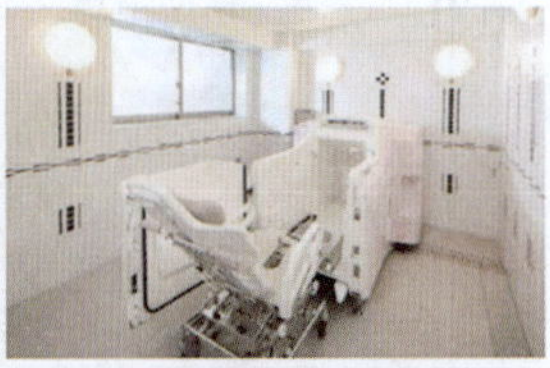
助浴设施示例图

图 3-46　无障碍洁具及设施示意

表 3-5　室外及室内潮湿地面工程防滑性能要求

主要用途	防滑等级	防滑安全程度	防滑值 *COF*
无障碍通行设施的地面	A_w	高	$COF \geqslant 0.70$
无障碍便利设施及无障碍通用场所的地面	B_w	中高	$0.70 > COF \geqslant 0.60$

注：A_w、B_w 分别表示潮湿地面防滑安全程度为高级、中高级。

表 3-6　室内干态地面工程防滑性能要求

主要用途	防滑等级	防滑安全程度	防滑值 *COF*
无障碍通行设施的地面	A_d	高	$COF \geqslant 0.70$
无障碍便利设施及无障碍通用场所的地面	B_d	中高	$0.70 > COF \geqslant 0.60$

注：A_d、B_d 分别表示干态地面防滑安全程度为高级、中高级。

目前人行地面使用的材料主要为混凝土、地板、地砖、石材和橡塑类材料。

2．室内装修

（1）老年人照料设施的室内装修设计宜与建筑设计结合，实行一体化设计。室内装修设计与建筑设计统一协调，是全面实现建筑对老年人关怀设计目标的保障措施，同时也有利于节省成本、提高效率、合理利用空间。

（2）室内装修应考虑康复辅助器具的收纳、使用空间，并预留所需建筑设备的条件。康复辅助器具的使用有利于提高老人的生活自理能力，降低护理人员的劳动强度。在室内装修时，应充分考虑康复辅助器具的收纳和使用需求，预留出所需要的收纳空间、电源等（图 3-47）。

（3）室内装饰材料的选择，应符合国家现行有关标准的规定。室内环境污染浓度限量应符合表 3-7 的规定。

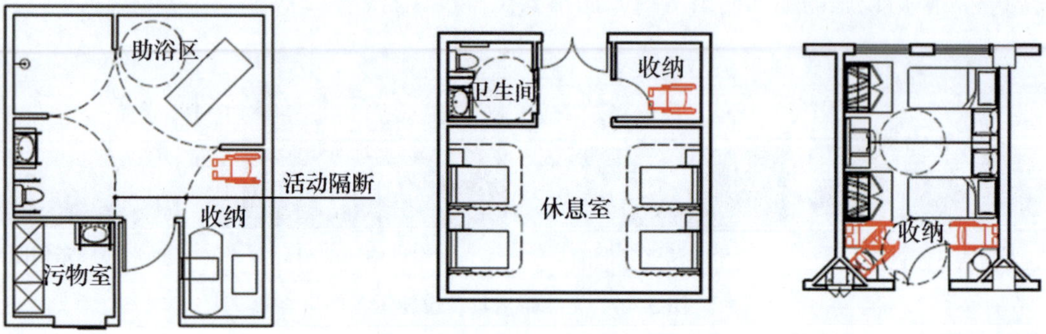

图 3-47　轮椅储存位置示意

注：可设置存储轮椅及为轮椅充电的空间

表 3-7　老年人照料设施室内环境污染物浓度限量

污染物名称（单位）	浓度限量
氡（Bq/m^3）	≤ 200
游离甲醛（mg/m^3）	≤ 0.08
苯（mg/m^3）	≤ 0.09
氨（mg/m^3）	≤ 0.2
TVOC（mg/m^3）	≤ 0.5

数据来源:《民用建筑工程室内环境污染控制规范》（GB 50325—2010）（2013 年版）

室内装饰材料的选择，应符合现行国家标准《建筑内部装修设计防火规范》（GB 50222—2017）的规定。表 3-7 中，空气中的氡、游离甲醛、苯、氨、总挥发性有机化合物（TVOC）等污染物对人体危害很大，必须对其浓度加以控制。其中，氡的浓度与建筑物所在区域土壤有关，需要对设施场地进行氡浓度或土壤氡析出率测定，并提供相应报告。氡的防治处理可采取增加地面抗开裂措施和增加地面防水构造等方式进行阻隔。游离甲醛、苯、氨、总挥发性有机化合物（TVOC）等污染物主要来源于室内装修材料中的人造板、胶黏剂、涂料、处理剂等，故建造和装修过程中应控制人造板材、墙体涂料、防水涂料、防火涂料、混凝土外加剂、防腐剂、防水剂、各类胶黏剂等材料的相关指标，保证室内环境不受污染。

（4）室内部品与家具布置应安全稳固，适合老年人生理特点和使用需求。老年人用房内的部品及家具选择，应安全可靠，便于使用。比如，避免铺设小块地毯，减小老年人摔倒的风险；储物空间应方便取用；家具的棱角要进行处理避免伤人等（图 3-48、图 3-49）。

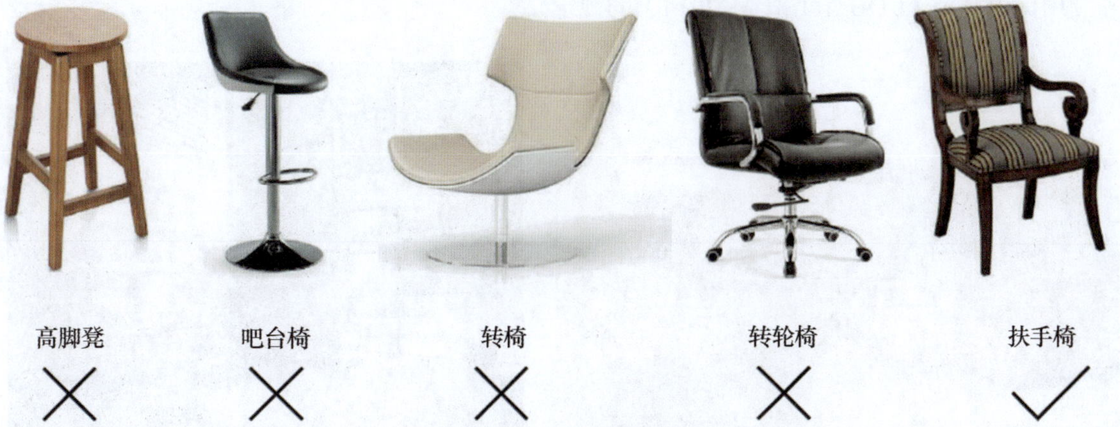

图 3-48　室内家具椅要求示意

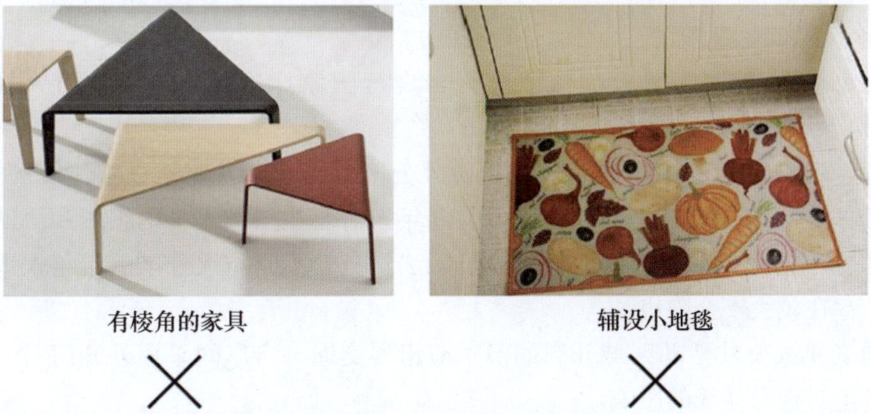

图 3-49　室内部品要求示意

（5）室内色彩应有利于营造温馨、宜居的环境氛围，宜以暖色调为主。不同的色彩对人的心理和生理有不同的影响，老人机体功能的衰退决定了老人喜欢宁静、整洁、安逸柔和的室内外环境。色彩柔和、温暖，既提高老年人的感受能力，也从心理上营造了一种温馨和安全感（图 3-50）。

（6）标识设置应系统、连续、科学合理，符合老年人认知特点，且应符合相关现行国家标准的规定。考虑到老年人视力、反应能力、记忆力等不断衰退，强调标识设计非常必要。老年人照料设施的标志应设于显著位置，标识的图形符号和文字应放大、方便识别。通用符号应符合现行国家标准《公共信息图形符号》（GB/T 10001.1—2006）“第一部分：通用符号”的规定，无障碍标志应符合现行国家标准《标志用公共信息图形符号》（GB/T 10001.9—2008）“第九部分：无障碍设施符号”的规定，安全标识应符合现行行业标准《养老机构安全管理》（MZ/T 032—2012）的规定，服务应用标识应符合现行标准《养老机构服务应用标识规范》(DB31/T 813—2014)的规定。

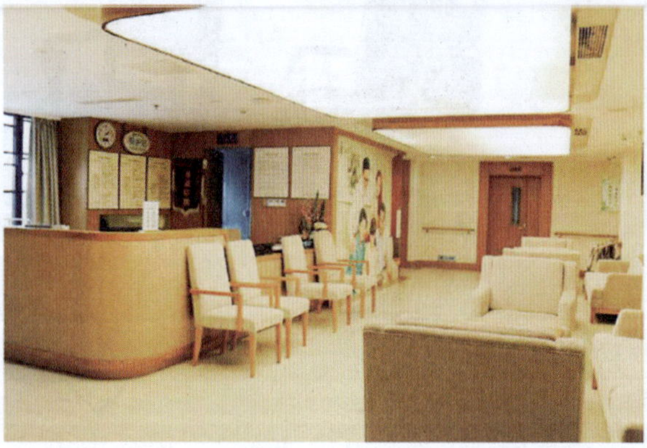
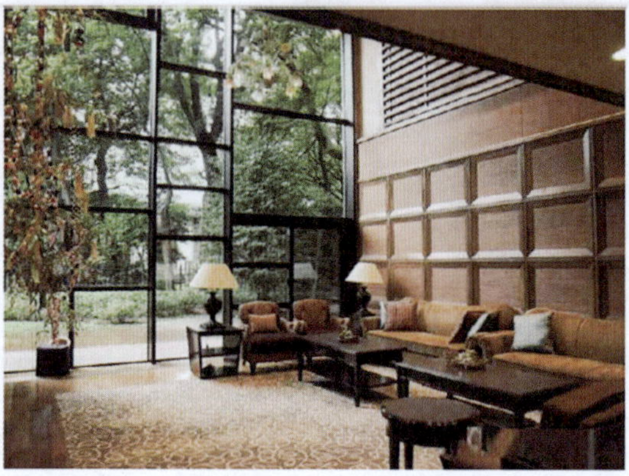

图 3-50 暖色室内空间示意

3．安全疏散与紧急救助

(1)老年人照料设施的人员疏散应符合现行国家标准《建筑设计防火规范》(GB 50016—2014)(2018 年版)的规定。

(2)每个照料单元的用房均不应跨越防火分区。当老年人照料设施建筑发生火灾时，相应防火分区应封闭，尤其是护理型床位的老年人需要在工作人员的组织和协助下进行疏散。如果照料单元跨越防火分区，工作人员无法对身处不同防火分区的老年人进行有效组织和协助，存在较大安全隐患。

(3)向老年人公共活动区域开启的门不应阻碍交通。当房间采用外开门时，应设门外凹空间，避免对走廊动线的影响。

(4)老年人用房的厅、廊、房间如设置休息座椅或休息区、布设管道设施、挂放各类物件等形成的突出物应有防刮碰的保护措施。相比较其他类型建筑，老年人照料设施建筑中会存在大量的利用交通空间做休闲区域或利用交通空间布设家居设施和用品的情况，需根据安全疏散需求进行设置。

(5)建筑的主要出入口至机动车道路之间，应留有满足安全疏散需求的缓冲空间。出入口紧邻机动车道，对于反应和行动均很迟缓的老年人来说是极为危险的。建筑出入口同机动车道路之间是指出入口室外台阶最外一级踏步及残障坡道最外起坡点同机动车道路之间的空间，平坡出入口亦同。缓冲空间的深度至少应达到室外人行步道的最小宽度 1.50m，宽度应达到同台阶或门洞等宽。

(6)全部老年人用房与救护车辆停靠的建筑物出入口之间的通道，应满足紧急送医需求。紧急送医通道的设置应满足担架抬行和轮椅推行的要求，且应连续、便捷、畅通。

为便于在紧急情况下，由内部的护理人员或外部的救护人员经紧急送医通道将老年人送至救护车所在位置，应提前规划出紧急送医通道。紧急送医通道的路径为：老年人用房—走廊—门厅—出入口—救护车停靠点；或老年人用房—走廊—可容纳担架的电梯（楼梯）—门厅（或走廊）—出入口—救护车停靠点。老年人用房应与紧急送医通道联系直接，不能存在“孤岛”，紧急送医通道经由各处节点均应无阻碍且路径清晰、连续，此通道的宽度应能满足担架抬行或轮椅推行。考虑到在特殊情况下可容纳担架的电梯无法正常使用（如停电或电梯故障），此时应确保有符合条件的楼梯替代电梯作为紧急送医通道的一部分（图 3-51）。

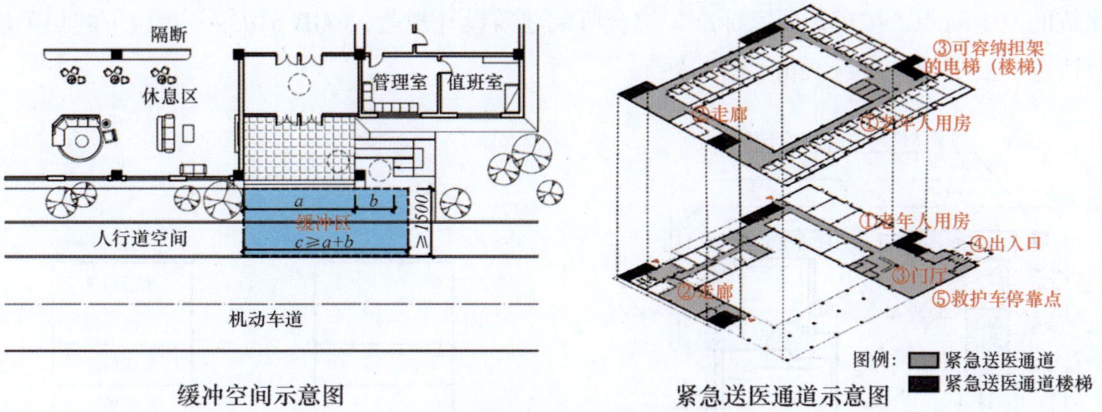

图 3-51　安全疏散与紧急救助

（7）老年人的居室门、居室卫生间门、公用卫生间厕位门、盥洗室门、浴室门等，均应选用内外均可开启的锁具及方便老年人使用的把手，且宜设应急观察装置（图 3-52）。

老年人在发生意外时，大多数需要依靠外部救援。门锁开启方式和应急观察装置，需满足外部救援需求。同时，也要求门的把手能方便老年人使用，把手形式一般为执杆式，位置应能兼顾轮椅老年人抓握（图 3-53）。

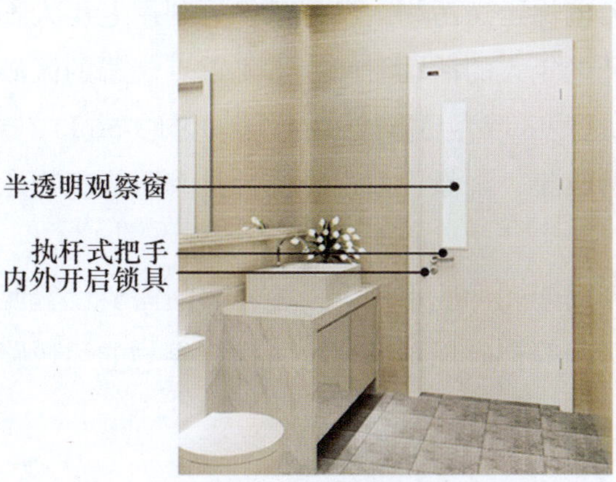

图 3-52　方便老年人使用的门示意图

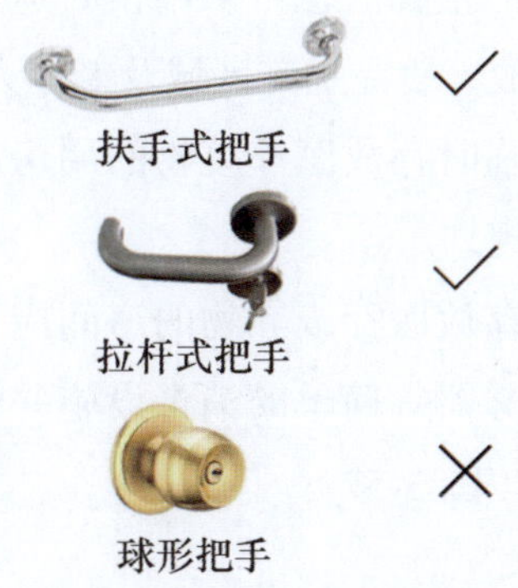

图 3-53　方便老年人使用的把手示意图

4．卫生控制

（1）老年人照料设施的建筑和场地的设计应便于保持清洁、卫生，空间布局应有利于防止传染病传播。老年人全日照料设施设有生活用房的建筑间距应满足卫生间距要求，且不宜小于 12m（图 3-54）。

对老年人活动的空间和场所的基本要求，场所地面、墙面、棚面选用材料应易于清洁，空间布局上能够组织有效通风，避免封闭区域出现。老年人全日照料设施设有生活用房的建筑的卫生间距，按现行国家标准《综合医院建筑设计规范》（GB 51039—2014）的相关规定执行，最小卫生间距 12m（图 3-55）。

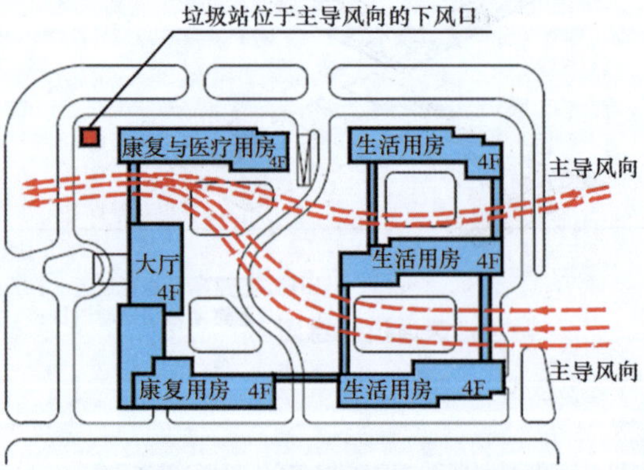

图 3-54 生活用房的卫生间间距示意图

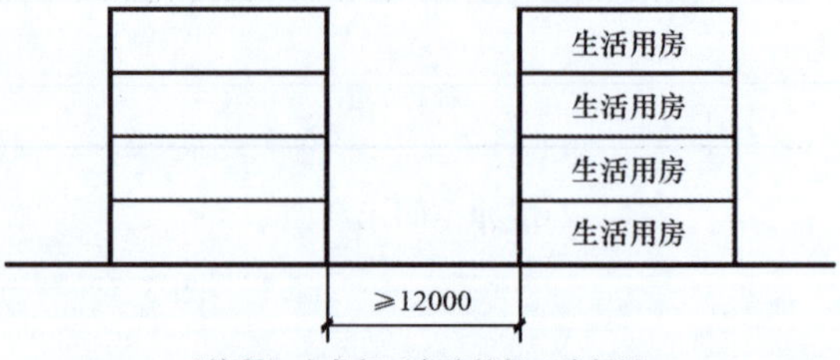

图 3-55 清洁、卫生的空间布局示意图

（2）建筑及场地内的物品运送应洁污分流，且运送垃圾废物、换洗被服等污物的流线不应穿越食品存放、加工区域及老年人用餐区域。

老年人照料设施的建筑和场地要明确规划出污物流线，污物的运送路线应规避老年人经常活动区域。竖向运送时，有条件的利用服务电梯运送污物，没有条件可利用老年人不经常使用的楼梯。也可采用错时运送方式，避开老年人的活动时间。需要重点规避的区域为食物存放、食品加工区域及老年人用餐区域，这些区域容易形成二次污染（图 3-56）。

（3）临时存放医疗废物的用房应设置专门的收集、洗涤、消毒设施，且有医疗废物运送路线的规划。

临时存放医疗废弃物的房间应有整理台、存放架和冲洗水槽等设施；房间需要设置照射灯、喷雾器等简单的消毒设施并规定出消毒时间等；应规划设计出医疗废弃物的运送路线和时间（图 3-57）。

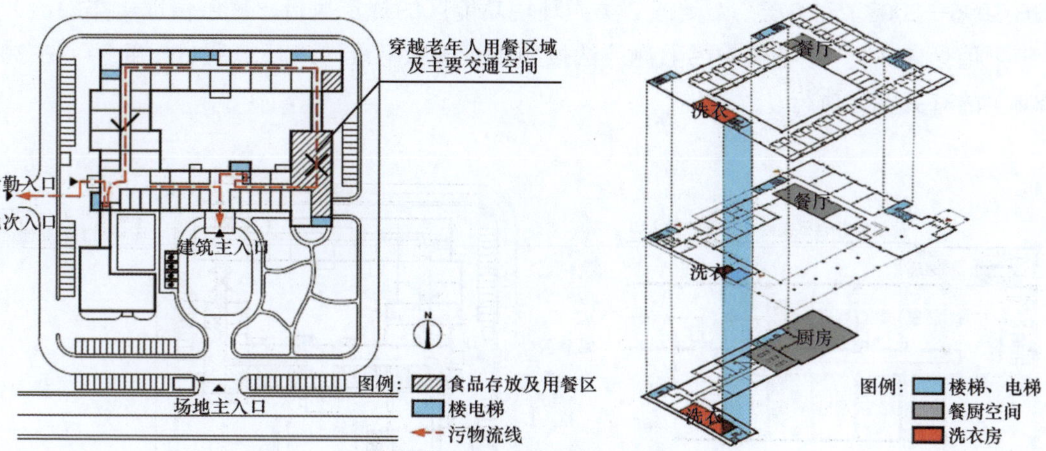

图 3-56　污物运送路线示意图

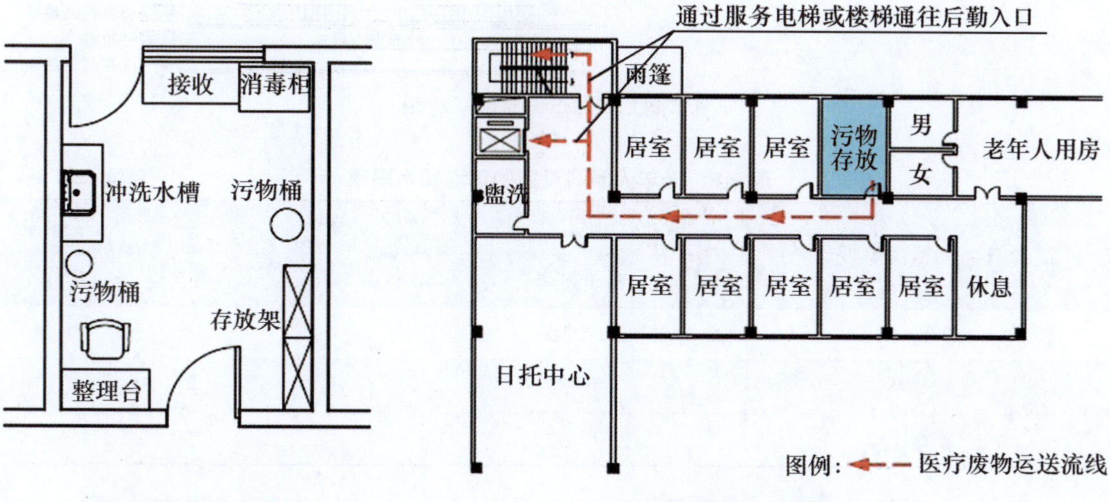

医疗废物用房示意图　　　　医疗废物运送路线示意图

图 3-57　医疗废物用房及医疗废物运送路线示意图

（4）遗体运出的路径不宜穿越老年人日常活动区域。遗体的运送路线需明确规划，可利用服务电梯或老年人不经常使用的楼梯运送，且尽量不要穿越建筑内外的老年人公共活动场所及主要交通空间（图 3-58）。

5．噪声控制与声环境设计

（1）老年人照料设施应位于现行国家标准《声环境质量标准》（GB 3096—2008）规定的 0 类、1 类或 2 类声环境功能区。老年人照料设施需要安静的环境，设施选址、规划布局、功能空间组织都需要统筹考虑环境中的噪声影响，应对噪声级加以控制。本条规定了老年人照料设施（包括建筑和场地）的环境噪声限值应按现行国家标准《声环境质量标准》

（GB 3096—2008）对 0 类、1 类或 2 类声环境功能区的规定执行，底限值取 2 类限值，环境噪声限值见表 3-8。环境噪声的监测方法按照现行国家标准《声环境质量标准》（GB 3096—2008）的有关规定执行。

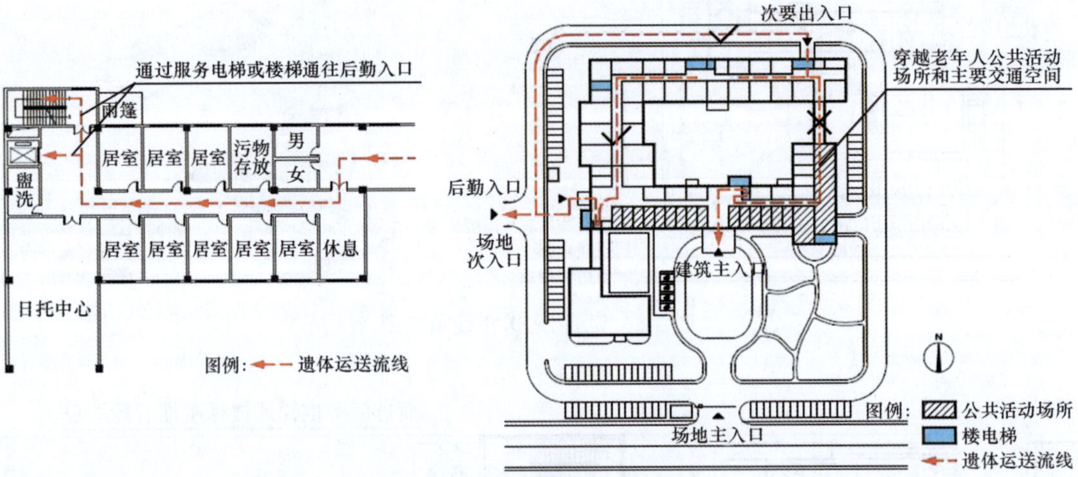

图 3-58　遗体运出路线示意图

表 3-8　老年人照料设施的环境噪声限值　　单位：dB（A）

声环境功能区类别	时　段	
	昼间	夜间
0 类	50	40
1 类	55	45
2 类	60	50

（2）当供老年人使用的室外活动场地位于 2 类声环境功能区时，宜采取隔声降噪措施。为了提高老年人室外活动的舒适性，应对活动场地的噪声加以控制。当活动场地位于 2 类声环境功能区时，宜采取隔声降噪措施。如面向噪声源一侧设置声屏障或种植树木，以改善声环境。

（3）老年人照料设施的老年人居室和老年人休息室不应与电梯井道、有噪声振动的设备机房等相邻布置（强制要求）。噪声振动对老年人的心脑功能和神经功能系统有较大影响。从有利于老年人身心健康的角度考虑，远离噪声源布置老年人居室是十分必要的。避免与电梯井道、有噪声振动的设备机房等相邻布置，是保证居室免受噪声干扰的最有效措施。相邻布置是指在房间或场所的上一层、下一层或贴邻的布置。

（4）老年人用房室内允许噪声级应符合表 3-9 的规定。当较高的环境噪声来自房间之外时，应通过对墙、楼板及门窗采取隔声措施，达到房间内允许的噪声级。

表 3-9　老年人用房室内允许噪声级

<table>
<tr><th colspan="2" rowspan="2">房间类别</th><th colspan="2">允许噪声级（等效连续 A 声级，dB）</th></tr>
<tr><th>昼间</th><th>夜间</th></tr>
<tr><td rowspan="2">生活用房</td><td>居室</td><td>≤ 40</td><td>≤ 30</td></tr>
<tr><td>休息室</td><td colspan="2">≤ 40</td></tr>
<tr><td colspan="2">文娱与健身用房</td><td colspan="2">≤ 45</td></tr>
<tr><td colspan="2">康复与医疗用房</td><td colspan="2">≤ 40</td></tr>
</table>

（5）房间之间的隔墙或楼板、房间与走廊之间的隔墙的空气声隔声性能，应符合表 3-10 的规定。

表 3-10　房间之间的隔墙和楼板的空气声隔声标准

构件名称	空气声隔声评价量（Rw + C）
Ⅰ类房间与Ⅰ类房间之间的隔墙、楼板	≥ 50dB
Ⅰ类房间与Ⅱ类房间之间的隔墙、楼板	≥ 50dB
Ⅱ类房间与Ⅱ类房间之间的隔墙、楼板	≥ 45dB
Ⅱ类房间与Ⅲ类房间之间的隔墙、楼板	≥ 45dB
Ⅰ类房间与走廊之间的隔墙	≥ 50dB
Ⅱ类房间与走廊之间的隔墙	≥ 45dB

注：Ⅰ类房间——居室、休息室；Ⅱ类房间——单元起居厅、老年人集中使用的餐厅、卫生间、文娱与健身用房、康复与医疗用房等；Ⅲ类房间——设备用房、洗衣房、电梯间及井道等。

为便于设计人员在设计中选择相应的材料、产品、构造和做法，相邻房间之间的隔墙或楼板、房间与走廊的隔墙的空气声隔声性能指标，采用计权隔声量＋粉红噪声频谱修正量（Rw ＋ C），该指标为实验室测量值。为适应不同房间的噪声控制需求，将老年人照料设施的房间分为 3 类（图 3-59）。

（6）居室、休息室楼板的计权规范化撞击声压级应小于 65dB。为便于设计人员在设计中选择相应的材料、产品、构造和做法，楼板撞击声隔声性能采用计权规范化撞击声压级作为控制指标，该指标为实验室测量值。

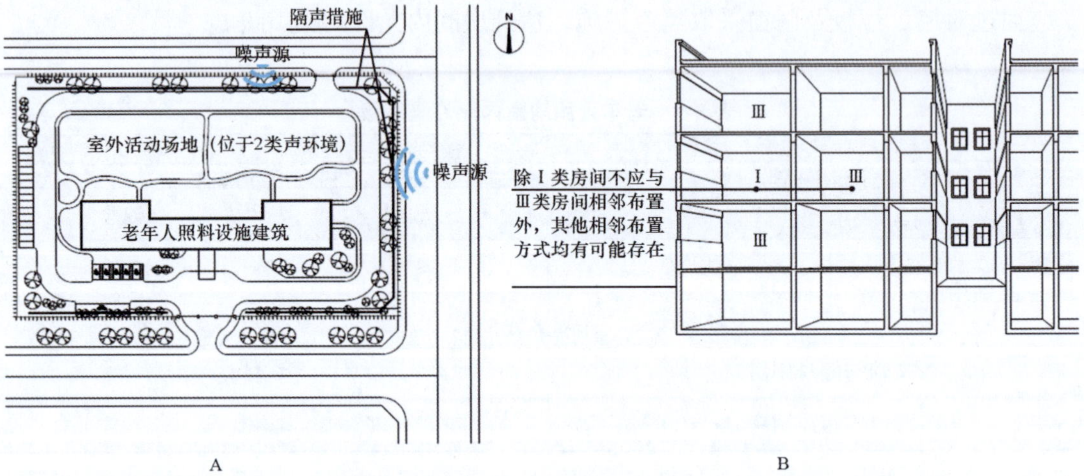

图 3-59　噪声控制及老年人照料设施的房间按噪声分类示意图

注：A. 适用于室外活动场地位于2类声环境功能区的状况。B. Ⅰ类房间——居室、休息室；Ⅱ类房间——单元起居厅、老年人集中使用的餐厅、卫生间、文娱与健身用房、康复与医疗用房等；Ⅲ类房间——设备用房、洗衣房、电梯间及井道等。

（7）老年人用房空场 500 ~ 1000Hz 的混响时间应符合表 3-11 的规定。单元起居厅、老年人集中使用的餐厅及文娱与健身用房、康复用房等一般不需进行特殊的音质设计，但应把握适宜的空间容积和中频混响时间，确保老年人听得清楚且不费力。

表 3-11　老年人用房空场 500 ~ 1000Hz 混响时间（倍频程）的平均值

房间容积（m³）	混响时间（g）
< 200	≤ 0.8
200 ~ 600	≤ 1.1
> 600	≤ 1.4

（8）老年人照料设施的声环境设计宜利用自然声创造良好的整体环境，并利用环境声景改善老年人的生活环境。

老年人偏好安静的自然声，如鸟鸣、流水声、风铃声等。老年人照料设施的建筑和场地设计应在符合声环境选址要求并做好噪声控制的同时，尽量营建适合老年人的声景观环境。具体措施可借鉴科学出版社 2011 年出版的《城市声环境论》“第 3 章城市声景观”内容。

（五）建筑设备

1. 给水与排水

（1）老年人照料设施给水系统供水水质应符合现行国家标准的规定。非传统水源可用于室外绿化及道路浇洒，但不应进入建筑内老年人可触及的生活区域。

老年人群体属于易感人群，在疫情到来时容易被感染，如果管理水平不能确保，将非传统水（再生水）引入室内使用，老年人辨识能力弱，易发生误用，会形成隐患。现行国家标准《绿色建筑评价标准》（GB/T 50378—2019）也不建议养老院、幼儿园、医院类项目采用非传统水源。中水可用于室外绿化及道路浇洒，以利于节水。当非传统水源用于绿化时，可采用滴灌、微喷灌、涌流灌和地下渗灌等微灌形式，如采用喷灌形式水中微生物在空气中极易传播污染。

（2）给水系统应满足给水配件最低工作压力需求，且最低配水点的静水压力不宜大于0.45MPa，水压力大于0.35MPa的配水横管应设减压措施。

老年人照料设施建筑供水压力需满足最不利点用水器具最低工作压力以保证使用效果。同时，为防止超压出流，节约用水，并减少用水噪声，还需满足现行国家标准《民用建筑节水设计标准》（GB 50555—2010）所规定的相关要求。

（3）建筑宜供应热水，并宜采取集中热水供应系统。储水温度不宜低于60℃，热水配水点水温宜为40～50℃。热水供应应有控温、稳压装置，宜采用恒温阀或恒温龙头，明装热水管道应设有保温措施。有条件的地区宜优先采用热泵或太阳能等非传统热源制备生活热水，并宜配有辅助加热设施。太阳能热水系统应设防过热设施。

在寒冷、严寒、夏热冬冷地区由于气候因素应供应热水，其余地区可酌情考虑是否设置热水供应。为方便老年人使用，一般情况下采用集中热水供应系统，并保证集中热水供应系统出水温度适合、操作简单、安全。为防止军团菌产生，储水温度不宜低于60℃，热水配水点水温宜为40～50℃，或定期将温度提高至70℃进行系统循环10～20分钟。有条件的地方优先使用热泵、太阳能等非传统能源，既方便使用，也符合绿色、节能的理念。由于非传统能源不可控，当不满足使用要求时，应采用辅助加热方式保证基本的供水温度。针对需照料群体应有防烫伤要求，如采用太阳能热水系统应采取防过热措施。

（4）建筑内应设置计量水表。设有集中热水供应系统的老年人照料设施建筑宜设置热水计量水表，且应热水供水、循环回水管道同时设置。

老年人照料设施建筑从方便计量、节水和科学管理的角度出发，设计时应设置水表。当设置集中热水时，采用全循环或干管循环，所以需要供水管道、循环回水管道同时设置热水表。

（5）洁具和给水排水配件应选用节水型低噪声产品。给水、热水管道设计流速不宜大于1.00m/s，排水管应选用低噪声管材或采用降噪声措施。

世界卫生组织（WHO）研究了接触噪声的极限，比如心血管的极限，是长期在夜晚接受50dB（A）的噪声；睡眠障碍的极限较低，是42dB（A）；更低的是一般性干扰，只有35dB（A）。老年人大多患有心脏病、高血压、抑郁症、神经衰弱等疾病，对噪声很敏感，尤其是65dB（A）以上的突发噪声，将严重影响患者的康复，甚至导致病情加重。因此，需控制给水、热水管道流速，选用大曲率、无缩径管件消除管道噪声。选用流速小、流量控制方便的节水型低噪声洁具。排水水流对排水横支管的冲击噪声较大，宜采用隔声性能好的管材，排水立管的降噪措施包括设置土建管井，要求管井壁有一定厚度或管道外包覆具有一定隔声性能的材料。

（6）老年人使用的公用卫生间宜采用光电感应式、触摸式等便于操作的水龙头和水冲式坐便器冲洗装置。室内排水应通畅便捷，并保证有效的水封要求。截水用条形地漏宜与地面平齐，不影响人员及轮椅通行；卫生间地漏宜设在靠近角部最低处不易被踩踏的部位。

由于老年人行动不便及记忆力衰退，需要选用具有自控、便于操作的水龙头和洁具。为符合无障碍要求，方便轮椅的进出，门口部位截水用地漏宜设条形地漏与地面平齐，不影响腿脚不便人员和轮椅通行（图 3-60）。由于地漏附近易积水，容易使老年人滑倒，因此地漏应靠近边角部位设置。对所选用的地漏性能要求加以明确，以防止污水管内的臭味外溢而影响室内环境。

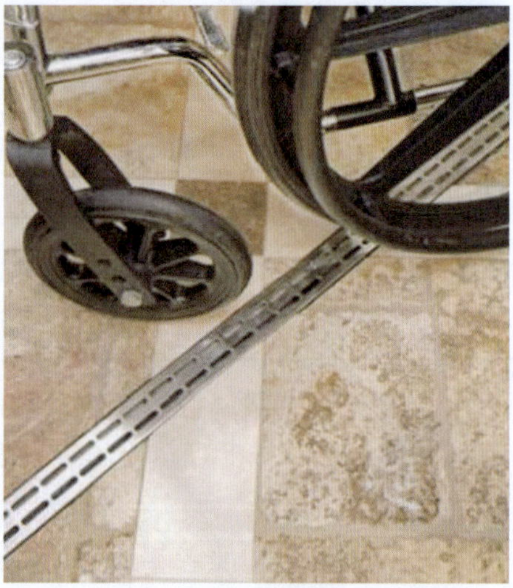

图 3-60　截水用条形地漏示意图

（7）老年人照料设施的卫生间给水排水管道宜暗装敷设。

为防止磕碰和抓扶热水管道烫伤，居室卫生间、公用卫生间、浴室、盥洗室等给水排水管道宜采用暗装敷设，可选用悬挂式洁具。

2．供暖、通风与空气调节

（1）老年人照料设施应在严寒和寒冷地区设集中供暖系统，在夏热冬冷地区应设安全可靠的供暖设施。采用电加热供暖应符合国家现行标准的规定。

从供暖质量、操作方便、消防安全、卫生条件、节能环保等方面考虑，严寒和寒冷地区老年人照料设施建筑应采用集中供暖系统。夏热冬冷地区的供暖形式未作明确规定，主要是考虑户式空气源热泵供暖较适合这些地区。

（2）设置散热器供暖系统时，应采用供水温度不高于 85℃热水作为热媒。有条件时，宜采用热水地面辐射供暖系统，供水温度不应高于 60℃。

（3）主要房间供暖室内设计温度不应低于表 3-12 的规定。

表 3-12　主要房间供暖室内设计温度

房间类别	居室	居室卫生间、盥洗室	公用卫生间	浴室	文娱与健身用房	康复与医疗用房	办公室	楼梯间、走廊
设计温度（℃）	20	20	18	25	20	20	20	18

老年人体质差，对室温要求较高，供暖室内设计温度应适当提高。含洗浴设备的卫生间宜设置安全可靠的辅助供暖设施，平时保持在20℃，洗浴时借助辅助供暖设施升温至25℃，保证洗浴时的室内温度。

（4）无供暖设施的老年人照料设施，应根据当地的气候特点，在老年人浴室内安装安全可靠的供暖设备或预留安装供暖设备的条件。

（5）散热器、热水辐射供暖分集水器必须有防止烫伤的保护措施（强制要求）。为了保护老年人的安全健康，采取有效措施避免老年人烫伤，热水散热器、电供暖散热器、热水辐射供暖分集水器等必须暗装或加防护罩。

（6）老年人用房内不应敷设温度高于当地大气压下沸点的高温水管道及蒸汽管道。由于故障时高温水管道及蒸汽管道对人员的危害远大于低温热水管道，老年人行动迟缓，应急能力差，为保证安全做此条规定。

（7）厨房、卫生间、浴室等应设置具备防止回流功能的机械排风设施。设置机械排风设施有利于室内污浊空气快速排除。

（8）严寒、寒冷及夏热冬冷地区的老年人照料设施建筑，宜设置满足室内卫生要求且运行稳定的通风换气设施。严寒、寒冷及夏热冬冷地区的老年人照料设施建筑，冬季往往长时间关闭外窗，对室内空气质量极为不利。老年人长期生活在室内，且体弱多病，抵抗力差，非常需要增设运行稳定、效果良好的自然通风设施或机械通风设施，以提高室内空气品质。

（9）老年人用房人员长期逗留区域舒适性空调室内设计参数应符合表3-13的规定。老年人冬季喜欢室温高一些，夏季不希望室温过低。有条件时，供热工况室内设计相对湿度不宜小于30%。风速较高对休息状态的老年人影响较大，床及固定座椅处风速应严格控制，不符合要求时，应采取遮挡等有效措施，满足要求。

表3-13　老年人用房人员长期逗留区域舒适性空调室内设计参数

类别	温度（℃）	相对温度（℃）	风速（m/s）
供热工况	22～24	—	≤0.2
供冷工况	26～28	≤70	≤0.25

（10）当设置集中空调系统时，应设置新风系统。主要房间设计最小新风量宜按换气次数法确定，并应符合下列规定：①康复与医疗用房以及护理型床位的居室、单元起居厅等生活用房设计最小换气次数宜为每小时2次。②非护理型床位的居室等生活用房设计最小换气次数宜符合表3-14的规定。

表 3-14　非护理型床位的居室等生活用房设计最小换气次数

人均居住面积 Fp	每小时换气次数
$Fp \leqslant 10m^2$	0.70
$10m^2 < Fp \leqslant 20m^2$	0.60
$20m^2 < Fp \leqslant 50m^2$	0.50
$Fp > 50m^2$	0.45

当设置集中空调系统时，空气通过外窗缝隙渗透很难保证房间的新风量。如果采用频繁开窗、关窗的方式，不满足国家节能要求且增加了部分老年人的行动负担，因此应设置新风系统。

3. 建筑电气

（1）居室、单元起居厅、餐厅、文娱与健身用房宜设置备用照明，照度值不应低于该场所一般照明照度标准值的 10%。

老年人的视力及行动能力较弱，当正常照明的电源失效后，为了保证老年人日常活动，规定其居室、单元起居厅、餐厅、文娱与健身用房宜设置备用照明。

（2）生活用房、文娱与健身用房及辅助空间照度值应符合表 3-15 的规定。光源宜选用暖色节能光源，相关色温小于 3300K，显色指数宜大于 80，眩光指数宜小于 19。考虑到老年人的视力较弱，其照度标准稍有提高。

表 3-15　生活用房、文娱与健身用房及辅助空间照度值

房间名称	居室	单元起居室、餐厅	卫生间、浴室、盥洗室	文娱与健身用房	门厅	走廊	楼梯间
照度值（lx）	150	200	200	300	200	150	100

（3）建筑出入口、阳台应设照明设施。供老年人使用的盥洗盆或盥洗槽、厨房操作台应设局部照明，有条件时，每个居室的门外可增设局部照明。

强调建筑出入口设置照明灯具，主要为了方便老年人晚上识别和返回自己居住的建筑。老年人使用的盥洗盆或盥洗槽、厨房操作台设局部照明，是为了减少老人被刀具划伤的危险。每个居室门外设局部照明，是考虑老年人视力不好，开启房门时使用。

（4）居室至居室卫生间的走道墙面距地 0.40m 处应设嵌装脚灯，居室的顶灯、长过道的照明宜采用双控开关两地控制。

设置脚灯是为了方便老年人夜间活动，减少跌倒危险。顶灯、长过道照明采用双控开关两地控制，可以避免老人在黑暗中行走，造成危险。

（5）照明开关应选用带夜间指示灯的宽板翘板开关，安装位置应醒目，且颜色应与墙壁区分，高度宜距地面 1.10m。

从老年人生理特点出发，照明开关应当昼夜都易识别，因此要求采用带夜间指示灯的宽板翘板开关，其颜色同墙壁也要有区分，安装高度是为了方便轮椅使用者使用。

（6）电源插座应结合建筑家具布置设置，并应满足主要家用电器和安全报警装置的使用要求。居室床头、盥洗盆或盥洗槽、厨房操作台、洗衣机应设置电源插座。除具体明确的位置外，还应满足主要电器的使用要求。

（7）电源插座应采用安全型电源插座。居室的电源插座高度距地宜为 0.60 ~ 0.80m；供老年人使用的电炊操作台的电源插座高度距地宜为 0.90 ~ 1.10m。

要求采用安全型电源插座，主要是从安全与使用方面考虑，以防老年人无意碰到或使用不当时，造成触电危险。居室插座安装高度的确定是以床头柜高度为依据，厨房操作台电源插座的高度是以方便坐轮椅的人操作为依据。

（8）低压配电导体应采用铜芯电缆、电线，并应采用阻燃低烟无卤交联聚乙烯绝缘电缆、电线或无烟无卤电缆、电线。

老年人行动能力弱，一旦发生火灾，后果更加严重。要求低压配电导体采用铜芯电缆、电线，主要是为了减少由于导体原因发生的电气火灾发生。采用阻燃低烟无卤交联聚乙烯绝缘电缆、电线或无烟无卤电缆、电线是为了防止火灾时导体燃烧释放的有毒气体，造成二次伤害。

（9）每个生活单元应设单元配电箱，照料单元的居室宜单设配电箱，配电箱内应设电源总开关，电源总开关应采用可同时断开相线和中性线的开关电器，配电箱内的插座回路应装设剩余电流动作保护器。要求照料单元的居室单设配电箱，主要是出于供电可靠和方便管理的考虑。

（10）老年人的安全是第一位的，因而做好电气安全防护是非常重要的。安全防护应符合下列规定：①医疗服务用房和带洗浴设备的卫生间应做局部等电位联结。②当采用Ⅰ类灯具时，灯具的外露可导电部分应可靠接地。③医疗服务用房宜设防静电接地。

（11）供配电设备、用电设备均应选用高效节能产品。

4．智能化系统

（1）信息设施系统应符合下列规定：①应配置有线电视、电话、信息网络等信息设施系统。②老年人居室、单元起居厅和餐厅、文娱与健身用房、康复与医疗用房应设有线电视、电话及信息网络插座。③宜设无线局域网络全覆盖设施。

应从老年人居住、活动规律和需求出发，设置信息设施系统并在老年人用房配备电话、电视和信息网络插座。同时，作为现代生活的基本配置，在老年人用房及公共区域建设无线局域网络覆盖，可支持无线物联网应用、移动终端应用和后续养老设施运营者的扩展及增值服务。

（2）公共安全系统应符合下列规定：①建筑内以及室外活动场所（地）应设视频安防监控系统。各出入口、走廊，单元起居厅、餐厅，文娱与健身用房，各楼层的电梯厅、楼梯间，电梯轿厢等场所应设安全监控设施。②建筑首层宜设入侵报警装置。③老年人居室、单元起居室、餐厅、卫生间、浴室、盥洗室、文娱与健身用房，康复与医疗用房均应设紧急呼叫装置且应保障老年人方便触及。紧急呼叫信号应能传输至相应护理站或值班室。呼叫信号装置应使用 50V 及以下安全特低电压。④失智老年人的照料单元宜设门禁系统。

设置视频安防监控系统的目的是及时保护老年人的人身安全，老年人照料设施建筑应根据功能需求设置相应的护理智能化系统。视频安防监控系统应设置在公共部位。对于老年人洗澡、如厕时易发生意外的情况，如有条件可设置红外探测报警仪或地面设置低卧位探测报警探头等。考虑老年人易出现突发状况，设置电子紧急呼叫设施时遵循本条款。高度分别按老年人站姿、坐姿或卧姿的不同状态来规定。采用按钮型呼叫装置时，卫生间内安装高度距地宜为 0.40 ~ 0.50m，居室床头和公共活动场呼叫装置高度为 0.90 ~ 1.20m；采用拉绳方式时，马桶旁宜为 1.10m，淋浴区为 1.80m；鉴于文娱与健身用房、康复与医疗用房的紧急呼叫装置位置往往难以确定，也可采用携带式的紧急呼叫装置。

（3）老年人居室、单元起居室、餐厅、卫生间、浴室、盥洗室、文娱与健身用房，以及康复与医疗用房宜设温度监测及调控系统，并宜在各用房内单独调控。

在老年人各用房设置实时室温监测和调控可为老年人提供人性化的关怀，并可为能效监管提供基础数据。老年人对室内温度感受存在个体差异，因此独立调节控制是必要的，单独控制也有利于空调系统的节能运行。

（4）照护及健康管理平台应符合下列规定：①宜设照护及健康管理平台，对照护人群的健康数据进行采集、分析和管理。②建筑内以及室外活动场所（地）宜设活动监护及无线定位报警系统。③特殊照料人群（如失智老人）空间应设防走失装置。④宜设照料人群与家人间信息及时传递措施。

顺应物联网、云计算、大数据等信息交互多元化和新应用的发展，设置照护与健康管理平台，可支持护理呼叫信号系统、护理人员巡更系统等专业业务系统，以及照护人群的健康数据采集、分析和管理，实现为老年人提供更加精准的照护及健康服务。同时，也可为城乡、社区进行养老服务合理配置提供有效的决策依据。

二、养老机构设备设施配置基本标准

设施与设备的配置一切以服务老年人为中心，尊重老年人的个性与生活习惯，倡导个性化的服务；以服务管理者的工作质量需求为重点。养老机构的设施与设备的配置要符合适老环境的无障碍，做到安全第一，护理便捷、保障老年人有一愉悦的生活环境。坚持设施与设备配置的适老化、必要化、最大效率化。设施与设备配置秉承不是最贵的是最好的，而是最实用的才是最好的原则，应以国产设施与设备为主。

（一）设备配置

养老机构的设备应按照服务功能进行配置，分为老年人用房设备、管理服务用房设备和公用场所设备 3 个方面进行配置，应符合 JGJ 450—2018，GB 50763—2012 中 3、8.4、8.5 及 GB/T 29353—2012 中 7.2 的规定。

1. 老年人用房　老年人用房按照生活、医疗保健和公共活动等服务功能进行配置。

（1）生活用房

自理老人居室：应配置适老家具，包括护理床、床头柜、书桌、座椅、衣柜。宜配有电视、电风扇、适老电话、呼叫装置、饮水装置等；宜配有纱窗纱门，合居型居室宜有隔帘。三级及以上的养老机构可配置适老功能护理床。

失能老人居室：应配置适老功能护理床，适老家具包括床头柜、书桌、座椅、衣柜；宜配有电视、电风扇、电话、呼叫装置、饮水装置；宜配有纱窗纱门，合居型居室宜有隔帘；宜配置适老坐便椅、适老助力扶手装置、适老移动类辅具、适老餐食辅具。

失能、失智老年人照护区：养老机构应为失智老年人设置功能性照护区域，并配置专业照护设备，包括适老助力扶手装置、适老移动类辅具、适老移动洗浴床。

失智老年人居室：应配置适老功能护理床，适老功能家具：床头柜、座椅、衣柜；宜配有电视、电风扇、饮水装置；宜配有纱窗纱门，适老坐便椅、适老助力扶手装置、适老餐食辅具。根据失智老年人的照护需要可设置具有洗浴功能的重症照护间。

失能老人、失智老人床上用品：应配置床单、被罩、枕套，数量与床位之比宜为 1∶2；应配置床垫、棉絮、枕芯、厚薄被，数量与床位比宜为 1∶1.1。还应配置防压疮气垫、尿垫、功能性靠垫、便失禁消耗品等。

自理老人床上用品：应配置床单、被罩、枕套，数量与床位比为 1∶1.5 为宜。还应配置床垫、棉絮、枕芯、厚薄被，数量与床位比为 1∶1.1 为宜。

阳台：应保障轮椅的回旋空间，落地玻璃窗应设有防护栏及遮光窗帘。阳台宜配有晾衣架及晾衣杆等。

室内家具：应为适老功能家具。

自用卫生间：应符合 JGJ 450—2018 中的相关要求。配置固定式洗漱用品架、毛巾架、垃圾篓、卫生纸专用夹、排气扇等。安装呼叫装置。自理老人用卫生间宜设淋浴器及防滑沐浴垫。安装适老马桶助立装置，适老助力扶手装置。

公用卫生间：宜邻近休息厅，并应设便于轮椅回旋的空间，男女各设 1 具轮椅进出的厕位间，男卫生间应至少设 1 具立式小便器。公用卫生间应设置坐式厕位、适老马桶助立装置、适老助力扶手装置。

公共浴室：应设置淋浴器、坐凳、防滑沐浴垫、适老坐便椅，用品架、衣物柜、呼叫装置、墙壁式适老助力扶手装置、吹风机等。失能的老年人应配置带坐便器的适老沐浴椅（床）、适老马桶助立装置。宜配置温度计，安装机械排气系统，浴室应可采用折叠式门或向外开式门。依据浴室的大小可设置浴盆、适老移位辅具、轮椅自由操作以及护理人员辅助洗浴的空间。依据浴室的大小配置卫生间设备。

公共餐厅：应配置能够满足就餐老年人数量的餐桌、座椅、消毒柜、消毒器具、洗漱池、垃圾桶、防蝇设备，宜配置、保温配餐台、留样柜。还应设有轮椅专用通道和轮椅用餐桌。宜配备生活自助具等。

洗衣间：应配置湿洗机、烘干机、熨衣机、去渍台、熨烫台，三级及以上的养老机构可配备干洗机、打码机等。

开水间：应配置开水器、恒温水箱等。

护理站：配置办公桌、椅、电脑、文件柜、吸痰器、呼叫系统设备的控制终端等。

污物间：应配置污物柜、污物桶、污物处理和消毒设施等。

个人浴室：应设置坐式厕位、适老马桶助立装置、安装墙壁式适老助力扶手、防滑沐浴垫、热水器、淋浴器、用品架。失能老年人应配置带坐便器的适老沐浴椅（床）。宜配置温度计，宜安装机械排气系统，浴室应可采用折叠式门或向外开启门。浴室的大小，应能保障适老移位辅具、轮椅自由操作的空间以及护理人员辅助洗浴的操作空间。

理发室：配备理发座椅、洗发座椅、理发工具、剃须工具和清洁卫生用具等。

（2）医疗保健用房：养老机构应内设医疗机构，并符合《医疗机构基本标准（试行）》中的规定。

护理设备：按失能老人比例配制造老功能护理床、防压疮垫、功能轮椅、折叠屏风、适老移动类辅具，配置适老餐饮自助器具，床边洗浴设备等。

临终关怀室：三级及以上的养老机构可设临终关怀室，按照《医疗机构基本标准（试行）》病房要求配置。

保健室：依据房间面积配置诊疗桌、椅、床、按摩床；配置中医经络理疗仪、艾灸仪、拔火罐、刮痧板、熏蒸设备等；熏蒸与艾灸治疗间应安装通风设施。

医疗机构康复训练室：应配置适老健身器材，训练用垫、肋木、姿势矫正镜、平行杠、楔形板、沙袋和哑铃、拉力器、前臂旋转训练器、滑轮吊环、电动起立床、功率车，治疗床、连续性关节被动训练器（CPM）、训练用阶梯、训练用球、踏步器、助行器、平衡训练设备、功能性电刺激设备等各类助行器、水平漫步机、柔性踏步器、站立行走平衡器；应配置物理治疗训练台、手功能组合训练器；应配置肩轮、肩关节活动弧架、肩梯等。康复室各种康复设备的安装应符合 GB/T 24436—2009 中第 5 章要求，康复训练设备的标志、标签、警告标识与注意事项，应符合 GB/T 24436—2009 中第 7 章要求。

老机构适老康复训练室：框架组合适老康复训练系统（根据空间任意组合，不做墙面地面工程）包括：肩梯、腕关节康复训练器、前臂旋转训练器、滑轮吊环、肋木、智能型肢体训练器。4 人 0T 训练台，可升降训练台阶，水平漫步机，平台助行器。

心理疏导室：应配置柔色桌、椅、可调灯光系统、心理沙盘等。

（3）公共活动用房配置

阅览室：应配置书籍、报纸、杂志、书架、报架等。

网络室：应配置适老电脑桌、椅；电脑及电脑扩视器具；互联网信息设备等。

棋牌室：应配置适老棋牌桌、椅；麻将桌、椅；配有适老麻将、象棋、扑克等。

书画室：应配置适老书画桌、椅及文房四宝等。

健身室：应配置形体镜墙、压腿杠、地毯或地垫等。

教室：应配置桌子、椅子、教学用具等。

多功能厅：应配置电视、音响、呼叫装置、空调及相应的适老助立沙发、座椅、媒体播放设备、手工制作台、手工制作工具等。

阳光厅（风雨廊）：应配置桌、座椅等。

2．管理服务用房

入住登记室：应配置办公桌、椅、计算机等。

老年人能力评估室：应配置诊桌、椅、量化测试卡、视力检查灯箱、色觉图册、手持听觉检测仪，餐饮具、适老餐饮自助具，马桶、马桶增高器、适老坐便器、洗面台、卫生间适老助力扶手装置，模拟环境踏步台阶、轮椅、助行器、拐杖，冰箱、微波炉、洗衣机、电视机、电话机、更衣柜，适老功能护理床，立地支撑扶手，开关面板、把手开关面板等。

办公室：应配置办公家具和办公设备。办公家具包括办公桌、椅、文件柜、档案柜、沙发、书架等。办公设备包括计算机、打印机、电话、照相机、复印机、传真机、扫描仪等。

接待室：应配置接待桌、椅等。

会议室：应配置会议桌、椅、音箱、麦克风、功放、投影机、摄像机、电视等。

档案室：应配置档案柜、计算机管理系统等。

厨房：可设置营养配餐间、均浆膳制作间、库房，应配置操作台、灶具、炊具、洗涤池、排油烟器、冰柜（箱）、保温送餐车、食品搅拌机、打碎机、微波炉、烤箱、电磁炉及食具消毒设备等。食品操作台面及吊柜应符合 JGJ 450—2018 的要求，食具消毒设备应符合 GB 14934—2016 的要求。

洗衣房：应设置衣物清洗池和消毒池，并配置洗涤设备、洗衣机、烘干机、熨烫机、缝纫机及消毒设备等。

职工用房：职工宿舍宜配置床、衣柜等。

总值班室：应配置传呼监护系统、电话、担架及轮椅等设施。

备品房：应配置货物架、柜子等。

设备用房：应配置办公桌、椅、网络和安保监控设备等。

3．公用场所

电梯：2 层及以上楼层的老年人用房设施应设置无障碍电梯，且至少 1 台为医用电梯，电梯应符合 GB 50763—2012 中 3.7 的要求。

网络信息化设备：配置网络设备、服务器设备、终端设备等信息化设备。

通讯管理设备：设置内部通讯管理网络，配置覆盖工位的对讲通信设备。

老年人专用接送车（无障碍）：三级及以上的养老机构应配置老年人专用接送车辆，三级以下的养老机构可配置老年人专用接送车辆。

室外活动场所：应设置符合老年人的体能心态特征的固定健身设施、设备及固定的座椅，衣物晾晒场所应设置固定的晾晒杆。

无障碍指引标识：各功能区域、道路、方向均应设置各类无障碍指引提示、标识，并符合 GB/T 10001.9—2008 的规定。

（二）设施配置

养老机构设施按照基础设施和公共设施配置。

1．基础设施

给水排水设施：应提供市政供水，生活饮用水应符合 GB 5749—2006 的要求。老人生活用房应配置 24 小时热水供应系统，水温应可调节，最高温度不应高于 45℃，宜安装混合水龙头。宜配有雨水排水系统和污水排水系统，选用节水型、低噪音的洁具和给排水配件。

通风设施：居室、活动室、走廊、餐厅、楼梯间等应采用自然通风；卫生间、浴室、食堂操作间可采用机械通风。严寒及夏热冬冷地区的养老设施建筑内，宜设置满足室内卫生要求的机械通风，并应避免集中冷气流产生。

照明设施：应符合 JGJ 450—2018 中的要求，灯光照度应柔和，居室及通道应设有夜灯，床头宜设有床头灯。养老设施建筑居住、活动及辅助空间照度值应符合相关标准要求。根据具体活动内容，在空间整体照明的基础上应设置局部照明作为补充。电气设施养老机构电气系统应采用埋管暗敷，宜采用带指示灯的宽板开关，电插座及开关位置符合 JGJ 450—2018 的要求，电气安全应符合 GB/T 13869—2017 的要求。

2．公共设施

（1）消防设施：养老机构的建筑防火设计应符合 GB 50016—2014 的要求，内部装修应符合 GB 50222—2017 的要求，应按照 GB 50016—2014 的规定配置相应的灭火器、消火栓等消防器材与设施，设置火灾自动报警、楼房应设置自动灭火系统、防烟排烟设施，并符合 JGJ 450—2018 的规定。厨房消防设施配置符合 GA 498—2012 的规定。消防安全标识应符合 GB 13495.1—2015 的规定，设置原则与设置要求应符合 GB 15630—1995 第 5 章、第 6 章的规定。

（2）安保监控设施：养老机构内老年人活动公共区域应配置紧急呼叫装置。楼梯间楼梯、坡道、走廊、电梯、公共活动区域均应安装连续性的扶手，扶手符合 JGJ 450—2018 的要求，楼梯间楼梯应安装双侧扶手。

建筑物内的公共活动区域设置垂直阳角、水平阳角；家具的垂直阳角、水平阳角与突出面，应安装防撞保护条。电梯、门、走廊、室内的下部应加装不低于 30cm 的轮椅防撞踢脚。

沐浴室、卫生间及老人居室安装助力扶手装置或马桶助立装置。浴室、居室的门应为推拉门、折叠门，安装双向开启插销。

楼房阳台、窗户宜安装隐形防护网，或限制窗户开启宽度装置。

应设置门禁、定点视频安防监控系统，监控范围应覆盖公共区域，无盲区。

宜配置保护性约束器具。

室内温度控制设施设备应配置暖气、空调、空气加湿器等取暖、降温的设施设备，室内温度和相对湿度应符合 GB/T 18883—2002 中 4.2 项下表 1 的规定。

三、康复辅助器具配置基本要求

功能障碍者使用的、特殊制作的或一般可得到的用于如下目的任何产品（包括器械、仪器、设备和软件），简称康复辅具、辅具。康复辅具配置以满足老年人需求为中心，应以人为本，提供个性化服务。应符合养老机构的无障碍环境要求，做到安全第一，使用便捷。在满足功能需求的原则下，宜选择性价比高的康复器具。

（一）配置原则

（1）根据康复训练需要配置。

（2）根据经济能力配置。

（3）根据训练场地情况配置。

（4）根据专业人员情况配置。

（5）根据质优价廉、使用有效的原则配置。

（6）在偏瘫、脊髓损伤、脑性瘫痪、截肢之间选择偏瘫康复专用器械优先配置。

（7）在器械配备过程中以多种应用类型器械为优先配备条件。

（二）配置要求

1. 生活起居类康复辅具　起居类康复辅具宜配置床、床垫、固定抓握栏杆和拉手、床边桌、床边板。康复辅具配置要求见表 3-16。

表 3-16　起居类康复辅具配置要求

类别	要　　求
床	（1）符合国家标准 GB/T 26340—2010 的相关规定
	（2）具有升降、背起、屈腿、翻身等体位调节功能
床垫	（1）减轻人体接触床的压力
	（2）采用防水透气材质
固定抓握栏杆和拉手	（1）符合国家标准 GB/T 22752—2008 的相关规定
	（2）固定在床头位置用于老人起身助力
床边桌	（1）高低可调，桌的高度符合床的配套高度，可移动
	（2）承载质量 50kg 以上
床边板	（1）板的尺寸符合床的要求，可安置在床上
	（2）承载质量 50kg 以上

进食类康复辅具：宜配置助食筷、自助碗、喝水杯。康复辅具配置要求见表 3-17。

表 3-17　进食类康复辅具配置要求

类别	要　　求
助食筷	（1）中间应配连接杆，能轻松地夹起食物
	（2）符合食品相关产品安全要求
助食碗	（1）底部带有吸盘，吸附力持久，防止碗滑动
	（2）碗口一侧为屋檐式设计，防止食物遗洒
	（3）符合食品相关产品安全要求
喝水杯	（1）适合卧床或头部移动受限制者使用
	（2）防溢溅式杯嘴设计，容量为不小于 250ml
	（3）符合食品相关产品安全要求

洗浴类康复辅具：应配置淋浴椅、洗浴床、防滑淋浴垫。康复辅具配置要求见表 3-18。

表 3-18　洗浴类康复辅具配置要求

类别	要　求
淋浴椅	（1）高度可调节
	（2）承载质量 120kg 以上
	（3）四脚具有耐磨防滑，带靠背
	（4）车架应防锈
洗浴床	（1）具有电动升降功能，可以与不同高低的床对接
	（2）产品承载质量 120kg 以上，防水等级 IPX6 级
	（3）可与墙体固定安装使用，或底部有 4 个万向轮、可沿任意方向平移和转动、具有刹车功能
	（4）有排水孔，床头比床尾高，方便排水
防滑淋浴垫	（1）用于防止老年人洗浴滑倒
	（2）表面有按摩点、底部有防滑吸盘

如厕类康复辅具：应配置坐便椅、装配在坐便器上的扶手等，康复辅具配置要求见表 3-19。

表 3-19　如厕类康复辅具配置要求

类别	要　求
座便椅	符合国家标准 GB/T 24434—2009 的相关规定
装配在坐便器上的扶手	（1）扶手可上翻、方便上下马桶
	（2）扶手上下可调节
	（3）符合国家标准 GB 50763—2012 的相关规定

2．个人移动类康复辅具　地面移动类康复辅具宜配备框式助行器、轮式助行器、肘拐杖、腋拐、手动轮椅车、电动轮椅车、移位机、无障碍扶手，康复辅具配置要求见表 3-20。

表 3-20　地面移动类康复辅具配置要求

类别	要　求
框式助行器	符合国家标准 GB/T 14728.1—2006 的相关规定
轮式助行器	符合国家标准 GB/T 14728.2—2006 的相关规定

续表

类别	要　　求
肘拐杖	符合国家标准 GB/T 19545.1—2004 的相关规定
腋拐	符合国家标准 GB/T 19545.2—2004 的相关规定
手动轮椅车	符合国家标准 GB/T 13800—2009 的相关规定
电动轮椅车	符合国家标准 GB/T 12996—2012 的相关规定
移位机	符合国家标准 GB/T 20404—2014 的相关规定
无障碍扶手	符合国家标准 GB 50763—2012 的相关规定

上下楼梯类康复辅具：宜配备爬楼梯机、爬楼梯轮椅车，康复辅具配置要求见表 3-21。

表 3-21　上下楼梯类康复辅具配置要求

类别	要　　求
爬楼梯机	符合国家标准 GB 24806—2009 的相关规定
爬楼梯轮椅车	（1）符合国家标准 GB/T 12996—2012 的相关规定
	（2）静态稳定性符合轮椅的安全性，保证使用者安全
	（3）具有随时制动能力
	（4）电源和控制系统符合电气安全要求

3. 技能训练类康复辅具　肢体训练类康复辅具宜配备上肢训练器械、躯干训练器械、下肢训练器械、功率自行车、平衡功能训练设备，康复辅具配置要求见表 3-22。

表 3-22　肢体训练类康复辅具配置要求

类别	要　　求
上肢训练器械	（1）符合国家标准 GB 24436—2009 的相关规定
	（2）用于进行上肢肌力训练，可改善上肢活动范围
躯干训练器械	（1）符合国家标准 GB 24436—2009 的相关规定
	（2）强化腰腹部和背部的肌肉组织，预防改善腰痛、背痛等
下肢训练器械	（1）符合国家标准 GB 24436—2009 的相关规定
	（2）增强腿部力量，改善下肢关节屈伸功能

续表

类别	要　求
功率自行车	（1）符合国家标准 GB 24436—2009 的相关规定
	（2）锻炼下肢活动能力和耐力
平衡功能训练设备	（1）符合国家标准 GB 24436—2009 的相关规定
	（2）具有双足压力分析平衡功能

智力训练类康复辅具宜配置基本几何技巧训练辅具、言语训练辅具，康复辅具配置要求见表 3-23。

沟通和信息类康复辅具宜配置光学助视器、电子助视器、盲杖，康复辅具配置要求见表 3-24。

表 3-23　智力训练类康复辅具配置要求

类别	要　求
基本几何技巧训练辅具	（1）具有多种图形化训练和康复功能
	（2）用于提高患者对各种图形的感知能力
言语训练辅具	（1）具有多种语言训练和康复功能
	（2）用于失语症患者恢复对言语的感知训练

表 3-24　沟通和信息类康复辅具配置要求

类别	要　求
光学助视器	符合国家标准 GB 23719—2009 的相关规定
电子助视器	符合国家标准 GB/T 26339—2010 的相关规定
盲杖	符合国家标准 GB/T 16930.2—2009 的相关规定

（三）主要康复训练器具

1. 平行杠　可用于站立训练、步行训练、肌力训练、关节活动度训练、训练辅助等（图 3-61）。

2. 肋木及阶梯　可用于矫正姿势，防止畸形，肌力、耐力训练，关节活动度训练，训练辅助，步行训练，肌力训练。

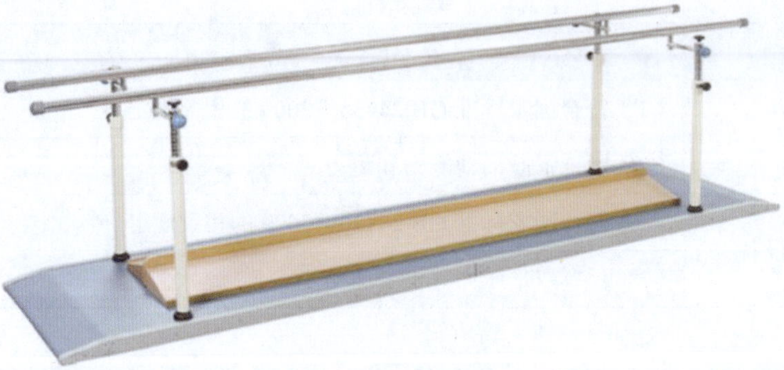

图 3-61　平行杠

3．训练台　综合基本动作训练，平衡训练，训练辅助。

（1）运动垫：①综合基本动作训练：卧、跪、单腿跪、手膝位、坐位训练及垫上训练，长座位平衡及耐力训练；儿童脑瘫基本姿势动作训练，翻身、坐起、爬行及异常姿势矫正训练。②平衡训练。③训练辅助：与肋木等配合使用，能满足多种训练卧位操作的需要。还可以做跌倒防护用（图 3-62）。

（2）电动站立床：①渐进适应性训练，通过逐步增大倾斜角度，使身体机能逐渐适应重心的升高。②重度偏瘫、四肢瘫和其他重症患者可以利用电动站立台做健康保持训练。③预防因为站立功能障碍所导致的多方面身体并发症，如骨质疏松、关节挛缩、肢体畸形等（图 3-63）。

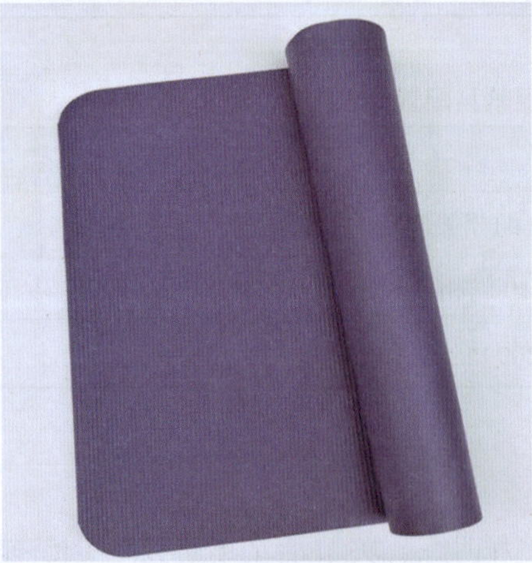

图 3-62　地垫

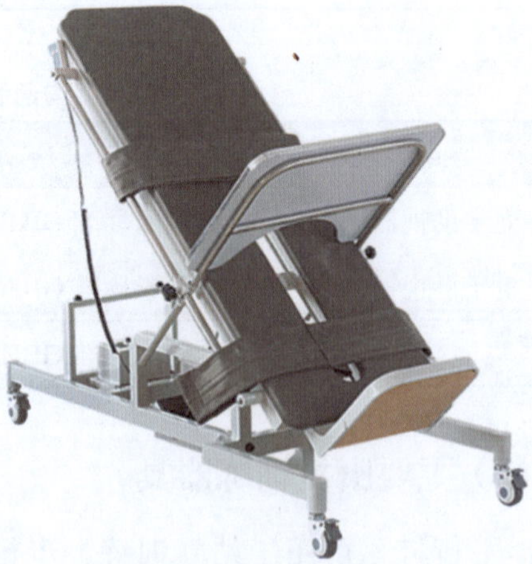

图 3-63　电动站立床

4．平衡板　用于偏瘫、脑瘫等各种运动失调患者的平衡训练协调性训练，平衡功能训练（图 3-64）。

5．滚筒　协调性训练，关节活动度训练，综合基本动作训练，平衡功能训练（图 3-65）。

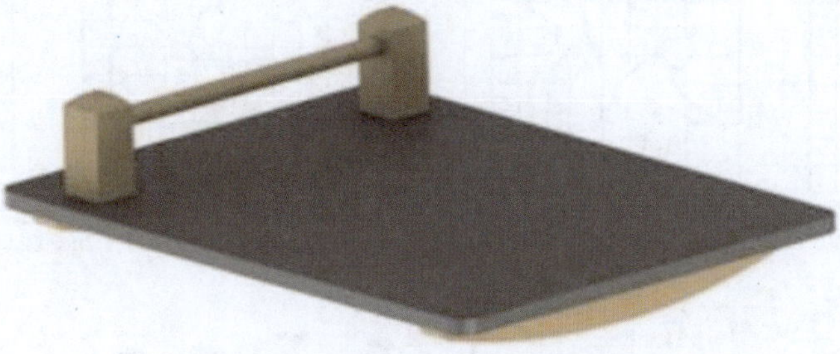

图 3-64　平衡板

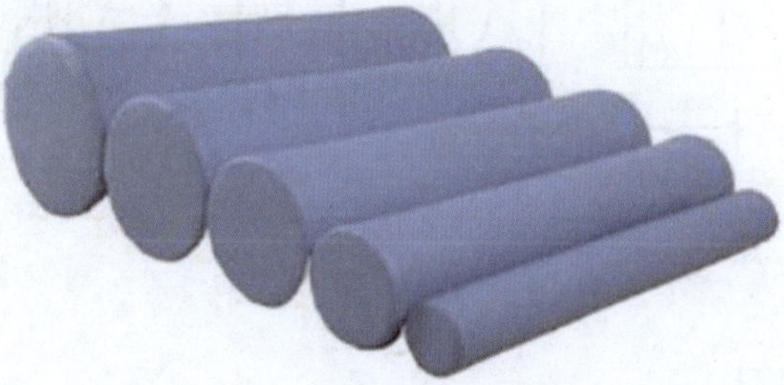

图 3-65　滚筒

6．分指板　用于偏瘫、脑瘫、四肢瘫等患者矫正手指姿势，防止手指畸形，防止指间关节挛缩变形，防止手的屈肌挛缩（图 3-66）。

7．踝关节矫正板　矫正姿势、防止畸形，站立训练（图 3-67）。

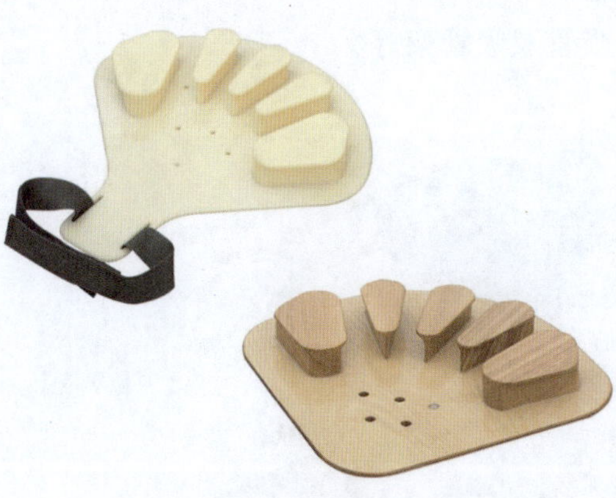

图 3-66　分指板

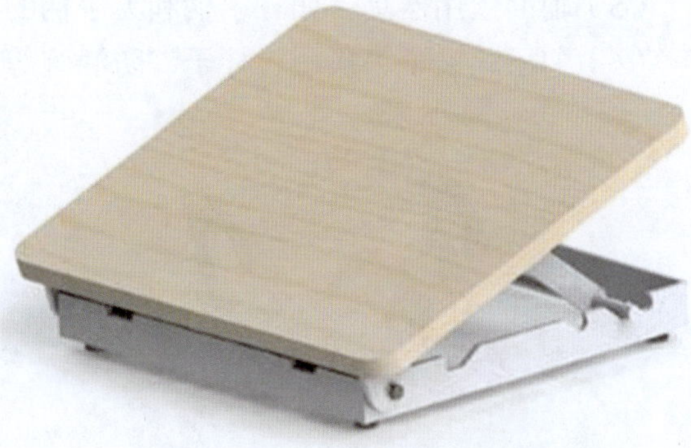

图 3-67　踝关节矫正板

8．轮椅、拐杖、助行架，如图 3-68 所示。

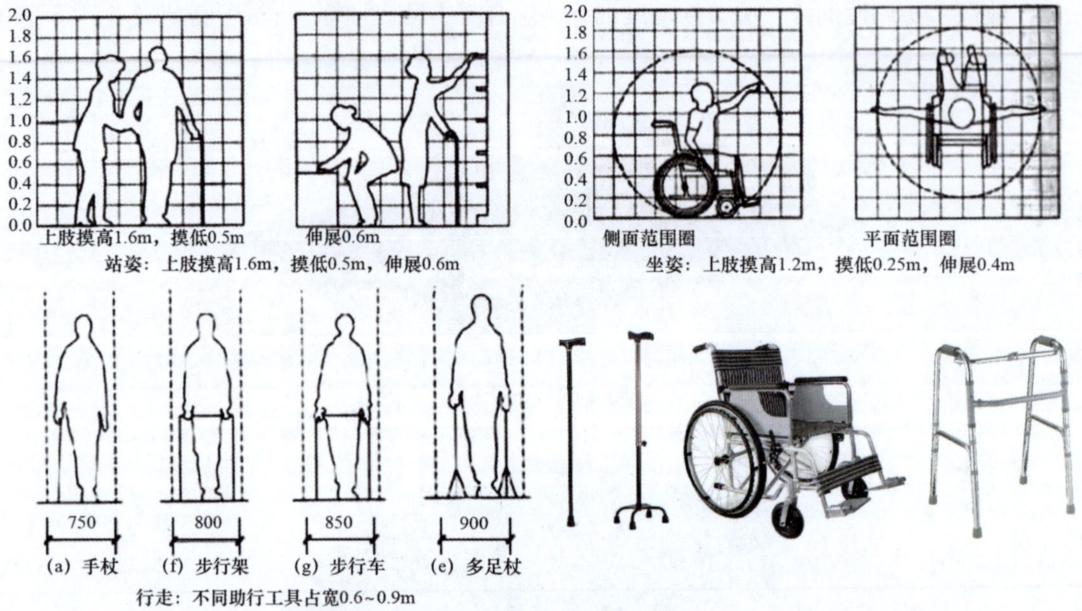

图 3-68　轮椅、拐杖、助行架

（四）常用辅助器具

1．生活自理及饮食辅助器具（图 3-69）

（1）可转动的餐具。

（2）加大手柄的餐具。

（3）握柄有角度的餐具。

（4）防洒碗、防撒碟、碗固定器及多用途固定器。

（5）辅助饮用器具：如有手柄和无手柄的杯、吸管及吸管架等。

（6）勺子、叉子、筷子、杯子、防洒碗等。

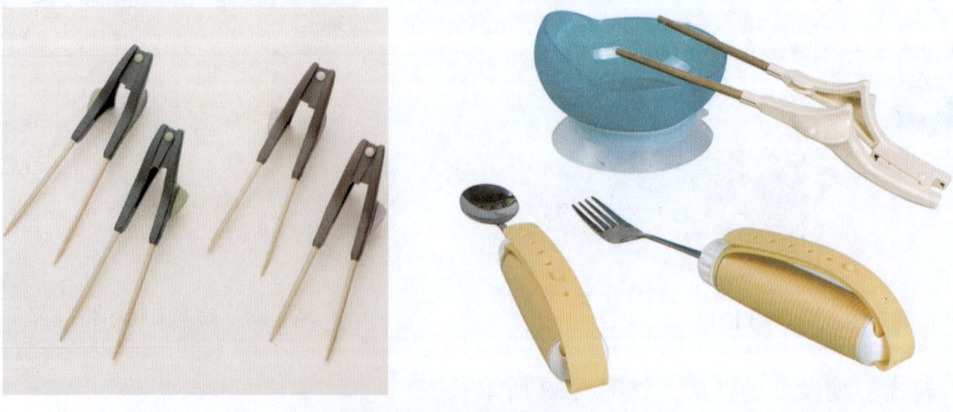

图 3-69　饮食辅助部分餐具及碗

2．个人移动辅助器具（图 3-70）

（1）各种手杖、拐杖、肘拐、前臂支撑拐、腋拐、三角拐、四脚拐、五脚拐。

（2）助行器普通助行架、轮式助行架、助行椅、助行台。

（3）轮椅车手推轮椅、手动轮椅、电动轮椅、机动轮椅车、手摇三轮车。

（4）升降装置自动提升用具、提升装置、升降台、吊兜、座椅升降机、上下楼轮椅、汽车改装等。

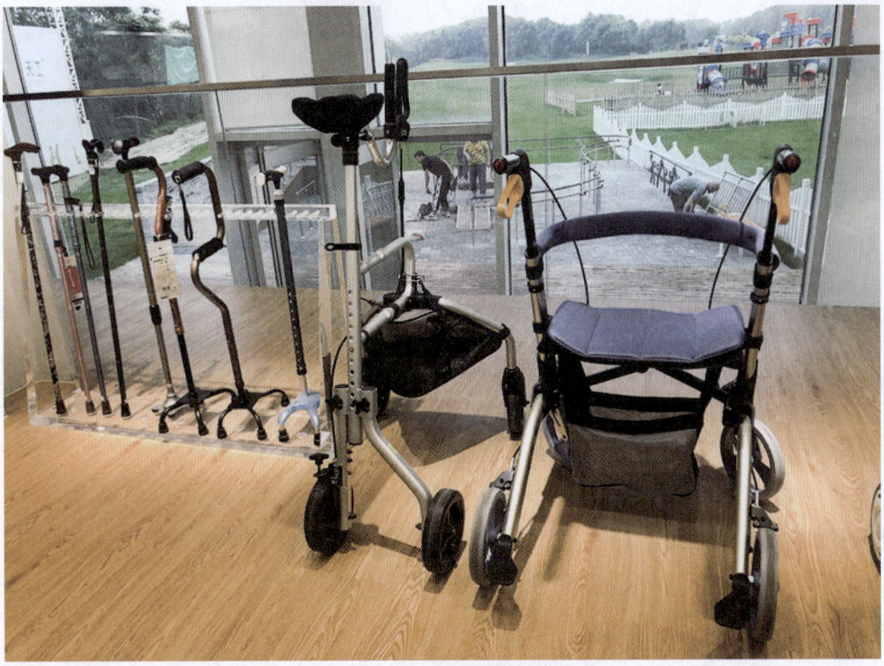

图 3-70　个人移动辅助器具

3．方便生活辅具　包括老花镜、放大镜、带放大镜的指甲钳、助听器、拍痰杯。

4．起居辅助设备（图 3-71）

（1）床具手动及电动可调式床具、床的附件、床上用品、防压疮垫。

（2）桌：可调式工作台或工作桌、床上小桌板等。

（3）椅子：手动或电动提升椅、高座位椅、老年座椅等。

（4）姿势保持辅助器具：俯卧板、站立架、背托垫、颈托垫、坐姿保持器等。

（5）均压用品：各种均压床垫、均压坐垫。

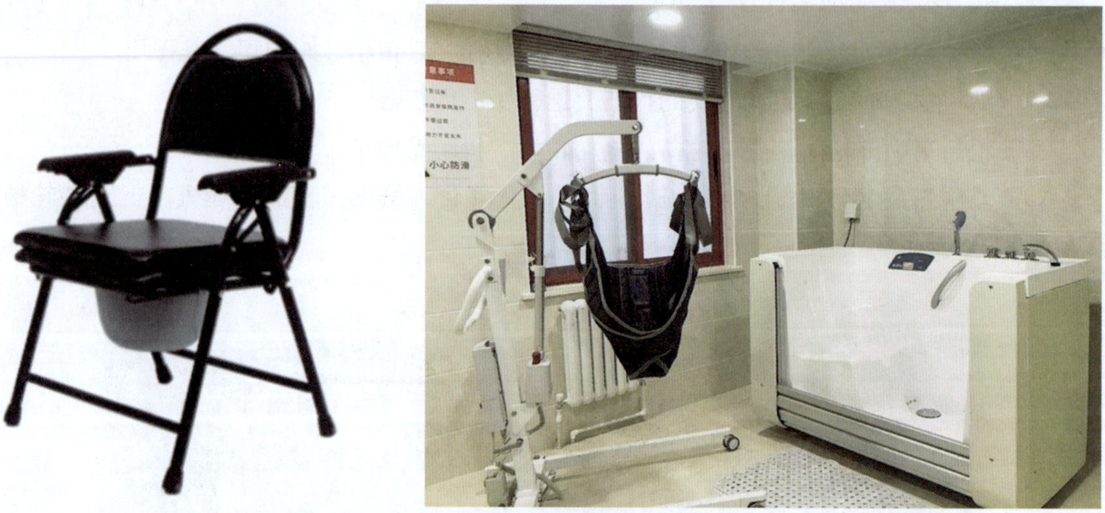

图 3-71　起居辅助设备

四、物品和耗材配置要求

(一)物品和耗材配置分类

一般老年照料设施物品和耗材分为：①医疗耗材。②非医耗材物资。③食品物资等(如药品、医疗耗材、医疗设备等属于医疗耗材，除此以外为非医疗耗材物资)。

含老年康复医疗功能的全天社区：医疗耗材、非医耗材物资、食品物资。

不含康复医疗功能的全天照料社区：非医耗材物资、食品物资。

不含餐饮服务的日间照料设施：非医耗材物资。

医疗耗材及食品物资耗材专业度比较强，一般还会有单独的医疗耗材及食品物资采购清单。以高端养老社区举例，非医耗材一般分类如下。

(1)办公家具。

(2)办公设备。

(3)挂绳 / 卡套 / 旗帜。

(4)印刷品(标准品)。

(5)对讲机。

(6)一卡通。

(7)清洁剂。

(8)清洁用品。

(9)纸品。

(10)客房日耗品。

（11）清洁设备。
（12）瓷器。
（13）密胺餐具。
（14）客房布草。
（15）餐饮布草。
（16）宴会家具。
（17）健身器材。
（18）工服。
（19）工鞋。
（20）办公用品、日用百货、小家电。
（21）清洁剂 / 清洁用品（中低端）。
（22）纸品类－其他。
（23）工程物料。
（24）餐饮服务用品。
（25）标识（标准品）。

（二）物品采购清单（注：彩图仅做说明及举例格式，非指定品牌）

1．电器类 常用电器类物品如表 3-25 所示。

表 3-25 常用电器类物品

序号	名称	规格及型号	单位	彩图
1	太阳能热水器	18 根管，管长 1.8m，高温速热，容积为 141L； 水箱：外壳为亚光白彩板 460，内胆为 T445-360，管间距为 76mm，管口布置为下进出水、侧溢流、下排气、下传感器口（带电型号有，侧置传感器切换后取消下置传感器口，用侧溢流口加装三通用），支架造型：支架宽 8cm，与水平面成 45°，料厚 1.2mm，真空管为 58×1800 高效管，选配 KSD/KSDB 控制器，获得 ISO14001 环境体系认证，ISO9001 质量管理体系认证，产品必须为国际国内知名品牌。保修承诺不低于 3 年	台	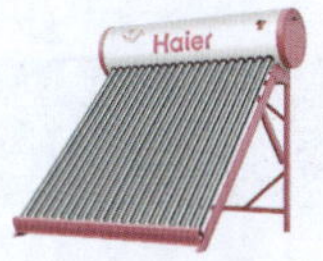
2	42 英寸液晶电视机	42 英寸，屏幕比例 16∶9，液晶面板 LED，其他接口：地置 1 组分量、两组 HDMI、1 组 VGA、1 组音频输出、1 组功放输出、1 组耳机，30 天之内有问题包退换，获得国家 ISO9001 质量管理体系认证，产品必须为国际国内知名品牌。保修承诺不低于 3 年	台	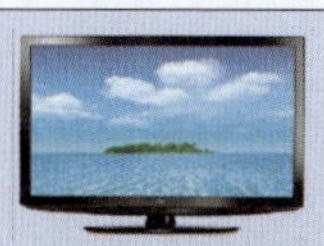
3	32 英寸液晶电视机	32 英寸，屏幕比例 16∶9，液晶面板 LED，其他接口：地置 1 组分量、两组 HDMI、1 组 VGA、1 组音频输出、1 组功放输出、1 组耳机，30 天之内有问题包退换，获得国家 ISO9001 质量管理体系认证，产品必须为国际国内知名品牌。保修承诺不低于 3 年	台	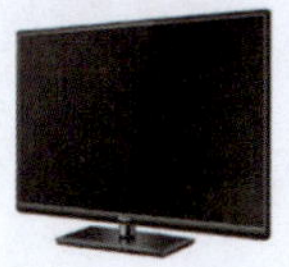

续表

序号	名 称	规格及型号	单位	彩 图
4	电冰箱	面板材质为彩晶玻璃，双门节能冷藏冷冻，冰箱总容积为201～250L，定频直冷，一级能耗等级，耗电量为千瓦时/24小时，LED冷光源照明技术，获得国家ISO9001质量管理体系认证，产品必须为国际国内知名品牌。保修承诺不低于3年	台	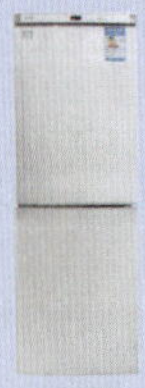
5	洗衣机	半自动双桶洗衣机，洗涤容量6kg，脱水容量5kg，洗衣程序为15分钟强/标准，能效等级为2级，获得国家ISO9001质量管理体系认证，产品必须为国际国内知名品牌。保修承诺不低于3年	台	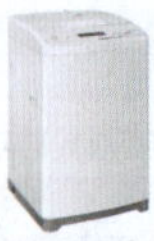
6	消毒柜	380L，消毒柜上层层架载物重量为10kg，下层为20kg，臭氧浓度≥13.6mg/m^3，额定功率700W，消毒温度通常为125℃+45℃/－5℃保修承诺不低于3年	台	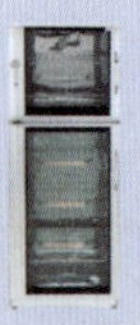
7	电热开水器	20L，两相电家用电源，工作过程全自动化，使用方便；设有缺水断电装置，有效保护电热管；电加热管使用寿命长。选用优质不锈钢制造，内胆均为304，主要电器元件由名厂制造，性能稳定，包含配套的不锈钢支架；产品聚氨酯整体发泡，属于节能型省电40%。本产品是大功率的商用电器类产品，应符合国家产品标准。保修承诺不低于3年	台	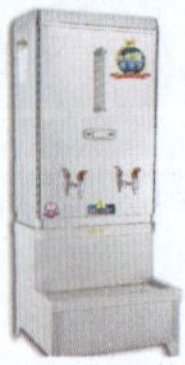

2．第二部分 生活家居类物品如表3-26所示。

表3-26 生活家居类物品

序号	名 称	规格及型号	单位	彩 图
1	8斤棉被盖絮	长2m，宽1.5m，所用棉花质量为3级以上天然棉花	床	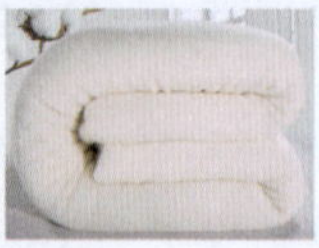
2	6斤棉被垫絮	长2m，宽1.2m，所用棉花质量为3级以上天然棉花	床	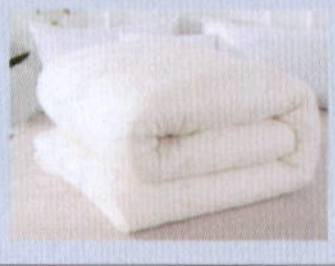
3	棕床垫	长2m，宽1.2m，所用材料为天然棕制品，全棕	床	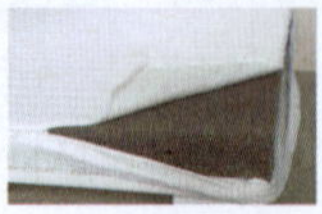

续表

序号	名 称	规格及型号	单位	彩 图
4	床上用品四件套	包括被套、床单、枕套、枕巾，其中被套长为 2.1m，宽 1.6m，床单长为 2.1m，宽 1.5m，枕套尺寸为≥ 48cm × 78cm。全部产品布料为加厚全棉。素色	套	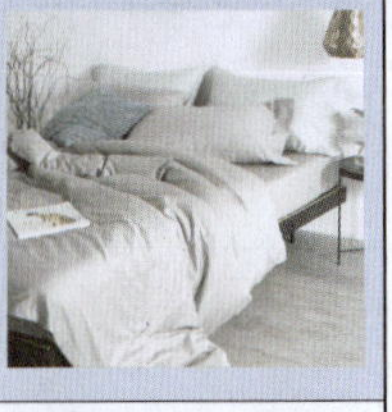
5	枕芯	产品规格为≥ 45cm × 75cm，单人枕头，棉内芯，双芯套	个	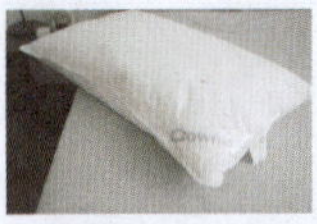
6	水瓶	水容量为 2L（小号），玻璃内胆，塑料外壳	个	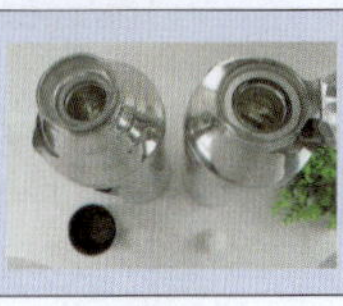
7	脸盆	产品直径≥ 33cm，高≥ 10cm，PP 树胶透明，耐热温度 120℃，耐冷温度 −20℃	个	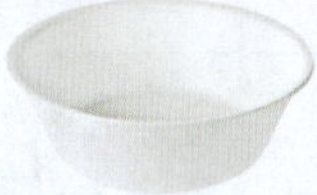
8	澡盆	产品规格：圆形，直径≥ 72cm，高 18cm，加大加厚非再生材料，质量不小于 2.5kg；塑胶制品，环保无毒无谓，耐高、低温（−20 ~ 150℃）	个	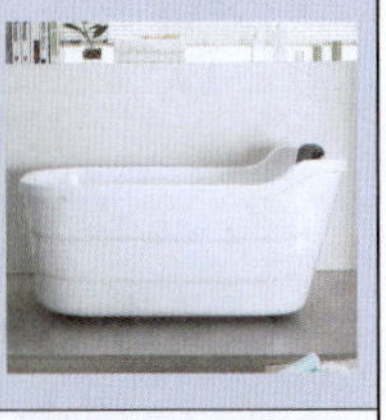
9	洗脸毛巾	产品规格为≥ 32cm × 70cm，全棉，素色	条	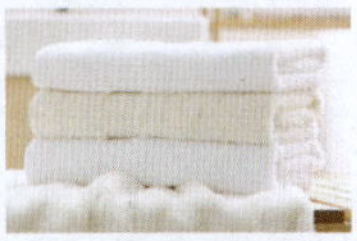
10	洗澡毛巾	产品规格为≥ 38cm × 93cm，全棉	条	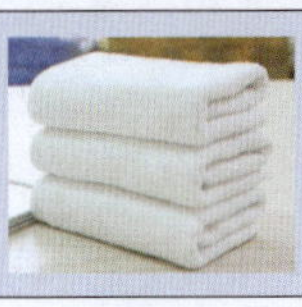
11	不锈钢茶杯	中号金属加厚不锈钢茶杯，内径为 10cm，有盖有手柄	个	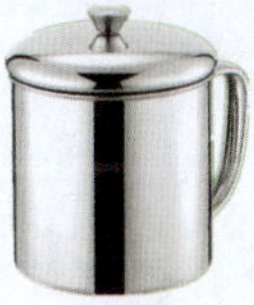

3．家居办公类　家居办公类物品如表 3-27 所示。

表 3-27　家居办公类物品

序号	名　称	规格、型号及功能	单位	彩　图
1	会议桌椅	桌：实木结构，无腐蚀，无虫蛀，无毛刺，桌长 1.5m，宽 0.5m，椅长 1.5m，宽 0.4m；全实木结构条椅，条椅档 4.5cm × 3.5cm，间距 ≤ 2cm，水晶漆原木色，漆度饱满光洁，无剥落、露底、针孔、花斑、划痕等，稳定性良好	套	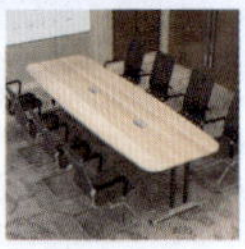
2	办公桌椅	实木板式结构，无腐蚀，无虫蛀，无毛刺，桌长 1.6m，宽 0.8m，高 0.85m，二柜三屉，椅子为办公木靠椅，桌面板厚度不小于 4cm，脚柜侧板顶板厚度不小于 1.8cm，漆度饱满光洁，无剥落、露底、针孔、花斑、划痕等，结构牢固，稳定性良好	套	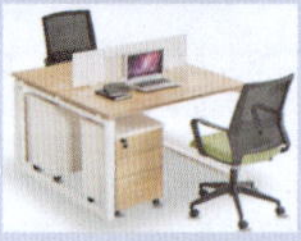
3	档案柜	铁皮成品档案柜。尺寸 ≥ 1.8m × 0.85m × 0.39m，材质为冷轧钢板，厚度 ≥ 0.6mm，经过酸洗磷化防锈等九工位处理，静电喷塑，漆面环保无气味，焊接部分采用高标准熔接焊，薄面平整光滑，抽屉推拉顺畅，锁具优质，稳定性良好	个	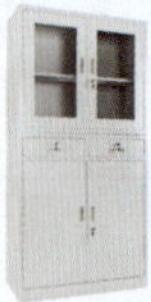
4	拉卷式简易窗帘	拉珠拉绳拉卷式，内置行星齿轮减速装置，系统运行平稳，尺寸为 1.1m × 1.9m 的为 60 幅，尺寸为 1.3m × 1.9m 的为 60 幅	幅	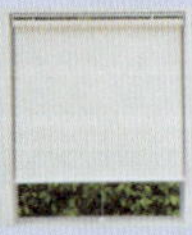
5	单人床	长 2m，宽 1.2m，高低床造型，全实木用材，床头靠背上下弯弧造型，U 形双挂钩，配实木床板，水晶漆原木色，漆度饱满光洁，无剥落、露底、针孔、花斑、划痕等。无腐蚀，无虫蛀，无毛刺，床板厚 1.2cm，床板间隙小于 5cm，床腿不小于 5cm × 3cm，床母主材不小于 3cm × 12cm。床档不小于 4.5cm × 3.5cm，床档间距 ≤ 40cm，安装安全牢固，稳定性良好	张	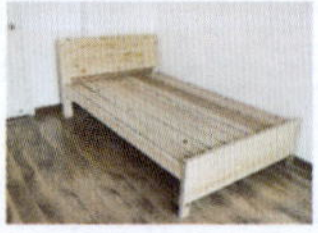
6	桌子	长 1.2m，宽 0.7m，高 0.76m，全实木结构，面板厚度不低于 2cm，无腐蚀，无虫蛀，无毛刺，三屉二柜（柜两格），屉、柜配锁，水晶漆原木色，漆度饱满光洁，无剥落、露底、针孔、花斑、划痕等，结构牢固，稳定性良好	张	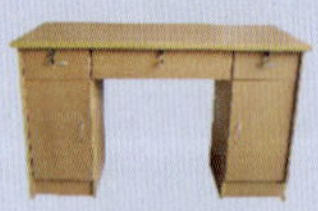
7	椅子	常规背靠座椅尺寸，全实木结构，无腐蚀，无虫蛀，无毛刺，水晶漆原木色，漆度饱满光洁，无剥落、露底、针孔、花斑、划痕等，结构牢固，稳定性良好	把	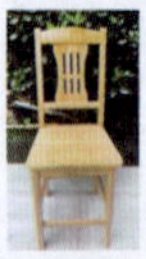
8	衣柜	高 1.8m，宽 1m，深 0.5m，上下两大格各隔两小格，侧板厚度不小于 1cm，隔板厚度不小于 1.5cm，腿档不小于 5cm × 3cm，无腐蚀，无虫蛀，无毛刺，两扇单开门并配锁，水晶漆原木色，漆度饱满光洁，无剥落、露底、针孔、花斑、划痕等，结构牢固，稳定性良好，全实木结构，木材含水率应在 11% ± 1% 之间；拉手与锁具为五金件	个	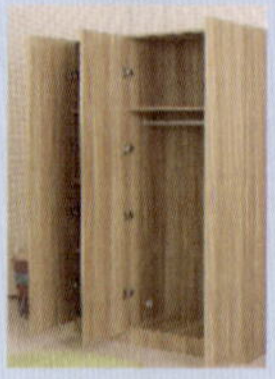

4．医疗保健类 医疗保健类物品如表 3-28 所示。

表 3-28 医疗保健类物品

序号	名 称	规格、型号及功能	单位	彩 图
1	ABS 床头冲压面板单摇式豪华病床	床头、床尾采用 ABS 工程塑料，可装卸；床两侧采用不锈钢折叠护栏，可自如收放；床面板采用冷板一次冲压型；床脚带轮，直径为 125mm 静音包罩脚轮；规格：2.2m × 0.97m × 0.5m 单摇设计，整体经酸洗磷化后并静电喷塑，成品色纯泽亮，喷塑层涂着均匀，固着牢固不易脱落。附着力达到一级。摇杆把手采用 ABS 伸缩式，防尘结构不积灰尘，保障使用顺畅；焊接工艺质量优良，坚固牢实，耐用；背板上折≥ 85° 床边设有铝合金倾倒护栏，坚固耐用，带有锁件、防夹手装置，使用方便、安全	张	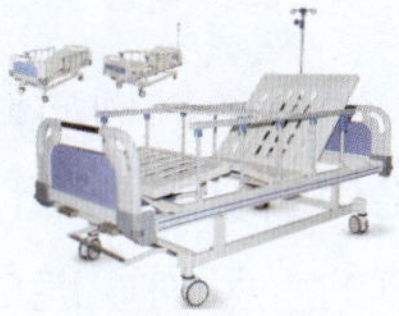
2	轮椅	由架、轮（大车轮、小车轮）、刹车装置、椅坐、靠背 4 部分组成；钢管喷漆、低靠背；软座。带坐便；可折叠式，便于携带和运输	部	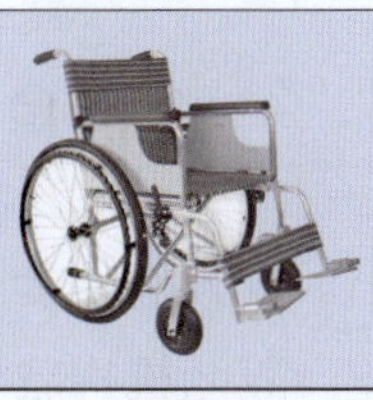

五、特种设备配置基本要求

（一）特种设备定义

养老机构特种设备包含涉及生命安全、危险性较大的锅炉、压力容器（含气瓶）、压力管道、电梯等。

（二）特种设备安全

1．特种设备在投入使用前或者投入使用后 30 天内，养老机构应向特种设备安全监督管理部门登记，登记标识应置于或者附着于该特种设备的显著位置。

2．养老机构应对在用特种设备进行经常性日常维护保养，并定期自行检查。应至少每月进行 1 次自行检查，并做出记录。在自行检查和进行日常维护保养时发现异常情况的，应及时处理。电梯维护单位应至少每 15 天对养老机构在用电梯进行 1 次清洁、润滑、调整和检查，并做记录。

3．养老机构应指定机构对在用特种设备进行定期检验。在安全检验合格有效期届满前 1 个月应向特种设备检验检测机构提出定期检验要求。未经定期检验或者检验不合格的特种设备，不应继续使用。

第五节　后勤管理

养老机构后勤管理主要包括膳食服务管理和物业管理两部分。膳食服务管理是指养老机构膳食服务部门管理人员对机构的膳食服务活动进行有效组织、计划、指挥、监控和调节的一系列职能的总称。物业管理服务是指养老机构向入住老人提供除饮食服务、护理服务、健康管理服务以及娱乐服务以外的其他日常生活服务的总称。

一、膳食管理

有效的膳食服务制度能够为老人提供科学的膳食方案，使入住老人得到满意的膳食服务。养老机构膳食服务管理范围可分为对科室员工的管理和对科室具体工作的管理，科室具体工作管理又可分为员工技术管理（如老人食谱制定、食材采购及存储、食品加工制作等）、卫生管理、安全管理等。

（一）膳食科室人员配置

养老机构膳食服务科室常设有科室主任、营养师、厨师、采购员、保管员等。在科室主任领导下开展工作，另可设主管营养师、厨师长等。目前我国大多数养老机构没有专门的营养医师和营养技师，老人食谱的制定和具体饭菜制作都是由厨师完成的。对于有特殊疾病的老年人（如糖尿病、高血压等），很多养老机构都会有专门的“治疗餐”，但也不是由专门的营养医师制定食谱的。膳食科室具体每类工作人员的数量可根据床位多少和养老机构实际需求来配置。养老机构膳食科室人员配置也可参照 2012 年卫生部《临床营养科建设与管理指南（试行）》：三级医院和具备条件的二级医院应设立临床营养科，营养医师人数与医院床位数之比应至少为 1∶150，营养技师应按照与营养医师 1∶1 的比例配备，厨师人数与床位比例为 1∶25 ～ 1∶30。

（二）膳食科室工作人员素质要求

1. 科室主任带领全科室工作人员顺利完成膳食服务工作。作为科室主任，最好具备营养学、管理学或食品科学等相关专业学历背景；热爱本职工作，熟悉养老机构膳食服务工作的特点；能全心全意为老年人服务，以满足老年人的饮食需求为己任；应具有较强的组织管理和开拓创新能力。

2．营养师应受过专业训练，掌握营养学的基本理论、基础知识和基本操作技术，具备独立工作能力。有条件的养老机构也可配备具有医师资格证的营养医师。营养医师应当具有临床执业医师资格，并通过营养专业教育或经过临床营养专业培训并考核合格；营养技师要求有医学专业学历背景，经过临床营养学专业培训并考核合格。

3．厨师根据营养师制定的食谱，按时烹饪老人的饭菜。作为养老机构的厨师，要求取得厨师职业资格证书。

4．采购员应懂得市场营销的相关知识，熟悉膳食采购业务；具备较好的社交、谈判和应变能力；具有较好的市场调研、分析能力；有较强的工作责任感，原则性强，工作细心。

5．保管员应具有丰富的物资知识，对所管物资要充分地熟悉，掌握它们的理化性质和保管要求，能针对性地采用管理措施；能充分掌握并利用仓储管理技术；能够合理、高效地安排使用仓储设备。

（三）科室具体工作管理

1．员工技术管理

（1）食谱制作管理：老人食谱主要由营养师根据老人的健康状况、营养需求等结合所学专业知识而制定。

（2）食材采购管理：良好的物资是做好膳食服务工作的物质保证，因此养老机构膳食服务部门必须加强物资管理，建立一整套从物资采购到消耗使用的管理措施。采购验收和采购必须按购货计划进行。采购回来的食品要有专人验收并有记录，有条件的机构还可进行必要的检验。对于不符合食品卫生要求的食品要酌情妥善处理，不能使用质量差和有损健康的食品。

（3）食材保管管理：

食材入库流程：食材统一由保管员人库保管。采购来的食材由保管员依据签字确认后的《采购明细表》填写《食材出入库表》；采购员对照菜单明细表和采购食材，交给管理部，保管员审核菜单明细表，建立《食材出入库表》，登记存档。

食材出库流程：每日厨师将所需食材名目、数量列出清单交给管理部，经管理部确认后去保管员处领取，并签字确认；保管员将所领用的食材明细登记在《食材出入库表》上，办理食材出库。若食材使用发生剩余，需交还至保管员处重新办理剩余食材入库手续，保管员须填写《食材出入库表》。保管员应在每笔出入库手续办理完毕后计算库存结余量，做到每笔账目不论大小均记录清晰，账物相符，一旦发现不符应及时核实更正。

食材在仓库存储时的保管：入库保管过程中发生食材过期、霉变，保管员应立即告知科室管理部，如因个人疏忽而导致食材损失，应由保管员个人负责，并承担全部损失。

2．卫生管理　膳食部门的卫生状况直接影响老年人的饮食质量，因此卫生管理是质量管理的一个重要内容。膳食部门食堂的配置、卫生及管理要求，食品与餐具的卫生要求以及对从业人员操作的管理要求，均需严格执行《中华人民共和国食品卫生法》和《餐饮业和集体用餐配送单位卫生规范》的规定，卫生管理包括建筑卫生、环境卫生、食品配置过程卫生和个人卫生管理。

（1）建筑卫生：建筑卫生管理主要包括 3 个方面，即建筑位置、内部装饰和室内布局。

（2）环境卫生管理：应随时保持室内卫生，每日必须对操作台、各种物表及地面进行常规清洁，必要时应用消毒液进行消毒，有污染时应立即消毒。

（3）食品配置过程卫生管理：保持饮食卫生的关键是要做好食品配置过程的卫生，它包括食品检验、厨房设备卫生、用具卫生等。

（4）个人卫生管理：膳食科室工作人员必须搞好个人卫生。勤洗手、洗澡；勤理发，勤剪指甲；勤洗衣服，勤洗被褥，勤换工作服。

3．安全管理　膳食服务部门承担着养老机构老年人的饮食任务，饮食安全问题直接关系到老年人的健康。食堂里员工的操作会直接接触煤、电、气等危险设备，因此做好安全管理是膳食服务部门管理人员非常重大的责任。

（1）食堂安全保卫工作由膳食科室管理人员实施监督，要定员定岗，责任落实到人。

（2）工作人员使用各种炊事机械设备时必须严格执行操作规程，并由专人保养。工作时应精力集中，不准说话聊天，必须戴袖套和工作帽、穿围裙，杜绝人身伤害事故的发生。

（3）要注意用电安全，机器使用完后必须切断总电源；人人应注意节电、节水；一旦发现问题要及时报告、及时处理，避免发生事故。

（4）使用燃气时要做到“火等气”，如发现漏气应及时修理。开着火时，人不准离开，以防火灾事故的发生；每位工作人员都要学会灭火器的使用方法，记住火警电话“119”。

（5）下班后，由专人检查燃气、水、电、门窗等是否关闭好，做好防火、防盗等安全工作。

（6）外来人员一律需严格审查登记。

（7）严格执行蔬菜农药检测“0 制度”。

（8）每餐前均由专人（如营养师）对当餐所供应的所有食品进行试尝，每份不少于 10g，试尝后 30 分钟如无异常反应方可向老人供餐。

（9）每餐、每样食品应由专人负责食品留样（起锅时提取）并做好记录，留样分量不少于 200g，留样时间 48 小时。

二、物业管理

物业保障服务内容主要包括联络、个人财产管理、代办代买、居室清扫等服务。物业保障服务在提升入住老人生活质量及实现在机构正常化生活等方面发挥着不可替代的作用，其服务的质量直接关系到养老机构的整体服务质量。

（一）物业保障服务的内容

现代养老机构的物业保障服务管理注重在养老理念、模式、服务方式等方面的创新，把现代服务业引入传统养老业，形成“物业服务＋养老服务”的双重服务模式，目前主要的物业服务保障内容包括环境卫生服务、洗衣服务、联络服务、安全保障以及个人财物管理等多方面。

1．物业保洁服务　保洁服务是养老机构物业日常生活服务的基本内容之一。按《环境管理体系》相关要求，养老机构应为老年人提供舒适、清洁、安全的养老环境，主要卫生服务包括公共区域、室内以及院区外围保洁工作，养老机构卫生做到无积存垃圾，无卫生死角，无纸屑，无灰尘等。

2．联络服务　为了预防服务过程中的各种事故以及养老纠纷的发生，养老机构开展及时而又准确的联络服务显得尤为重要。联络服务必须建立在相应的软硬件配置上，开展包括机构内部联络和机构外部联络的服务。

（1）养老机构内必要的软硬件配置是不可缺少的，养老机构应仿照医院护理模式设置呼叫装置，固定于如床头等老人易于拿取的地方，同时每一名与老人直接接触的工作人员都应随身配备呼叫机，一方面可即时接收老人发出的信号；另一方面也方便与需要的工作者之间的互相联系。经济条件许可的机构，可引入生活异常感知装置，如生活节奏敏感器，当入住老人的行动超出预定的行动时间向工作人员发出提醒。

（2）机构内部联络服务是指养老机构以向入住老人提供满足其需求的服务为中心，不断促进养老机构内各职能部门、相应职能部门及团队内部各个工作人员之间的信息交流与共享的过程。

（3）机构外部联络服务是指养老机构在向入住老人提供满足其需求的服务的同时，不断促进与入住老人的家属及其亲朋好友的沟通与交流的过程。联络服务 内容包括公用电话、计算机网络、代办电报、书信代写与投寄等相关的服务，保持老人与外界的通信畅通、有效。

3．洗衣服务　养老机构应具备为老年人提供洗衣服务的设施设备（洗涤机械等）和场地，定点收集衣物，对老年人衣物及时进行分类清洗，确保各类衣物清洁。

除了以上主要服务内容以外，养老机构可以根据老人的具体情况，协助老人妥善保管好个人财物、物品收发登记、代办代买、信息服务等服务内容。

（二）物业保障服务制度

物业保障服务制度是高质量的物业服务的前提，管理者在制定服务制度的时候要本着服务性、规范性、可操作性、指导性和稳定性的原则。制度的贯彻落实是高质量服务的关键因素。

1．物业保洁服务管理　管理人员应该对物业保洁应当承担的公共区域、室内区域和外围环境卫生的物业保洁员进行管理，明确环境卫生保洁的质量和要求，保持公共和室内环境卫生，使服务对象和员工满意。管理者应当制订日常保洁工作定期作业计划，并结合保活区域现场实际现状制定出日、周、月、年保洁计划，统筹兼顾，合理安排保洁人员和时间，确保各项保洁服务有计划、有组织、有秩序地进行，消除卫生死角，提高保洁效率和质量。管理者要指定专人对物业公共区域和室内、院区外围的保洁效果进行监督检查，不符合要求的保洁部位，应做好检查记录，及时纠正。

2．联络服务制度　联络服务制度是养老机构物业保障服务的重要内容，制度的完善与否事关每个养老机构老人安全需求的程度，具体制度制定如下。

（1）每名入住老人的家属及其亲朋好友的联络方式都应记录在案，关键时刻便于联系，同时要将相应的联络方式周知老年人，同时保护老人相关信息的隐私与安全。

（2）养老机构关于入住老人的入住状态，随时与老人的家属保持紧密沟通，定期向家属报告相应的情况，同时也要让老人的其他亲朋好友了解知晓，满足入住者的联络需求。

（3）在入住老人的症状发生变化或者发生紧急事故等情况下，养老机构应立即联络老人的家属，在联络不上的情况下，根据机构与入住老人及其家属的合同协定，以保护入住老人为根本出发点，根据机构指定的应急救援指南采取相应的应对措施。

3．洗衣服务管理制度　养老机构应提供服务对象优质的洗衣服务，对各类衣物进行分类清洗，要求达到管理标准，具体制度制定如下。

（1）物业管理部应对洗衣房或外包服务的洗衣厂加强管理。洗衣服务必须按要求和标准定期对服务对象的被服等物品进行洗涤，洗涤过程中按规定使用消毒剂进行消毒。

（2）被洗涤物品实行各科区定时送定时取，应按科区分别收集，检查破损、清点数量并交相关科区交接签字后确认；洗涤应分科区洗涤和消毒，防止污染。

（3）洗涤后的物品叠放整齐，分类贮存；洗涤物品发放时应与相关科区清点数量后交接并签字。

（4）被洗涤物品应检查洗涤质量，确保洗涤物品干净整齐，不符合质量要求的洗涤物品应收回重新洗涤。

（5）在委托洗衣服务期间，运送洗涤物品的专车要定期消毒，防止交叉感染；委托洗衣服务后，应按洗衣房规模和要求完善洗衣服务管理规定。

4．个人财物管理制度　老人由于记忆力衰退，特别是患有阿尔茨海默病的老人，对自己放置的物品忘记放什么地方，对发生了的事情记忆模糊等常有发生。因此，协助老人妥善保管好个人财物，对保障老年人财产权益、避免纠纷的发生十分重要。具体个人财务管理制度制定如下。

（1）原则上不涉及入住老人的个人财产管理，入住老人的现金及银行卡的信用凭据由入住老人自己保管，原则上养老机构不受理寄存及管理。

（2）当出现以下两种情况之一时，养老机构可受理金钱等财物的管理：①入住老人本人向养老机构提出委托。②由于入住老人本人原因被确认为没有足够的判断能力而不能恰当管理财物，得到送养人等许可。

（3）养老机构在符合上述两项条款的情况下可接受涉及入住老人个人财产的委托，同时申请方应依照规定的样式向养老机构提出书面的委托许可。

（4）在养老机构代管涉及入住老人个人财产的情况下，一方面应使所有收取过程都经由银行，做到存款账簿透明，另一方面实行每月1次向入住老人本人及法定监护人等提交定期报告。

（5）在养老机构代管涉及入住老人个人财产的情况下，使用金融机构所产生的手续费用，由财产所有者也就是如住老人来承担。

（6）老年人的贵重物品是否接受养老机构的代管和协助保管，要尊重有完全民事行为能力老人的真实意愿。对于无完全民事行为能力的老年人，也要与家属或代理人做好配合，签订保管代理合同。

第六节 安全管理

养老机构的食品安全、管理安全等一系列安全工作一直是机构工作的重中之重。为持续把养老机构的安全工作做好做实，民政部专门出台了民政行业标准《养老机构安全管理》（MZ/T 032—2012）。在标准基础上，本节重点总结了养老机构易发生的事故和影响老人安全的因素，养老机构安全管理的主要内容，风险防范与事故纠纷处理注意事宜。

一、养老机构易发生的事故及安全因素

（一）意外、事故的定义

1. 意外是指老人所发生的、未曾预料的突发性事件，常常导致老人身体和精神伤害，又称为“意外伤害”。

2. 事故是指造成人员伤亡或重大财产损失的事件。事故又可分为意外事故和责任事故。

（1）意外事故：是指由于老人个人原因（如不当操作或活动、不小心等）和其他不可

抗拒的原因（如自然灾害），而非养老机构方面的原因造成的事故。

（2）责任事故：是指养老机构工作人员违反规章制度、操作规程等失职行为所造成的事故。

（二）养老机构易发生的事故

1．日常护理事故　养老机构的日常护理事故包括老人摔伤、烫伤、坠床、食物导致的窒息、走失、压疮、触电等。日常护理事故与老人生理性衰老和疾病有关，更是与养老机构员工的安全意识、责任意识、服务是否规范、管理是否到位有关。有些事故是由于养老机构工作人员玩忽职守、违反规章制度、一时疏忽大意等原因造成的，如清扫房间或楼道后，没能及时将地面积水擦干，也没有及时提醒老人，造成老人摔伤。近年来，养老机构的日常护理事故发生频率高、种类多样、事故责任难以认定等特点，越来越受到人们的重视。

2．食品安全事故　若养老机构的食品采购不规范，甚至采购了变质原料和过期食品，又无采购验收记录，食物原料保管不规范，清洗不彻底，加工不卫生，饮食安全得不到保障，可能引发食品中毒事故发生。

3．设备安全事故　设备安全事故是指因设备质量、安装、使用、管理、保养、维修等方面的原因导致的安全事故。尤其是一些特殊的设备，如电梯（升降机）、锅炉、电器电路等，特别要注意防止设备安全事故的发生。

4．医疗事故　老年人是疾病高发人群，他们的身体虚弱，免疫能力较低，容易感染疾病，目前部分养老机构为入住的老人提供医疗服务，可能发生的事故有输血输液差错、错误用药、过量用药、误诊等。医疗事故一旦发生，很有可能危及老人的生命安全。

5．社会安全事故　社会安全事故主要包括火灾、重大交通事故、恐怖袭击、暴力侵害、抢劫等。因为养老机构不是一个封闭的场所，每天会有许多人出入养老机构，如老人外出就诊、访友、家属探访、志愿者服务等，流动频繁，给养老机构带来安全隐患较多。

（三）影响老人安全的因素

1．内在因素

（1）生理因素：老年人随着年龄的增长，身体逐步衰老，机能逐步减退，这是自然规律，老年人“越活越年轻”一般只是我们的美好愿望。从一个较长的时间段来看，高龄老人的身体一般来讲总是每况愈下的。老年人的体力、耐力、平衡力、听力、视力、嗅觉、皮肤的感知力、反应能力总是在衰退。老年人是意外伤害事件的高危人群。

（2）疾病因素：各种类型的急慢性疾病也加速了老年人的生理性衰老，增加了意外伤害发生的可能性。例如，患有糖尿病、高血压的老人易发生摔倒、中风。患骨质疏松的老人极易引发骨折，脑卒中偏瘫的老人，除了腿脚、手不灵便，实际上咀嚼、吞咽功能也都退化，容易发生噎食，导致老人发生危险。

2. 外在因素

（1）硬件设施：由于养老机构硬件设施不完善、不规范、不配套，而给入住老人留下安全隐患。例如，养老机构的建筑不符合《老年人建筑设计规范》的基本要求，地面不平整或没有经过防滑处理，房门设有门槛，走廊、楼梯、浴室、厕所等处缺乏扶手，采光过暗，家具稳定性差，障碍物过多，没有安全和警示标志等，都为老人日常生活留下安全隐患。

（2）工作人员素质：有的养老机构护理人员没有经过专业培训，不具备上岗服务资格与条件，对老年人身体、心理变化以及疾病护理知识相对缺乏，更缺乏安全防范意识，这样的员工素质必然增加了意外伤害事件发生的概率。

（3）管理因素管理上的漏洞：主要表现在制度不健全，责任不落实，管理不到位。还表现在平时缺乏安全隐患检查、识别机制，意外发生前无防范，意外发生后的应急措施也跟不上，急救措施无记录等。许多养老机构与老人及亲属签署入住协议不完善，没有充分考虑到可能存在的安全问题。

（4）社会心理因素：养老机构的老人受各种社会心理因素的影响，有时也会给老人带来安全隐患。如家庭矛盾、赡养经济纠纷和遗产分配纠纷，也常常触发老人意外伤害事件发生。极度孤独寂寞的老人，或缺乏亲情关爱和精神慰藉的老人，也极易产生轻生的念头，甚至引发恶性事件。

二、养老机构安全管理的主要内容

（一）养老机构安全管理的原则

1.“安全第一”的原则　在养老机构的一切工作和活动中，必须坚持“安全第一”的原则。任何工作、活动与安全发生抵触时，必须首先保证安全，把安全放在第一位。在所有的工作中，实行安全工作的“一票否决”制。如建筑消防未验收合格，设施未经安全检查，老人不能入住；设备未经安全验收不能使用。老人活动安全措施不落实，活动不能开展等。

2.“老人第一”的原则　在养老机构的所有工作中安全第一，在所有安全工作中，老人的生命身体安全第一。养老机构所有的工作，所有的员工都要确保老人的生命财产安全。这既是养老机构服务宗旨的基本要求，也是安全管理工作的基本要求。

3.“预防为主”的原则　要积极主动地做好防范工作，防微杜渐，把发生事故的可能性降到最低；要定期进行安全检查，及时发现和消除各种不安全因素和事故苗头，把各类事故消灭在萌芽状态；要加强安全教育，做到警钟长鸣；要严格安全管理责任制，人人知道自己的安全责任，彻底消灭安全死角，清理安全隐患。

4.“责权一致”的原则　管事必须管安全，“谁主管，谁负责”。院长是养老机构安全工作总责任人，分管领导是分管业务工作范围的安全总责任人，部门负责人是该部门安全工作的总责任人，做具体业务工作的员工对自己工作涉及的安全工作负责，除了不做工作的人，全体员工人人都有安全责任。

（二）建立健全的规章制度

1. 建立安全责任制度　建立全面的安全管理责任制度是养老机构安全管理的基础性工作。通过安全管理责任制度，明确各级领导、各职能部门、各个岗位每一名员工安全管理的责任，最大限度地调动全体员工做好安全管理工作的积极性。

2. 建立事故调查处理制度　养老机构发生的任何事故（或事故隐患）无论大小，都不能轻易放过，必须及时调查处理。做到“四不放过”，即事故原因未查清不放过，当事人和群众未受到教育不放过，事故责任人未受处理不放过，没有制订切实可行的预防措施不放过。“四不放过”都必须用制度来保障。

3. 完善各项服务流程和工作制度　任何一个服务环节、管理过程缺失，都有可能为老人日后的安全埋下隐患。养老机构的各项服务和工作都应制定具体流程和制度，确保每一项具体的服务和工作都规范和有章可循。

（三）安全隐患排查和安全演练

1. 定期安全隐患排查

（1）查设施设备是否符合要求。养老机构的硬件是否符合“无障碍”设施和安全的要求，消防和卫生防疫等设施是否符合有关的标准，配置齐全。

（2）查规章制度是否完善。要重点检查各类人员的工作职责和工作制度、带班值班和交接班制度、考核奖惩制度等是否完善、落实，对突发事件要有应急预案。

（3）查服务是否规范。对患有传染病的人员，禁止进入养老机构。

2. 定期开展各项安全演练　可以帮助养老机构发现并及时评估养老机构的重大事故应急能力，检验员工对应急预案的了解程度和实际操作能力，养老机构应该定期开展火灾、地震、急救、老人跌倒等事故的安全演练。

（四）加强安全工作宣传和教育

开展安全工作宣传和教育，增强养老机构员工的安全意识。建立健全全体员工的安全教育培训制度，使他们掌握基本的安全知识、救助原则和基本方法，掌握设施设备的使用方法和安全注意事项，使员工感到安全责任的重要性，使老人掌握基本的安全知识，提高自我防范意识和自我保护意识。

（五）采取必要的安全管理技术措施

养老机构应采取多种安全管理技术措施，建立呼叫系统、监控系统、报警系统、灭火系统、电子门锁系统、老人定位系统等，提高安全管理能力和水平。

三、风险防范与事故纠纷处理

（一）养老机构常见的风险

1. 经营风险　经营风险是指谋划、筹划、运作中的风险。养老院一般属于公共服务，投资较大，回收周期较长，存在较大经营风险。

（1）市场定位不当带来的风险。养老需求有不同的层次，不同的服务对象有不同的市场，不同的消费水平。如对养老院而言，自理老人愿意住养老院相对比较少，而需要护理的老人的市场就相对较大。

（2）入住率不高带来的风险。一些养老机构入住率不高，经营成本不能得到有效分摊，导致开办数年仍然处于亏损状态。这有以下几方面的原因：①选址不当。养老机构地理位置偏僻、交通不便，很难吸引老年人入住，容易造成资源浪费。老人选择养老机构特别看重居住环境的安全与舒适，日照充足、无污染、视野开、靠近医疗机构，不但老人感到舒适与方便，子女也更加放心、省心。②成本高，收费高，老人及家属不能接受。运作成本高和支付能力低的矛盾使养老机构床位空置。

（3）房屋拆迁、租赁到期产生的风险。有不少民办养老机构是用租赁的房屋创办养老院，租赁时并不知道何时要拆迁，装修、开办投资了几十万、几百万，开业没几年就面临拆迁，有的租赁期较短，在租赁期内投资不能推销完，造成较大损失。

（4）不同的地区政策差异使养老机构的经营风险也有较大差异。在全国不同省、市、区、县扶持养老机构的政策有较大差异。在一个地区办得很好的养老机构换到另一个地区，因为政策的差异，可能会遇到较大的经营困难。

应对经营风险的对策，一是加强市场调研和可行性研究，二是对养老机构所在地的政策和条件要尽可能地了解和掌握。

2. 管理责任风险　养老机构因为管理原因发生的意外伤害、意外事故和责任事故带来的风险，我们称为管理责任风险。管理责任风险是养老机构风险防范的重中之重。入住养老机构的老年群体中，病残老人占有相当大的比例，由于这些老人年龄偏大，身体状况偏差，加上所患病种的多样性和复杂性，客观上造成风险增大，如老人摔跤、骨折、走失、猝死等。高龄老人由于身体特殊性更是意外伤害事件多发主体，在意外伤害事件中，不论管理责任占多大比例，哪怕是很少的责任，也容易引发纠纷、诉讼，给养老机构带来严重的影响和损失。

3．自然灾害　自然灾害是指由于自然异常变化造成的人员伤亡、财产损失、社会失稳、资源破坏等现象或一系列事件，包括气象灾害、洪水、地震、泥石流、海啸等。养老机构老人集中，在灾害中转移、疏散、救援有较大困难，因此预防自然灾害的发生更加重要。

（二）做好风险防范控制

这里列举养老机构常见意外、事故的防范控制要点，供制定管理制度和工作规范时参考。

1．老年人意外走失的防范控制点

（1）督促老年人外出携带表明身份的联络卡。

（2）要求老年人外出前做到告知本区护士站，并在请假条上做好记录，回院后及时销假。

（3）值班人员加强巡视。

（4）注意观察老年人行为，遇有老年人行为异常时，要及时向主管领导汇报，同时告知家属。

（5）值班人员发现老年人长时间未归，首先报告上级领导，并与家属取得联系，积极采取措施。

2．老年人意外跌倒的防范控制要点

（1）养老院应符合无障碍建筑的基本要求。

（2）老年人居住楼层的走廊卫生间、浴室需设有扶手。

（3）院内家具、老年人用品须符合规范，床、椅子不可太高或太矮。

（4）走廊、房间、卫生间不放置杂物，灯光明亮无死角。

（5）保持地板干燥。任何人在打扫地面卫生时，应设置移动防滑标识牌，拖地时用半潮湿的拖把，且等地面完全干后方可撤离标识牌。

（6）告知并检查老人要穿着舒适合身的衣裤，鞋底需防滑。

3．食物中毒事故的防范控制要点

（1）严格按照食品加工、销售、饮食卫生“五四”制度执行。

（2）从原料到成品实行“五不”制度。即采购员不买腐败变质的原料；保管验收员不收腐败变质的原料；加工人员不用腐败变质的原料；营业员不卖腐败变质的食品；零售单位，不收腐败变质的食品、不出售腐败变质的食品、不用手拿食品、不用废纸或污纸包装食品。

（3）食品存放实行“四隔离”。生与熟隔离；成品与半成品隔离；食品与杂品、药品隔离；食品与天然冰隔离。对浸泡、加工后的食品要严格掌握存放时间，避免变质。

（4）用（食）具实行“四过关”。一洗、二刷、三冲、四消毒（蒸汽或开水、洗涤、紫外线）。从进货、领料、粗加工、切配、烹调等各个环节都要把关，发现变质及时处理。

（5）环境卫生采取“四定”办法。定人；定时间；定质量；划片分工、包干负责。

（6）个人卫生做到“四勤”。勤洗手、剪指甲；勤洗澡、理发；勤洗衣服、被褥；勤换工作服。

4．燃气泄漏事故的防范控制要点

（1）燃气使用应有专人负责，随时检查天然气的安全使用情况，做好检查记录。

（2）正确使用专用的点火枪，不得使用打火机或火柴点火。

（3）燃气灶具使用中，工作人员不得远离现场，以免沸汤溢出扑灭火焰或被风吹灭火焰，造成燃气泄漏。

（4）操作结束和使用完毕后应注意关好灶具燃气开关，确认火焰熄灭。

（5）经常请专业人员进行维护，发现软管老化或接头松动时，及时更换，定期维护。

5．电器或机械设备事故的防范控制要点

（1）电器、机械设备由专人管理、专人负责，定期维护检查。

（2）严格按操作规程使用，严禁违规操作。

（3）使用前做好安全防护，使用时精力集中，谨慎小心。

（4）使用完毕要切断电源，归位放好。

（5）禁止私自带电器进养老院使用。

6．火灾的防范控制要点

（1）定期组织员工学习和遵守国家消防法律、法令，遵守安全防火制度。

（2）定期组织防火安全检查，对查出的隐患限期整改，并做好安全检查记录。

（3）严禁在存放重要材料、文件或贵重物品的办公场所使用明火。

（4）未禁止吸烟的老人宿舍，夜间须严格管理火种（打火机、火柴等）。

（5）定期对各部门防火工作进行考核，作为年终安全工作评比依据，并按考核进行奖惩。

（6）定期组织对各楼层消防设备设施进行检查、检修。

（7）组织消防、治安综合知识答卷，做到知法、懂法、守法。

（8）重点部门和岗位对存储、物品要严格依照防火规定进行管理，并掌握防火和灭火的基本知识，做好定期防火检查记录。

（9）适时组织全院员工进行消防灭火演练，保证全院员工都会报警、疏散和扑救。

（三）做好突发事件应急救援预案

“应急预案”是针对潜在的或可能发生的突发事件事先制定的应急处置方案。

1．建立养老机构安全工作领导组织和专业小组　安全工作领导组织负责日常安全工作，遇突发事件即作为应急救援指挥部。下设联络组、救护组、保障组、保卫组等专业小组。专业小组必须保持联络通畅。手机必须保持24小时开机，随时准备应对突发安全事件应急救援指示或命令。

2．养老机构应建立下列的安全应急预案　突发火灾应急救援预案、食物中毒应急救援预案、老人发生跌倒时紧急处理预案、发生流感感染症等传染病时的应急处理预案、防汛应急救援预案、地震应急救援预案等。

（四）风险转移——购买保险

养老机构应提高保险意识，根据风险发生的概率和幅度，结合机构实际承载的能力和现实需求，自愿参加老年人意外伤害保险，鼓励养老机构参加养老院责任保险，适当为养老机构转移风险。

（五）事故纠纷处理

养老机构的事故处理，尤其是人身伤害事故的处理非常重要，处理不当就可能引起纠纷和诉讼，甚至影响养老机构的正常工作，必须高度重视。

1．把抢救生命放在第一位　养老机构发生了意外伤害事故，应在第一时间全力组织抢救老人的生命，包括护理员、护士和医生的现场抢救，也包括拨打“120”急救电话，请救护车送至医院抢救。切不可轻易放弃抢救，更不可为了保护现场而耽误老人生命的抢救。同时向院领导报告，及时通知老人的亲属。

2．按规定及时向上级报告　事故严重的，应视不同情形按规定向民政及有关部门报告。

3．调查掌握第一手资料　养老机构及时成立事故调查处理小组，组织医护安全、管理等方面专业人员参加事故调查，搜集有关第一手资料，包括值班记录，监控录像抢救记录，有关病例、设备检修记录等。

4．安抚伤者和死者家属　积极帮助伤者、死者家属；领导要及时看望慰问伤者安抚死者家属，申请保险公司理赔。

5．协商、调解处理纠纷　有纠纷的情况出现，应首先协商解决。协商无法解决的，可主动向街道、乡镇司法所汇报，争取基层司法调解。协商、调解均不能解决的，应聘请熟悉养老行业的律师做好法律诉讼的准备。

第七节　质量管理

养老机构管理者有责任提供最大可能的照护质量，不仅是维持质量，而且要改进品质。随着品质的概念由品质控制、品质保证、全面品质管理、持续品质改进、居民的照护等不断改进，养老机构照护质量及照护质量评价是本章主要的阐述内容。

一、养老机构质量管理内涵、标准、评价方法

（一）质量概念

要定义质量是件困难的事情，意指不同的食物对不同的人、不同的事物在不同情况下，会有许多不同的定义。养老机构质量指融入技术性的照护，和照护的接受者与提供者之间的人际交流。质量的各项定义，如：①质量是由客户的观点来看，是任何能增加满意度的事物。②质量是一种合用性（fitness for use）的观念，以消费者需求为质量最高指导原则。③质量必须考虑价格，即无论产品的质量有多高，如果其价格过高，将无法使客户获得满足。④质量是绩效重要的一部分，狭义的质量是指产品质量，广义质量包括工作质量、服务质量、资讯质量和过程质量等。⑤质量是以服务使用者为主，包括直接使用者、潜在使用者及一般社会居民，他们是照护的接受者，会对自己所期待的照护质量设定非正式的标准。

（二）照护质量的定义及构成

照护质量（quality of care）是指照护的良好程度。照护质量是服务质量的一种，而服务质量是一种出现在服务实施过程及服务结果中，被服务者对服务者提供心理满足的态度和感受，经由被服务者对于服务期望与认知服务绩效间比较产生。服务不同于一般商品，无论在产出、消费和评价，是不易事先测量及获得保证的。照护质量的测量可以结构（structure）、过程（process）与结果（outcome）3 个层面来看，发生照护场所的结构、照护的过程及照护的结果，三者间的关系不是简单的直线关系，而是复杂交错的。结构包括服务输送的人力资源，如提供服务者的数量、资质及准备度等，以及物料的资源，如设施、设备、资金等。过程指资源的使用，在给予照护和接受照护中做了什么？是否做好以居民为中心，包括所有照护程序和活动。结果指健康照护的效果。英国卫生部曾指出照护质量就是：做对的事情（what）、对对的人（to whom）、在对的时间（when）、在第一时间将事情做对。

此外，照护质量要素还包括效果（effectiveness）、效率（efficiency）、可近性（access）、安全（safety）、公平（equity）、适当性（appropriateness）、及时性（timeliness）、可接受性（acceptability）、以居民为中心（resident-centredness）、满意度（satisfaction）、健康进步（health improvement）、持续性照护（continuity of care）等。

二、养老机构质量改进机制

（一）改进照护质量的目的

美国医学研究机构（Institute of Medicine，IOM）自 1999 年起，针对照护质量的议题，

撰写了一系列有影响力的著作，非常值得我们学习。如《错误是人性：建立一个更安全的医疗保健系统》（*to err is human 1999*）这份报告让大家注意到因医疗行为而造成的伤害，可能比疾病本身所导致的伤病和死亡要来的频繁。医疗界现今对此安全议题的关注度已大为增加。此外，《跨越品质的鸿沟：改进21世纪新的医疗保健体系》（*crossing the quality chasm..21st century*）、《健康专业人员的教育：链接品质的桥梁》《患者安全：实现护理的新标准》《明辨和预防用药错误》等也值得研读。

在《跨越品质的鸿沟》一书中，提及照护品质的问题，如按量计酬会让医师与医院有过度提供服务的隐患，按人头计酬则潜在有使用不足的可能，所有支付制度都会影响行为与品质，建议整合支付制度与品质改善有利于弥补品质问题。建议要建立一个以患者为中心的新医疗体系，指出改进照护品质的目的有以下6项。

1. 安全的（safe）：在帮助患者的照护中，避免患者受到伤害。
2. 有效的（effective）：以科学知识作为提供服务的基础。
3. 以患者为中心的（patient-centered）：提供尊重与回应个别需求的照护。
4. 及时的（timely）：对于接受和提供照护应减少等待和伤害。
5. 有效率的（efficient）：避免设备、消耗品、意见和能源的浪费。
6. 公平的（equitable）：不因为个人的性别、籍贯、居住地、社会阶层，而提供不同照护。

（二）养老机构照护质量评估

养老机构照护服务的层面非常多样化，服务有慢性状况及功能限制的所有年龄层的居民，或许需要提供长久持续时间的服务，其需要小到个人日常生活的协助，大到几乎整体的照护等。

养老机构的质量评估需要考量非常多的状况，美国医学研究机构（IOM）委员会提出3个方向：①养老机构照护包含健康和社会两种计划在内，它需有健康服务的成分，故质量的衡量应着重于照护的医疗与技术层面，且以期望联系到健康和功能的结果，以及遵从照护过程的正确结果为基础。此外，它需有社会服务的层面，衡量质量需更着重于服务使用者的意见和满意度。②服务使用者的潜在和实际角色是养老机构照护的基本要素，如服务使用者在选择、引导和评价养老机构的照护功能发挥着很大的角色。③养老机构的环境设施可保障提供居民身体的安全、功能的活动性以及有助于提升生活的品质。隐私（privacy）、尊重（dignity）、个性化（individualization）及像家（homelike）的感觉等，是物理环境中以服务使用者为中心不可忽略的几项原则 。

（三）质量控制

质量控制（quality control，QC）的定义是指控制和监测过程到生产具有品质的产品和服务。经常使用核查的方法作为品质控制。质量控制是质量革命的起源，它是基于事后的查核，以确定过失和错误，虽然有用，但有其限制，因为服务已经发生，不像产品可以再修正。尤其使用者是非常脆弱的，这个代价也就变得很昂贵，若每件事情需要做两次才能将事情做对，成本就太大了。

质量控制的优点是产生实质的产品与例行服务的一个有效技术，它在产生产品的过程中建立了一套可以重复保证的监测机制。但是质量控制并不能取代质量改进的其他方法，它不过是其中的一部分，重视变化性及弹性的标准化，养老机构的绩效奖惩机制需与质量控制紧密结合在一起。

（四）质量保证

质量保证（quality assurance，QA）指通过有计划的系统活动，包括记录文件、训练、检查的过程，以做好品质问题的预防。在核查中被发现的质量问题要将此信息反馈，改变流程以减少不正确评估的数目，如ISO9000认证系统。养老机构可以用自己设计的方案完成品质保证。

品质保证的优点是可以帮助养老机构确立有效率及有效果的方法以达到特殊的目标，由于是鼓励整个系统的连接，故可以预防重叠性和重复发生。但是，如果质量保证过于以流程为导向（procedure-driven）时，工作人员会花较多的时间致力于“将事情做对（doing things right）”，而非“做对的事情（doing the right things）”。品质保证也有可能增加恐惧或责备文化，且弹性和回应性可能会因为怕做错事情而减少，这是需要注意的。

（五）全面质量管理

全面质量管理（total quality management，TQM）是将管理的理念应用在养老机构的各个部门。解决问题时不只处理使用者遇到的问题，还要跨越多个团队解决问题。全面质量管理（TQM）时一种理念，目的在于启发工作情境中人们的行为及互动，通过其态度、愿望和动机，去产生好质量的产品或服务。

全面质量管理有以下五项要求。

1. 养老机构内：管理、劳动力的投入、团队的工作及员工的培训。
2. 每个阶段正确操作的时间表：评估、诊断、计划、准备、执行、加强改进、审查。
3. 着重于慢性问题而非紧急的灭火。
4. 解决问题的技巧和品质团队的充分利用。
5. 认知TQM时机构改变的过程，它应被管理，且时全面性的一种文化。

全面质量管理不再只是第一线工作人员的事情，已由事后方知的质量管理进展到事前的计划掌控。它鼓励建立一个全面重视品质的机制，是需要全面的（holistic）、以客户为导向的

（customer-oriented），是需要长期进行的（long-term approach），才能达到质量的进步。

（六）持续性质量改进

持续性质量改进（continuous quality improvement，CQI）是指一种综合性的品质理念，曾被认为是全面质量管理（TQM）的同义词，但确是两种不同的意义。全面质量管理是管理者为了要符合客户需要的一种理念；持续性质量改进是每个人为了符合所有受益者需要的一种理念，而非仅是管理者的事情，是所有工作人员需要共同参与的。所以，它是鼓励专业人员明确改变的需要，在实际业务中持续改进，是一种机构全面性的关注、以过程和工作人员为焦点、以客户为导向、以结果来测量的理念。它可以增加客户满意，持续质量改善容易执行的系统方法为常用的Plan-Do-Check-Act（P-D-C-A）管理循环，质量计划（quality planning）、质量团队（quality team）、质量监控（quality check）、品质改善（quality improvement）及管理审查活动（quality review）的结合。

三、养老机构不良事件管理

（一）概念

养老机构不良事件是指在机构照护的过程中发生的，非计划内出现的或者不希望发生的事件，包含跌倒、压疮、院内感染、非计划性体重改变、约束指标、非计划转至急性医院住院、用药错误、非计划拔管、噎食、窒息等与居民安全相关的、非正常的照护意外事件。不良事件严重威胁居民安全。及时发现和报告不良事件，识别风险因素、改进相关照护措施，预防再次不良事件发生，是持续改进照护质量、提升机构照护安全的重要途径。台湾长期照护专业协会将跌倒、压疮、院内感染、非计划性体重改变、约束指标作为养老机构照护质量指标。

（二）跌倒指标监测

1．定义　跌倒是居民因非预期性跌落至地面或其他平面。伤害是指因跌倒导致身体部分的组织或功能破坏。

2．目的　探讨分析居民跌倒的发生率、发生原因及身体伤害程度，以作为预防再次跌倒或减轻跌倒所造成的伤害程度。

3．计算公式

（1）跌倒发生率：

跌倒发生率 =（当月居民跌倒次数 / 当月在住居民总人日数）×100%

（2）某原因造成跌倒之比率：

某原因造成跌倒之比率 =（当月因某一原因造成跌倒事件数 / 当月居民跌倒次数）× 100%

注：跌倒的原因：①因居民健康状况而造成跌倒：因居民健康状况如眩晕、虚弱、突发疾病等造成的跌倒。②因治疗或药物不良反应而造成跌倒：因照护处置而造成跌倒。③因环境中危险因素而造成跌倒：因设备或环境障碍如地板湿滑、地面物品等而造成跌倒。④因其他因素而造成跌倒：非因上述原因所造成的跌倒。

（3）跌倒造成伤害的发生率：

跌倒造成伤害的发生率 =（当月跌倒造成伤害事件数 / 当月在住居民跌倒事件数）× 100%

（4）某级数跌倒伤害严重度之比率：

某级数跌倒伤害严重度之比率 =（当月跌倒伤害严重度某级事件数 /
当月跌倒居民造成伤害事件数）× 100%

跌倒伤害严重度 1 级：指不需要治疗或只需要稍微治疗与观察的伤害程度，如擦伤，挫伤，不需缝合的撕裂伤。

跌倒伤害严重度 2 级：指需要冰敷包扎，缝合或夹板的医疗、护理处理，如扭伤、大或深的撕裂伤。

跌倒伤害严重度 3 级：指需要医疗处理和会诊的伤害程度，如骨折、意识丧失、精神和身体状态的改变，会严重影响居民疗程及延长居民住院天数。

（5）居民重复跌倒件数：

居民重复跌倒件数 = 居民重复跌倒件数 – 当月居民跌倒人数

注意事项：①养老机构自行决定监测日期，之后每月的同一日、同一班次进行监测。②跌倒次数计算方法：某居民在当月发生 1 次（含）以上的跌倒，每次跌倒视为一次事件。

跌倒人数计算方法：某居民在当月发生 1 次（含）以上的跌倒，无论跌倒次数，均视为 1 人。

（三）压疮指标监测

1. 定义　压疮是指个体局部皮肤，因长时间受到外在持续的压力或剪切力与摩擦力，致使该区的血液与淋巴通路阻塞，微血管内血流降低，组织因缺氧而血液灌流下，导致无法有效移除新陈代谢产生的废物，组织发生酸中毒，血管通透性增加，水肿相继出现，终使细胞坏死，而产生压疮。

2. 目的　搜集与估计压疮盛行并分析原因，以利于压疮防治。

3. 计算公式

(1)压疮点盛行率:

压疮点盛行率 =(当日有压疮居民人数 / 当日住居民人数)×100%

(2)某级数压疮点盛行率

某级数压疮点盛行率 =(当日有一处或多处某级压疮居民人数 / 当日总住居民人数)×100%

4. 压疮分类(可自行参考其他分类方法)

(1)1 期压疮:皮肤完整但局部皮肤受压处,其压力去除后 30 分钟,局部皮肤发红现象仍存在。

(2)2 期压疮:局部皮肤呈现红肿,表皮、真皮破损,会疼痛且有渗出液,有可能出现水疱;伤口表面潮湿(分泌物),但没有坏死组织。

(3)3 期压疮:真皮及皮下组织受损,伤口有浆液(脓液)或血液渗出;伤口周围有结痂及坏死的组织:伤口基部与伤口边缘连接处可能有浅行凹洞,似火山口披盖着痂板。

(4)4 期压疮:全层皮肤破损,伤口深到骨头、筋膜及肌肉;局部组织呈现焦痂、溃烂的坏死组织,出现潜行、深洞及瘘管,有渗出液并散布恶臭的异味。

5. 注意事项

(1)机构自行决定监测日期,之后每月的同一日、同一班次进行测量。

(2)居民身上的伤口非全是压疮,应分辨是压疮,或是擦伤,或其他原因所致的伤口,本指标乃针对压疮情况计算。

(3)应确实诊断压疮伤口之愈合情形,有些伤口表面干燥,会被误认为伤口已好,实际伤口内部尚未愈合。

(4)有压疮居民人数计算方法:不论压疮级数和伤口数,即使入住前已出现压疮,只要测量当日有压疮存在,则计算为 1 人。

(5)居民身上若有不同级数之压疮,在不同级数之盛行率均应计算在内。

(四)院内感染指标监测

1. 定义　入住 72 小时后发生,有症状,有医嘱治疗者。

2. 目的　搜集院内感染的发生密度及分析原因,以利应用适当照护措施,减少感染的发生。

3. 计算公式

(1)感染发生密度 =(当月感染人次 ÷ 当月住居民总人日数)×1000

(2)呼吸道感染发生密度 =(当月呼吸道感染人次 ÷ 当月住居民总人日数)×1000

(3)泌尿道感染发生密度 =(当月泌尿道感染人次 ÷ 当月住居民总人日数)×1000

(4)疥疮感染发生密度 =(当月疥疮感染人次 ÷ 当月住居民总人日数)×1000

（五）非计划体重改变指标监测

1. 定义　非营养计划或药物使用预期效果所造成的体重减轻或增加。

2. 目的　利用具体量化的数据与记录，定期追踪、分析个案体重增加或减少的原因，将有助于机构监测个案非计划性的体重改变程度，进而由营养照护服务及护理计划来改善。

3. 计算公式

（1）非计划性体重减轻比率 =（当月体重减轻 5% 以上的住民数 ÷ 当月入住超过 30 天（含）的住民数）× 100%

（2）非计划性体重增加比率 =（当月体重增加 5% 以上的住民数 ÷ 当月入住超过 30 天（含）的住民数）× 100%

4. 注意事项

（1）机构自行决定监测日期，之后每月的同一日、同一班次进行测量。

（2）体重测量仪器必须定期矫正以确保正确性。

（3）应避免人为操作上的误差。

（4）被测量的居民应排除增加体重的因素，如尿布、衣服等。

（5）体重改变的计算要与当月前 1 个月比较。

（6）除了每个月测量计算之外，也应注意居民长期的体重变化趋势，并参考理想体重。

（六）约束指标监测

1. 定义　身体约束（physical restraint）指利用设备或器材于居民身上，限制个人在其环境中的活动自由，或接近他们身体自由度的过程。包括约束带、约束背心、餐板、手套等；不包括床栏及药物使用。

2. 目的　监测养老机构内住民受约束过程中的照护质量，以维护住民之基本人权及安全。

3. 计算公式

（1）身体约束事件率 =（当月受身体约束民总人数 ÷ 当月住民总人日数）× 100%

（2）某原因使用身体约束比率 =（当月因某原因而使用身体约束人数 ÷ 当月受身体约束住民人数）× 100%

注：某原因包括：预防跌倒、预防自拔管路、预防自伤、行为紊乱，协助治疗及其他因素；请依序计算其上。

（3）身体约束持续时间比率 =（当月该约束持续时间之人数 ÷ 当月受身体约束住民人数）× 100%

注：约束持续时间区分：①小于等于 4 小时。②大于 4 小时，小于等于 8 小时。③大于 8 小时，小于 16 小时。④大于 16 小时，小于 24 小时。请依次计算其比率。

4．居民有多重身体约束比率

住民有多重身体约束比率＝（当月接受两种（含）以上身体约束居民人数 ÷ 当月受身体约束住居民人数）× 100%

5．约束移除成功率

移除身体约束的状况，移除之定义为移除身体约束至少维持 24 小时以上。

约束移除成功率＝（当月移除身体约束居民人数 ÷ 当月受身体约束居民人数）× 100%

注意事项：

（1）短暂的将约束解开以便检查肢体循环，执行全关节活动、如厕、进食等，皆不能视约束事件终止。

（2）床栏使用、化学性的约束不包括在指标计算中。

（3）移除约束成功率，以解除约束时间至少持续 1 天以上。

（4）约束的认定应排除非因约束理由而约束，如协助进食……原因。

（七）养老机构不良事件管理

1．监测与预警

（1）建立统一的安全突发事件监测、预警制度，完善监测、预警机制，加强对监测工作的管理和监督，保证监测质量。

（2）养老机构的安全管理部门应对可能发生的突发事件进行分析，按照应急预案的程序及时研究应对措施，做好应急准备。

2．报告　养老机构应健全突发事件报告制度。应按照突发事件报告的相关规定逐级报告。事件发生后，现场有关人员应立即报告安全管理人员或安全责任人，安全责任人接到报告后，应按照相关规定立即向上级主管部门及当地政府报告。特别重大或者重大突发事件发生后最迟不得超过 4 小时。应急处置过程中，要及时续报有关情况。对重大突发事件不应瞒报、迟报、谎报或者授意他人瞒报、谎报，不应阻止他人报告。

四、老人 / 家属满意度管理

（一）客户投诉风险分级管理

将养老机构居民及家属按照投诉风险分为：①红色客户：易投诉居民及家属（前两季度投诉过、总反映问题、挑剔型居民及家属）。②黄色客户：中立型居民及家属（无投诉、无表扬型居民及家属）。③绿色客户：认可型（表扬型居民及家属）。每月 1 号定期梳理客户分级，根据客户级别进行主动沟通、访谈、维护。

1．红色客户管理　针对养老机构的红色客户，每周进行沟通访谈1次，访谈时可根据精益部门客户满意度访谈表，与家属进行沟通访谈，仔细收集居民及家属的每一条意见。

2．黄色客户管理　针对养老机构的红色客户，每2周进行沟通访谈1次，访谈时可根据精益部门客户满意度访谈表，与家属进行沟通访谈，仔细收集居民及家属的每一条意见。

3．绿色客户管理　针对养老机构的红色客户，每月进行沟通访谈1次，访谈时可根据精益部门客户满意度访谈表，与家属进行沟通访谈，仔细收集居民及家属的每一条意见。

（二）与居民及家属沟通

1．沟通前准备周全　每次与居民及家属沟通，管理者需做好准备工作，居民的近期情况、焦点问题、风险问题、家属关注问题、持续关注问题均可在沟通中交代。

2．沟通时注意沟通技巧及信息收集　沟通时主管需运用沟通技巧，注意家属情绪、关键需求、期待值等，认真倾听家属的每一条建议及需求。

3．沟通后总结居民及家属需求亟待解决问题　使用《护理公寓客户维护管理表》仔细记录家属的意见、需求、待解决问题。

（三）制定解决家属意见及需求的方案

根据家属的每一条意见及需求，团队讨论解决方案，统一内部解决方案，体现于《护理公寓客户维护管理表》中。

（四）执行方案

具体方案责任负责后，高度执行，主管监管执行过程，评价执行结果，体现于《护理公寓客户维护管理表》中。

（五）定期总结

每月末总结区域居民所有意见及需求，解决方案及解决结果。根据居民及家属意见及需求，规范区域涉及各项管理内容，达到居民及家属共同参与管理，最终提升养老机构细节质量管理品质。

管理层每月需与所管理区域的每一位居民及家属完成至少30分钟的沟通，达到管理“客户原声”，降低客户投诉，建立客户信任的目的，最终提升养老机构品牌与口碑。

五、员工满意度管理

（一）定期收集员工意见

养老机构应定期收集员工对于工作、工作氛围等意见。对于意见收集的途径应形式多样，重视每一位员工的意见和建议。

（二）定期举办员工生日会或团建活动

通过举办员工生日会及团建活动，提升员工积极性与归属感。

（三）建立公平公正积极向上的正向文化氛围

公平公正是员工积极参与管理的基础，正能量的文化氛围影响员工的人生观、价值观、世界观，让员工感到工作的价值与快乐，有利于提升员工忠诚度及满意度。

第四章

养老机构文化建设

企业文化作为一种以文化影响企业管理的事物，它起源于中国，但是由于当时我国正处于计划经济时代，企业的发展受到挫折，因此以文化因素管理企业的实践在邻国日本发展得比较完善。

将企业文化作为一门单独的学科进行研究，建立系统的理论模型的是美国。这是随着美国工业经济的高度发展和企业管理需求不断提升所导致的。关于企业文化的具体概念至今在学界没有统一定论，这是由于企业所处的环境、企业的性质不同，导致人们看待同一事物无法从相同的角度出发。总体而言，企业文化主要包含两个方面：①企业文化是一种知觉。它是根植于企业所有职员内部深处的一种小型意识形态。②企业文化是一种态度，它是员工如何看待自己的企业，以及以何种价值观和思想意识参与企业运作的一种态度。这两种关于企业文化的理解都有可取之处，同时对于企业文化的规范和管理也具有十分重要的影响作用，但是对于企业文化的建设也需要一个统一的理论做出指导，同时对企业文化的建设和发展也具有十分重要的影响作用。企业文化的形成过程是在员工与企业组织之间的互动过程中形成的，它是员工与企业环境之间磨合的结果。经过磨合，员工最终接受企业的经营哲学、运作模式、管理特质等方面的内容。一旦接受这种企业文化，将对员工产生长期的、无形的影响。

企业文化的内涵具体包括价值观、行为准则、企业经营管理哲学、经营理念、企业精神等因素。它们构成企业文化的核心内容，是企业为生产经营管理而形成的观念的总和。建设企业文化是一种“以人为中心”的企业管理模式，它强调管理中的软要素，其核心含义是企业价值观。养老机构作为服务型企业，其管理运营理念的建立和普及，对于机构内员工的工作及运营宗旨有着指导意义。

第一节　养老机构文化

一、养老机构的物质文化

物质文化是企业文化中的基础组成部分，它主要是指企业环境及其相关部分，总体特征是那些能够看得见、摸得着的而且有散发着文化特征的具体事务。例如企业将经营理念制作成手册，或者制作横幅标语悬挂在内部环境当中，作为全体员工共同努力的目标。这些册子和横幅就是物质文化中的组成部分。对于养老机构来说，物质文化也是非常重要的一个组成部分。例如养老院的地理位置、基础设施等都是物质文化中的重要组成部分。在明确了养老机构物质文化的含义之后，还应当进步探索如何建立更加优质的、有利于老年人安享晚年的物质文化条件。

在我国，近几年设立的民营养老机构当中，很多企业都对自身的物质文化建设倾注了大量的心血，为老年人的生活创造了一个良好的物质条件，例如有的企业将自己的养老院建立在风景优美、气候宜人的宁静之地，在老人居住的场所配备了适老性的设施和用品，建有完善的老年人康复设备和娱乐设施等。此外还有完善的医疗服务制度，有专业人员24小时对老年人健康状况进行跟踪。养老机构的物质文化对企业的生存和发展尤其重要，因为物质文化所包含的具体内容都涉及老年人的生活问题，这对于行动不便、健康状况不佳的老年人来说是非常重要的。

虽然我国一些养老机构在物质文化建设上投入了巨大的精力，给老年人生活创造了一个非常好的条件，但是其中也存在一些问题，因为养老机构的市场化运作将必然接受市场经济的负面影响。其中，竞争机制使得养老机构在运作中也同样承担着一般企业的压力。例如，一些养老机构在竞争中为求得生存，不能正确处理营利性和公益性的关系，为减轻成本压力在硬环境建设中缩减支出，导致老年服务设施不健全、服务人员专业素质不高等问题的存在严重影响了养老机构物质文化建设的效果。这些现象产生的主要原因是市场监管不够。养老机构作为公益性企业，不能仅仅接受经济职能部门的监管，同时还应当接受社会事业管理部门的监管，否则容易出现企业为追求利润而不顾公益性质的现象，或者单纯顾及公益而忽视了企业的可持续发展。

二、养老机构的行为文化

企业行为文化主要产生于企业员工的行为当中，它是员工在生产经营、学习娱乐等交流互动过程中产生的默契。行为文化也可以理解为员工更深层次的行为准则，它在规范指导员工行为方面具有根本的影响作用。对企业行为文化产生影响的因素很多，其中企业领导层的行为对员工影响最大。企业内的高级主管和核心领导层在日常管理过程中表现的行为气质，会对企业行为文化产生很大的影响。例如企业在制定了规章制度后始终在内部难以推行，这与领导对这些规章制度的重视程度存在很大关系。例如养老企业明文规定进入工作环境的任何人员都应当穿工作服，严格按照流程开展为老服务工作，但是有些领导在实际工作中并未严格遵守这项规定，因此，这对员工自觉遵守这类规章制度也造成了不利影响。

在我国兴起的民办养老机构中，有很多企业的领导曾经是公办养老机构中的工作人员，或者曾经是医院护士、医生等，他们在照顾老人方面不仅具有专业的知识，同时还具备高尚的职业道德，责任心是他们在工作中必须具备的素质。有的养老机构领导亲自照顾老年人的饮食起居，不怕脏、不怕累，这样虽然为企业其他员工树立了榜样，但是从长远来看，形成一套科学管理的体系，制定相应的制度，打造标准化的服务流程，对企业来说才更具有可持续性，才能在养老机构中建立起每个人都可以、都愿意自觉遵守的行为文化，反之会对企业行为文化的建立产生十分不利的影响。

三、养老机构的精神文化

企业精神文化是更深层次的企业文化，对企业员工的影响更为深入。可以说，它根植于员工的观念深处，会成为他们的价值观念和精神动力，一旦这种精神文化建立将会对企业员工产生强大的影响力。具体而言，企业精神文化主要是指企业在生产经营中，受各种文化因素的影响，在内部人员之间建立的一种思想意识形态。这种精神文化的形成不是一朝一夕的，它是企业在长期的发展过程中积累下来的精神和经营哲学、企业道德、价值观念等。它不仅需要长期的强化，还需要企业内部人员之间艰苦的磨合和碰撞。我们应当在此基础上继续提高企业对其重视程度，为企业精神文化的建立创造一个更加有利的条件。

养老机构中的企业精神文化对企业的影响更为重要，例如养老机构工作人员的道德修养、对老年人的责任、对养老事业的忠诚度等，这些思想意识内容就是企业精神文化中的组成部分。从经营角度看，工作人员对老年人的责任心是整个养老机构的核心竞争力，也是促使企业提供更好的服务、长期立足于不败之地的根本法宝。为此，养老机构在精神文化建设方面应当投入更大的精力，从培养员工对养老事业的科学认知入手，以领导的带头作用为主要途径，将精神文化建设在员工当中蓬勃开展起来。精神文化的培育对于企业来说不是一朝一夕之事，需要长期的经营，一个强大的企业精神文化甚至需要经历上百年的历程才能形成规模，因此，这种精神文化内涵在短期不会见到实际的效果，一旦形成，就会对企业的发展和竞争力起到强大的推动作用。

第二节　养老机构品牌文化

一、建设“住户至上”的企业价值

一个优秀的养老服务公司必须拥有以下两个特点：①公司在各个层面上都具有显著卓越的学术性和专业性。②在护理关爱每一位老人时，所表现出的杰出的团队协作精神。每一名照护者及支持人员都会全心全意对每一位老人的生活照料、护理及康复尽心尽力，服务周到。无论是态度还是行动，“住户至上”的核心价值观都应当是养老机构运营的重中之重，是人人都应引以为规范的标准。“住户至上”并不仅仅是一句口号，而是一种工作和护理服务的方式。

“住户需求至上”应贯彻在公司的组织文化中。公司的服务系统和程序、机构公共空间的设计、团队联合护理的方法等都是公司核心价值观的显著体现。公司的组织理念、公司的战略规划以及其他重要的执行战略、运营策略和诀窍统统都应围绕“住户需求至上”的价值观开展。

“以住户为中心”的价值观提升了服务的权威。当这种价值观成为公司成员“DNA 的一部分时，它就不仅仅是影响员工们日常工作的因素，而且是赋予员工们的一种特别的职权和道德权威，使其能够在特殊的场合应对自如。如果公司成员认为某位住户急需某种特殊的服务时，他们不必得到什么人的批准。例如，当公司成员看到一位老人蹒跚难行时，他可能会面临准时赶到部门参加会议与花 10 分钟的时间帮助老人取来轮椅的选择，而优秀的员工往往会选择后者。当公司员工们援引基于价值观的权威，行使公司价值观触发的职权时，卓越的优质服务便在不知不觉中送达住户。

“以住户为中心”的宗旨在公司董事会、委员会的决策中也同样很重要。公司经常会遇到一些棘手的问题，当决策者们意见很难达到一致时，这时候围绕“也许这样是对的，但是什么才是对住户最好的呢？”的问题，以住户为中心的价值观可以省去决策时的许多的繁文缛节。“这样做是对住户最好的吗？”这一个问题，可以让公司决策者们找到问题的关键所在。例如，调整护士们的工作时间是一个比较麻烦繁杂的事情，但是护士们只需要问一下什么对住户最好、对照护住户最有利，便能很快做出正确的、对住户最有利的决定。

“住户的需求”经常是些微不足道的小事，可同时也是至关重要的。例如，当公司的一位基层员工了解到一名住户最亲近的孙子考取了他心仪的大学后，他便带领着照护团队成员当面向住户祝贺并赠送一支钢笔，请住户转给他的孙子作为给他考取大学的礼物。正是这种简单而人情味儿十足的举动使这位住户在心灵深处感受到了如沐春风般的喜悦。住户需要的是临床照护，但更多时候他们和家属需要的只是隐私、舒心、尊严和关爱等金钱买不到的精神需求。

真正的公司价值并不是那些肉眼可见的东西，也不是建筑物上的砖块、泥灰或者大理石，而是公司的服务价值观。公司所代表的人道的个人照护服务，这种服务日新月异，这与公司员工们勤于和住户及家属交流沟通密不可分，是提供优质服务的坚强基石。

一个公司真正的价值观是被其成员身体力行的价值观。任何公司创立并总结度称的价值观起初只是一派空话，只是其标牌上的一个口号。唯有通过公司成员与住户之间的交流，才能给其带来活力。公司核心价值观蕴藏的自由活力和自豪感，成就了公司的卓越服务。公司的价值观不只是一种表象，它渗透到整个机构深处，激励着每个员工，使所有员工紧密地团结在一起，决定着公司内部大到机构本身、小到个人决策的方方面面。任何一个公司以及服务于该公司的成员都会面临难以抉择或进退维谷的状况，而这一价值观可春风化雨般地使所有问题由繁变简、迎刃而解。身体力行的价值观才能持久永恒，这是公司成功的关键，也是百年品牌的秘诀。

二、贯彻“以服务为中心、一切为了老人”的服务理念

老人是养老服务的主体，养老机构需贯彻一切为了老人、以服务为中心的运营理念。主要包括以下几个方面。

1. 助老自立，尊重老人的意愿　老人不仅仅是养老机构的客户，更是老年社区具有能动性和影响力的组成成员。若老人仅仅是被动地等待服务，那么其失去的除了生理能动性，还有对生活的希望和获得快乐的可能性。养老服务必须根据老人的个人意志，逐渐增加老人能做到的事，而不是由护理员单方面提供服务。服务动机也需要由“我来服务您”转变为“请让我来帮助您”。在生活中，每件事情都由老人自己来决定如何完成，护理员尽可能帮助老人达到这种生活状态，帮助老人学习并分享他们的特长，鼓励他们享受生活、获得快乐，便是“自立支援”。养老机构秉持老人能“自立自主回家生活”或者在机构里也能“自主选择生活方式”的基本宗旨提供服务，才能让老人感受到尊严和自由。

2. 全方位关注老人身心健康　在养老设施的策划、设计、建设以及提供养老服务的过程中，不仅要确保老人的身体健康、安全，更要关注老人的心理需求，要给老人一种“有自由、有尊严、有社交、有盼头”的生活方式。关注老人身心健康，帮助老人最大限度地按照自己的意愿生活，完成人生后半程的目标，才是养老服务的真正目的。养老设施要尽量避免“医疗感”和“机构感”，营造如家的氛围，而适老化设计也应以润物细无声的方式来引入。

3. 针对需求提供个性化照护　每位入住机构的老人，都是因为健康、心理或者家庭等原因，无法继续在家生活才选择入住机构。机构里虽然是集体生活，但是在提供养老服务的过程中，需认同并包容每位老人不同的需求和兴趣，充分理解和尊重每位老人的过往的生活经历和性格特点，根据老人的深层需求，提供个性化的服务。在服务的过程当中，要时刻秉持团队合作的方针，共同探索每位老人的服务需求，共享现场信息，尽最大努力维持老人在家时的生活状态，减少机构生活对老人心理造成的负担。对于失智老人尤其如此，应创造熟悉的养老环境，建立归属感。

提供养老服务的现场，不只局限于机构内，要扎根在当地，营造地域特色，与当地各团体、单位建立沟通渠道，有参与社会活动的意识。协调当地各方力量，通过举办志愿者活动等方式，让当地居民共同参与到关爱老人的队伍中来，让入住机构的老人感受到自己没有脱离所熟悉的地域圈，帮助老人建立归属感。服务人员应与老人的家属建立良好的

沟通关系，随时共享老人的生活状态，听取家属的困扰和希望，让家属也成为提供服务的一员。

三、倡导“全方位一站式照护服务”的企业精神

养老照护服务既是护理科学，又是护理艺术，是科学与艺术相互融合、完美统一的过程。最好的养老护理提供者们都可以称得上既是“科学工程师”，又是“行为艺术家”。“科学工程师”可以发现问题，然后运用技术手段解决。感谢“工程师”们使老年住户从血压、血糖检测，康复治疗手段和药物精确治疗中受益，极大地帮助老年住户延长了寿命，提升了生活品质，它是可测、可视并可以对照检验的。

作为“行为艺术家”，养老服务护理人员理解住户何时需要一个温暖的微笑，鼓励的话语，或是一个真诚的拥抱，他们让每一位住户都感到了温暖、舒适、安全和希望。他们洞察住户的担忧，抚平住户的焦虑，聆听老人住户因丧失生活自理能力而引发的烦恼和沮丧，鼓励老人抒发内心的压抑。“艺术家”们知道什么时候“工程师”们会无能为力，而他们则会帮助老人及其家人成功地应对生命的最后时刻，维护了生命的尊严、美好和珍贵。养老服务品质的卓越绝对不仅仅与护理科学相关，同时也与护理艺术紧密关联——人文关怀、教导、指引、协作，为向老人提供更优质的服务而付出努力。

养老照护服务可以通过三个维度进行描述。它们分别是服务的功能维度、支持度和人性度。功能维度关注照护服务的技术水平，就是可信赖度和功能性。任何影响住户对照护服务技术质量印象的因素，不论技术质量是存在还是缺乏，都可以称为功能维度。支持维度来自无生命的物体，包括视觉、味觉、听觉、嗅觉和外表。保健设施、建筑风格、内部装饰、护理设备、家具、陈列品、照明及其他可感知的线索提供了一种不需要语言说明就感知到的服务展示。人性维度是指服务提供者的行为和外表，比如他们的口头和肢体语言、音调、热情度和合适的着装等。功能维度主要关注服务技能是什么，主要影响住户的理性感知，更多地趋向于护理科学的范畴，而支持维度和人性维度则主要关注服务技能怎么样，以及服务内容怎样有效传递，主要影响住户的感性感知，更多的是护理艺术的范畴。

功能维度、支持维度和人性维度在形成住户的服务体验中扮演着特定的角色，各种维度之间被认为是互相促进的，而非各自作用的简单叠加，它们在一起共同作用的总和要大于各个部分独立作用的累积。例如，有时服务是有效的，却会因传递方式的问题给住户带来消极负面的感觉，所以，优秀的公司管理者将大量的精力和投入放在如何有效传递服务，而不仅仅是服务的内容本身。

1. 功能维度　是指服务内容和服务能力。消费者购买的是问题的解决方案，他们购买的解决方案依赖于产品的功能性。他们购买同他人交流的能力，而不是电话服务；购买长远距离旅行的能力，而不是一张飞机票。在养老服务方面，住户购买的是自主生活的能力，

而不是单纯的穿衣喂饭。功能维度主要角色就是强化顾客对服务行为可靠性的信心。“这家服务公司能胜任吗？进行服务的必要技能和知识水平是否足够？”因为服务产品本身的无形性，它比一般产品更难评估。顾客很自然地会寻求某些细节来帮助他们对功能性做出判断。养老服务的无形性加上复杂性，使住户加强了细节警报，这也更进一步强调了服务的细致、精准、多样和亲密性。

2. 支持维度 是指对服务的期望和第一印象。支持维度来自代表无形服务的有形的可触摸可感知的部分。一般来讲，消费者在他们实际体验服务之前就要购买这种服务产品，而支持维度的一个显著作用就是营造一个良好的第一印象。在体验功能维度和人性维度之前，顾客通常会在一定程度上体验支持维度，支持维度经常会影响顾客对服务的选择。支持维度会向顾客暗示服务应该是什么样子的，影响顾客对服务的期望。星巴克的非凡成就不仅是咖啡质量始终如一，也是因为它室内家具的摆放、装饰以及背景音乐及咖啡特有的香味等，为人们提供了一个休息放松的空间以及幽雅的环境。比如，星巴克的桌子是圆的，因为研究表明独处的顾客更易在一个圆桌子边而不是方桌子边获得身体精神上的放松。又比如，著名的梅奥诊所意识到艺术、音乐、建筑和风景之美在患者康复过程中所起到的至关重要的作用，梅奥诊所充分利用诊所内部和公共空间为患者提供医疗科学所不能满足的需求，美轮美奂的建筑和优美的音乐创造一种实在感，使患者获得战胜病魔的信心和决心，浪漫艺术风格的装饰设计元素可以让处于病痛中的患者暂时忘掉残酷的现实，在此寻求一种心灵的慰藉。优秀的养老服务机构充分地利用现代艺术的形式和手段——绘画、雕塑、玻璃和纺织艺术品等，这种氛围成就了住户康复、静养、生活的一部分，对住户的身心都大有裨益。

3. 人性维度 人性维度追求超出顾客的期望。服务活动中存在着人们之间紧密的互动，只要服务提供者以周全的礼节提供全心尽力的创造性服务，服务往往可以超出顾客的期望，大大增强顾客对机构的信任度和忠诚度。在劳动密集型、互动性很强的养老服务中，人性维度在能否提供超出顾客期望的服务方面起到至关重要的作用。当顾客和服务提供者进行互动的时候，也正是让顾客得到惊喜的最佳时机。下面这个案例恰当地抓住了强大的人性维度的本质，向你的服务对象传达尊重与敬意。

这是一个发生在美国的真实的故事。一名91岁的阿尔茨海默病妇人摔倒在自家的草坪前，被家人送到了急诊室做身体检查。一位名叫哈罗的年轻医生接诊进行治疗。虽然急诊室工作异常忙碌，但医生非常耐心、友善，他让老人站起来试着走几步，这位老人毫无困难地退了几步后，突然对医生讲：“嗯，我猜我们可以跳跳华尔兹”。医生回答说：“是的，我们可以的。”然后医生便搀扶着体形娇小的阿尔茨海默病妇人，绕着诊室跳了几步华尔兹。老人彻底被感染了，因为她年轻时特别喜欢跳舞，而老人的家人则流下了激动的泪水。这位身体孱弱的老人和这名年轻英俊的医生绕着屋子跳华尔兹的情景实在太感人了。在这个案例中，服务提供者对顾客的尊重和敬意以及对工作的热情和努力远远超出了顾客的期望，深深打动、感染了顾客。

养老机构要解决顾客的全部问题，提供一站式服务。优秀的公司是系统解决方案的提供者，其核心竞争力在于提供相互联系、共同协作的服务系统解决方案。提供者的市场是与解决顾客所有问题相对应的，他们需要提供万全的解决方案，而并非只解决其中的某一部分。在系统解决方案、一站式服务的模式下，服务提供者会根据顾客的需求，自觉地将各项服务结合起来，而不是要求顾客做相应的调整寻求服务。尤其是养老服务机构，资源有限，行动不便的老人们就生活在机构里，更需要机构提供全方位的一站式问题解决方案。

四、坚持跨专业团队协同照护的运营理念和行为准则

“住户至上”是优秀养老照护服务公司的愿景性价值观，而发展跨专业团队照护则是公司的执行性价值观。跨专业团队协同照护包含了两个层次协同合作：①照护提供者与被照护者之间的协同合作。②服务提供团队内部之间的协同合作。

现代养老服务强调服务活动参与方之间的平等合作伙伴关系，传统意义上的服务主动提供者与被动接受者的界限已不复存在，他们都变成了服务活动的平等参与者。住户、家属与专业人员共同组成了一个项目团队，为实现一个共同目标而一起努力。住户、家属及专业照护人员一起完成照护评估，制订照护计划，实施照护措施，实时评估反馈照护效果，以达到自尊、自立、优雅的晚年生活目标。

老年照护发展成为一门合作的科学已成必然趋势。为了实现养老服务的目标，专业照护团队内部的医生、护士、康复师、营养师、社工护理师等应共同联合协作，互相依赖扶持，解决照护服务中随时发生的难题。

如何建设管理一个合格高效的团队，将必然成为一个优秀服务公司的首要课题。对于团队来讲，最重要的是共同的文化和信念的目标。目标对于一个群体的重要性不言而喻，但是它不会凭空出现，而是需要精心地设定并为之辛苦准备。基于“住户需求至上”的服务信念，跨专业领域照护专家组成的照护团队，需要找到一个足以凝聚团队成员向心力的目标，这个目标既可以是长期的大到公司组织发展前景的目标，也可具体到小到某个住户得到某种护理结果的短期工作目标。

目标是团队努力工作的方向，“平等互敬”是团队协作，提升认可和凝聚力的基石。跨专业的团队照护包含着住户、住户家属、医生、护士等专业照护人员以及管理人员，他们都是团队中平等的一分子。每个人都是贡献者，团队合作有赖于相互信任、倾听、包容、平等以及员工的奉献精神。没有他人的贡献，工作就无法顺利地开展。人人都希望能够得到他人的尊重，彼此尊重意味着相互信任、平等对待、乐于倾听、和睦相处。注重相互尊重、强调员工价值的组织文化，让员工每时每刻都能感受到尊重的力量，相互尊重，提升人文关怀，提升员工自愿精神，使员工更甘于付出；相互尊重可以增强个人自信，提高工

作热情，增强团队凝聚力。

团队成员的相互尊重建立在成员平等的基础上。在一个优秀的团队中，没有人可以凌驾于他人之上，包括最高管理者。职位的不同只代表你决定的事情不同，而公司每个人的意见，都会在团队中得到最大限度的重视。著名的谷歌公司是最重视平等的企业，在公司里没有一个人有专门的办公室，就连他们的CEO也是如此。当谷歌的某任CEO上任时，曾经引发专门讨论，要不要为他准备一间独立办公室，讨论的结果是独立的办公室会破坏公司的文化传统，最终他同一名普通的员工共享了一间小办公室。

及时良好的沟通是维护团队生命力的必要条件。例如美国谷歌公司总部制定了严格的沟通交流制度和规范。每名员工都可以看到老板或其他同事的工作计划，这样他既能知道公司既定的发展方向和目标，可以提出建设性的意见，又能监督老板是否完成了目标，有利于所有团队成员都明确公司的发展方向和工作进程，强化团队成员的主人翁精神，赐予团队成员无比骄傲的团队荣誉感，让员工为身在这个集体而自豪，他们能在这里进行自我价值的体现，能够通过这个平台实现人生的至高梦想。

跨专业团队照护应着重从细节开始。服务顾客从小处着手，这意味着行动高效快速、灵活响应并具有人性化特征，意味着努力寻找解决顾客不同需求的方法。只要住户需要，不同领域的专家就会通力合作，结合并发挥各自的专长，共同解决住户的困难。这意味着团队成员会加倍努力，勇于创新，而不是敷衍了事。对待员工从小处着手，意味着为员工营造归属感，建立共同愿景，提倡合作精神；意味着建立个人集体责任制；意味着创造以信任力为本的组织文化，相信自我的理念和主人翁意识。

发展合作照护，强调组成照护团队为住户服务，强调服务无边界。“无边界服务”鼓励员工突破各自部门的边界，与组织中其他部门员工沟通、交流、群策群力、解决问题。有严格边界的企业靠职权划分、等级界限及各职能部门的分割来组织工作；无边界服务模式打破了员工合作的人为障碍，使员工更加积极主动地从多视角、多渠道寻求解决方案，如通过组成临时专案小组等方式解决问题。“无边界服务”使得组织更加开放，能力与资源也得到最大限度的开发。它让员工不仅仅局限于服务边界中心工作，而且为他们跨界合作创造了机会。在武汉某养老社区，社区提倡无边界服务，所有员工，不论所属任何部门，只要是住户的需求，都自然地是他们的责任。“无论你看到的、听到的、碰到的、遇到的，只要住户有要求，你就负责解决问题。”住户王奶奶对这种服务模式深有感触，她说：“在这个社区，无论你遇到任何一个部门的工作人员，只要你有需求，他们都会热情地帮助解决，从来不会讲这不关我的事，你找 ×× 部门，从来不会。”

五、贯穿执行“以员工为本”的扁平化管理模式

优秀的公司视人才为第一生产力，奉行以员工为本的扁平化管理模式。无论是对于个

人还是机构，投资员工就是投资成功。在养老服务业聘用合格的员工，支持、奖励、培训员工是管理的第一原则。优秀的员工应具备以下素质：①个人价值观与公司的价值观基本一致，并对公司的价值观有所补充。②工作态度积极，愿意融入机构，并勇于面临挑战。③善于沟通协调，具有团队合作意识，对事业而不仅仅是工作有兴趣。

养老护理机构运营是最为复杂的服务，每个住户都是独一无二、具有鲜明个性的个体。养老护理服务是非常私人化、个性化且实时进行的活动，这需要员工们的付出情感，对智力的挑战性也很大。养老照护服务劳动强度大，要求员工们有自觉自发的服务意识，而这些要素就潜伏在员工个人价值观体系内，即与人友善、富有人情的互动方式。公司应招聘、培训为事业而来而不只是为工作而来的员工，寻找那些具有必备价值观、才能和成长潜力的合适员工。

养老机构的服务品质取决于其一线员工的职业素养。员工创造顾客体验，形成品牌内涵，信任、尊重员工的参与意识是服务品质的保障。委员会制度是优秀养老服务管理中的一个重要特色。各种各样的管理委员会是由一线员工、专业人士和管理层人士共同组成的，他们共同制定政策，参与机构的运营管理，这会大大强化员工的使命感和主人翁意识，自觉自愿地参与到维护公司品牌、提升服务品质的工作中。

品牌对于养老服务机构来说起着独特的作用，因为良好的品牌可以使顾客在购买无形服务中增加信赖感。服务越重要、越复杂、越易变、个性化越强，那么顾客就越是需要服务商的品牌保证。服务品牌从本质上应该是对于未来服务满意的一种承诺，一个好的品牌对于顾客来说就意味着安全。优秀的养老服务组织能够意识到员工们服务时的表现才是“活的品牌”，员工们每次提供的服务都会对机构的声誉造成正面或负面的影响。对于劳动密集型的互动式养老服务而言，顾客的体验首先来自提供服务的人，其次才是服务产品。品牌的传播，依靠的是更多这两条，而非华而不实的宣传。所以，优秀的养老服务机构一贯注重对一线员工的培训，以提供优质的服务为理念，而不是进行更多的广告宣传。他们通过住户及其家属的正面体验来创造机构的良好形象（品牌内涵），从而进一步创造出良好的口碑。创造口碑的英雄正是那些为住户提供个性化服务，超出了住户预期的一线员工们。

第三节　机构的社会责任

在发展的过程中，利益的存在是一个企业能够发展起来的最重要的不可缺少的一部分。企业的最高决策者是管理层，为了更好地发展公司管理结构，需要更好地协调发展企业之间的利益要求。企业管理层需要承担更多的责任，让企业更好地经营，在完善企业管理机制的各个方面进行更深一层的探索和发展。机构的管理层在企业发展、发挥成效的过程中也应该得到重视。

一、企业的社会责任

1．经济责任　最初，不少西方学者认为企业社会责任理论是企业在承担法定的经济和法律义务，重点是能够自愿去做更多额外的社会责任，在追求自身利益最大化的同时，也能树立企业良好的社会关系。1971年，美国的经济状况在《工商企业的社会责任》报告中有所体现。用“三个中心圈”代表企业形象，包括企业是否能够保障产品满足相关标准，工作环境是否良好，是否利用设立奖学金、从事公益活动等方式回馈社会。

我们知道，企业在社会中的最基本责任，是能够为社会管理产品以及经济的增长带来良好的绩效。国外一些比较有名的企业，将企业责任和社会责任结合在一起，如英国核燃料公司（British Nuclear Fuels plc，BNFL）于2003年发布了该公司第一份公司社会责任报告。在报告中，该公司将“经济上可行、对环境负责、有益于社会”作为公司的建设目标，广义地发扬经济责任，其中包括对管理人员、社区、供应商和所有者等利益相关者的影响等。该公司在进一步具体分析对所有利益相关者的经济影响时，也明确提出要“超越纯粹的财政表现”来看待经济责任。笔者认为，在企业社会责任体系架构中，经济责任的发展也就是经济效益的发展。为了能够更好地发展企业经济，我国需要尽量以较小的投资来发展越来越多的经济，在发展的过程中尤其要注重经济成效，这种经济成效在相对基本的社会主义条件下能够更加理性、科学的实现经济的发展。

2．法律责任　虽然越来越多的学者在发展企业的过程中会遇到意见不统一之处，但是我们需要证明其中很重要的一点，就是企业在承担社会责任的同时一定要相应的法律责任。这种法律责任要能够遵循一定的规定和市场游戏规则。这种企业之间的约束力能够更好地维护社会基本的秩序，从而实现社会道德的法律化。社会上体现出来的法律责任是强制性的，能够符合我国基本的企业要求。从利益相关者视角来看，受企业履行法律责任影响最大的是员工、消费者、同业竞争者以及政府。

3．伦理责任　企业伦理责任包括对内（劳资伦理、工作伦理）和对外（客户伦理、生态伦理）两部分。劳方会借由工会的形式对雇主提出加薪、工作环境改善，甚至在职教育等要求，即为企业和员工间的劳资伦理。工作伦理是指员工在企业中对职权行为和人际互动的价值判断，包括个体的态度和价值观以及反映这些态度和价值的外在行为。企业雇用员工的基本原因是能创造利润，员工工作是为了得到物质奖励而满足必要的生活需求。拥有行业领先的技术或是社会地位较高的职业，以工作为荣，满足自我实现，都是工作伦理的核心特征。

客户伦理是企业对其自身商品的保证和产品售后服务。因国与国之间的产品标准、管理规定要求不同，为了获得利益最大化，有的企业将商品降低品质至刚好符合该国标准，当产品出现问题时，不仅使企业的名誉受损，也使顾客遭受损失。所以，为了在竞争中营造一个公平、良好的客户伦理，就必然要对客户服务负责并具有道德要求。生态伦理就是企业如何看待对环境的保护和建立可持续发展的社会。一些企业的经营政策是政府机构在发展企业的过程中被特定指标订立的，这种指标能够相对清楚地记录企业的污染程度。污染指数由 Griffin 和 Mahon 在 1997 年提出。随着影响人体健康的细颗粒物（$PM_{2.5}$）和可吸入颗粒物（PM_{10}）等空气污染指数的公布，人类的生态环境问题日趋得到重视，政府也在全国人民代表大会上特别提出，要求对雾霾较重的城市进行改善。在法律与政策下，企业在追逐利益同时必须履行生态伦理，也同时提升社会上的支持。

4. 慈善责任　在市场条件下，一个企业为了寻求利润最大化，需要做的经营活动范围是有要求、有限制的，要进行合理的企业价值优化，提高市场的竞争力，寻求利润空间。“既要生产利润，又要生产道德”，是企业必须履行的最基本的社会责任。但企业的社会责任在现代社会中又是一个广泛的范畴，它包括多方面的内容。其中一个重要的内容即慈善责任，需主张“人民缔造财富，财富属于人民”为核心内容的新型社会主义财富观，在发扬慈善责任的同时也赢得良好的企业形象。

二、养老机构的社会责任

社会责任是企业在社会发展中应有的责任与担当，企业的目标不应单纯为了生产商品、获取利润，企业的社会责任要与企业经营者满足产业内外人类需要的各种责任联系起来，企业所产生的社会利益应远远高于企业盈利。企业应当承担社会责任，目前企业界对此已经达成共识，但是企业应当承担什么样的社会责任，承担多少社会责任，成为国内外长期争论的问题。企业社会责任的内容包括 3 个层面：①企业对自身的利益承担责任。②企业对“利益相关者”的利益承担责任。③企业对社会公益事业和国家利益承担责任。企业对社会公益事业和国家利益承担的责任，是企业奉献、回报社会的道德责任，是企业社会责任的最高境界。

企业对社会公益事业和国家利益承担着责任。在中国近代民族工业发展过程中，涌现出许多具有高度社会责任感的民族企业家，他们创办的企业所体现出的企业精神或企业文化包含了企业社会责任的理念，这些观念都集中体现在他们的企业管理思想方面。在我国社会主义发展处于初级阶段这个基本国情下，老龄化问题显得极为严峻。解决好中国的养老问题不仅是政府的责任，更是整个社会的责任。在国家老龄化越来越严重的情况下，养老问题迫在眉睫。解决好中国的养老问题不仅是政府的责任，更是整个社会的责任。企业应该担负起其应有的社会责任，积极参与到老年产业中，建立民办养老机构，解决公办养老院“一床难求”的局面，投身老年事业，实现老有所学、老有所乐。

第四节　管理人员的职责

一、组织与组织管理

1. 组织　在《词源》中，中文的“组织”是指将丝麻纺织成布。英文的“组织”(organization)则来源于“器官”一词，即自成系统的、具有特定功能的细胞结构。通用的定义为：所谓组织，是人们为了实现某种目标而形成的人的有序集合。

2. 组织管理　就是通过建立组织结构，规定职务或职位，明确责权关系，以使组织中的成员互相协作配合、共同劳动，有效实现组织目标的过程。组织管理是管理活动的一部分，也称组织职能。组织管理应该使人们明确组织中有什么工作，工作者应该做什么，承担什么责任，具有什么权力，与组织结构中上下左右的关系如何。只有这样，才能避免由于职责不清造成的执行中的障碍，才能使组织协调高效地运行，保证组织目标的实现。

二、管理者应具备的六大能力

1. 沟通能力　为了解组织内部员工互动的状况，倾听职员心声，一个管理者需要具备良好的沟通能力，其中又以“善于倾听”最为重要。唯有如此，才可让下属与企业同心同德，敢于提出建设性的提议与需求，而管理者也可借由下属的认同感、理解程度及共鸣，得知自己的沟通技巧是否成功。

2. 协调能力　管理者应该要能敏锐地觉察部属的情绪，并且建立疏通、宣泄的管道，切勿等到对立加深、矛盾扩大后，才急于着手处理与排解。此外，管理者对于情节严重的冲突或者可能会扩大对立面的矛盾事件，更要果决地加以排解。即使在状况不明、是非不清的时候，也应即时采取降温、冷却的手段，同时在了解情况后，立刻以妥善、有效的策略化解冲突。只要把握消除矛盾的先发权和主动权，任何形式的对立都能迎刃而解。

3. 规划与统整能力　管理者的规划能力，并非着眼于短期的策略规划，而是长期计划的制定。换言之，卓越的管理者必须深谋远虑、有远见，不能目光如豆，只看得见现在而看不到未来，而且要适时让员工了解公司的远景，才不会让员工迷失方向。特别是进行决策规划时，更要能妥善运用统筹能力，有效地利用部属的智慧与既有的资源，避免人力浪费。

4. 决策与执行能力　在民主时代，虽然有许多事情以集体决策为宜，但是管理者仍常常需要独立进行决策，包括分派工作、人力协调、化解员工纷争等等，这都往往考验着管理者的决断能力。

5. 培训能力　管理者必然渴望拥有一个实力坚强的工作团队，因此，培养优秀人才，也就成为管理者的重要任务。

6. 统驭能力　有人云："一个领袖不会去建立一个企业，但是他会建立一个组织来建立企业。"根据这种说法，成为管理者的先决条件，就是要有能力建立团队，才能进一步建构企业。但无论管理者的角色再怎么复杂多变，赢得员工的信任都是首要的条件。

三、养老机构管理人员的职责

在所有的服务性行业中，老年护理可能是难度最大的一个领域。若要建立一个成功的组织，高级管理人员必须对该类型的组织有深入的了解。从最开始就明确组织文化、组织价值观及行为准则，不仅有助于一个组织的建立，更对其长远发展有着深层次的支持作用。要培养一个优秀的组织，高级管理人员需要非常清楚他想要培养一个什么样的组织。

对于养老企业来说，其运营、管理理念会在提供的服务中得到直观的体现，因此树立良好的企业文化是提供优质养老服务的重要前提之一。如果一个养老企业的高级管理人员只想实现利益最大化而不真正为老人着想，那么该企业的中层管理人员和一线护理人员也会不同程度地效仿。同样的，如果高层管理人员秉持一切从老人需求出发的理念，不断改进展务质量，那么整个公司的员工都会潜移默化地为老人提供良好的环境和服务。

养老机构在运营管理中所需要遵循的必要的理念，包括"用户至上"的企业价值观、"以服务为中心"的服务理念、"全方位照护"的企业精神、"跨专业团队协同照护"的运营理念和行为准则以及"以员工为本"的扁平化管理模式。

参考文献

［1］世界卫生组织．2018 世界卫生统计报告［R］．2018．

［2］联合国人口司．世界人口展望（2019 年）［R］．2019．

［3］国务院办公厅．关于加快发展养老服务业的意见（国办发〔2006〕6 号）［R］．2006．

［4］国家卫生健康委．2018 年我国卫生健康事业发展统计公报［R］．2019．

［5］李画．泰康调研报告：超七成养老机构护理人员不足［N］．中国保险报，2018．08．

［6］周驰，孟凡莉．美国持续照料退休社区的健康管理模式及启示［J］．中国老年学杂志，2017，37（2）：518-519．

［7］李如泉．保险企业投资养老社区模式研究［D］．北京：中国财政经济出版社，2015，5．

［8］吕志新．美国太阳城——集中式养老社区的代表［D］．中国知网，2013：5．

［9］郭红艳，彭嘉琳，雷洋等．美国养老机构服务质量评价的特点及启示［J］．中华护理杂志，2013，48（7）：652-654．

［10］史薇．荷兰老龄政策的经验与启示［J］．老龄科学研究，2014（4）：70-80．

［11］全国老龄办．人口老龄化国情教育知识读本［M］．北京：华龄出版社，2018．

［12］民政部．2018 年民政事业发展统计公报［R］．2019．

［13］杜鹏等，新时代积极应对人口老龄化发展报告 2018［M］．北京：华龄出版社，2018．

［14］国家发展和改革委，民政部，全国老龄办．走进养老服务业发展新时代：养老服务业发展典型案例汇编［M］．北京：社会科学文献出版社，2018．

［15］国家信息中心．我国养老服务业发展现状与挑战［R］．2018-06-22．

［16］中国人大．人大立法为居家养老打通“最后一公里”［R］．2019-09-06．

［17］民政部．关于贯彻落实新修改的《中华人民共和国老年人权益保障法》的通知（民函〔2019〕1 号）［R］．2019

［18］陕西民政厅．关于《关于推进医疗卫生与养老服务相结合的指导意见》解读［R］．2015-12-17．

［19］新华社．中共中央政治局就我国人口老龄化的形势和对策举行第三十二次集体学

习［R］. 2016-05-28.

［20］刘浏，王羽，林文洁，等. 2013—2018年中国养老政策与产业引导分析［J］. 城市住宅，2019，26（02）：26-29.

［21］民政部. 试点三周年长护险“扩围”亟待加快顶层设计［R］. 2019-08-08.

［22］王建武. 构建中国特色的基本养老服务制度［J］. 中国社会工作，2018.

［23］新华社. 我国首部促进养老服务发展的地方性法规在天津实施［R］. 2015-02-03.

［24］中央政府门户网站. 浙江制定社会养老服务条例将于3月1日起施行［J/OL］. http://www.gov.cn/xinwen/2015-01/27/content_2810462.htm，2015-01-27.

［25］搜狐网. 你今后靠什么养老？“医养结合”靠谱吗？［J/OL］. https://www.sohu.com/a/203978606_220095，2017-11-13.

［26］四川新闻网. 成都出台长期照护保险服务项目和标准内容涵盖洗脸等［J/OL］. http://scnews.newssc.org/system/20170608/000786719.html，2017-6-18.

［27］王晓旭，朱小红. 养老机构文书拟写与处理［M］. 北京：北京师范大学出版社，2015.

［28］许虹，李冬梅. 养老机构管理［M］. 杭州：浙江大学出版社，2015.

［29］李健，石晓燕. 养老机构经营与管理［M］. 南京：南京大学出版社，2016.

［30］汪沂. 社会养老服务机构的法律规制［J］. 南京人口管理干部学院学报. 2013，29（4）：48-53.

［31］陈畅，郑承华. 武汉市促进养老服务产业发展法规实施效果研究［J］. 法治与社会. 2015，3：174-177.

［32］邹文开，赵红岗. 养老蓝皮书：50中国养老产业和人才发展报告（2014—2015）［M］. 北京：北京师范大学出版社，2015.

［33］民政部门户网站. 民政部对“关于进一步加快养老事业发展的建议”的答复［J/OL］. http://www.mca.gov.cn/article/gk/jytabljggk/rddbjy/201811/20181100013033.shtml.2018-09-18.

［34］United Nations，Department of Economic and Social Affairs，Population Division（2017）. World Population Prospects 2017，Online Edition.

［35］GB 50016-2014，建筑设计防火规范［S］.

［36］GB 3096—2008，声环境质量标准［S］.

［37］GB 50763—2012，无障碍设计规范［S］.

［38］康健，戴根华. 城市声环境论［M］. 科学出版社，2011.

［39］GB/T 33168—2016，社区老年人日间照料中心服务基本要求［S］.

［40］JGJ450—2018，老年人照料设施建筑设计标准［S］.

［41］GB 50352—2005，民用建筑设计通则［S］.

［42］GB51251—2017，建筑防排烟技术标准［S］.

［43］JGJ 40—87，疗养院建筑设计规范［S］.

［44］JGJ 122—99，老年人建筑设计规范［S］.

［45］MZ 008—2001，老年人社会福利机构基本规范［S］.

［46］GB/T 50340—2003，老年人居住建筑设计标准［S］.

［47］GB 50437—2007，城镇老年人设施规划规范［S］.

［48］建标 143—2010，社区老年人日间照料中心建设标准［S］.

［49］GB 50763—2012，无障碍设计规范［S］.

［50］GB 50867—2013，养老设施建筑设计规范［S］.

［51］GB 50352—2005，民用建筑设计通则［S］.

［52］GBJ 2—86，城市居住区规划设计规范［S］.

［53］GB 50368—2005，住宅建筑规范［S］.

［54］JGJ 49—88，综合医院建筑设计规范［S］.

［55］CJJ 48—92，公园设计规范［S］.

［56］CJJ 75—97，城市道路绿化规划与设计规范［S］.

［57］住房和城乡建设部工程质量安全监管司，中国建筑标准设计研究院．全国民用建筑工程设计技术措施［M］．中国计划出版社，2009.

［58］GB 50180—2018，城市居住区规划设计标准［S］.

［59］MZ/T 032—2012，养老机构安全管理［S］.

［60］Pratt，J．R（2010）．Long-Term-Care：Managing Across the Continuum，3rd Edit．，Chapter 11 Long-term care quality．Jones and Bartlett publisher，London，UK.

［61］黄源协，社会工作专业与社会服务品质，社区发展季刊，2007，（119）：253-270.

［62］Donabedian，A．（2003）．An introduction to quality assurance in health care．In R. Bashshur（Ed.），Oxford University Press．New York，2003．200pp．$49．50（cloth）［J］. 2004，58（7）：1455.

［63］Legido-quigley，H．，Mckee，M．，Nolte，E．，Glions，I．A．（2008）．Assuring the quality of health care in the European Union-A case for action．Chapter1-Qualityof care：an overview．Retrievefrom http://www.euro.who.int/_data/assets/pdf_file/0007/98233/E913997.pdf.

［64］Kohn，L．T．，Corrigan，J．M．，Donaldson，M．S．．To err is human：building a safer health system．：Washington，D．C．：National Academy Press．Institute of Medicine．1999.

［65］Institute of Medicine．Committee on quality of health care in America．Crossing the quality chasm：a new health system for 21st century．Washington，D．C．：National Academy Press.

附件1　养老服务业相关政策

表　养老服务业相关政策

时间	部门	政　　策	重点内容
2013年7月	民政部	关于贯彻落实《养老机构设立许可办法》和《养老机构管理办法》的通知（民函〔2013〕222号）	加强养老机构设立许可和养老机构管理能力建设
2013年9月	国务院	关于加快发展养老服务业的若干意见（国发〔2013〕35号）	全面发展养老服务业
2013年10月	民政部	关于推进社区公共服务综合信息平台建设的指导意见（民发〔2013〕170号）	优先发展针对老年人的系统应用
2014年1月	住建部、自然资源部等	关于加强养老服务设施规划建设工作的通知（建标〔2014〕100号）	合理规划、执行标准、强化监审
2014年5月	民政部	关于推进城镇养老服务设施建设工作的通知（民发〔2014〕116号）	完善建设、保障用地
2014年7月	住建部、民政部等	关于加强老年人家庭及居住区公共设施无障碍改造工作的通知（建标〔2014〕100号）	推进老年人家庭及居住区公共设施无障碍改造
2014年9月	发展改革委	关于加快推进健康与养老服务工程建设的通知（发改投资〔2014〕2091号）	形成规模适度的养老服务体系和体育健身设施服务体系
2014年9月	卫生计生委办公厅	关于开展计划生育家庭养老照护试点工作的通知（国卫办家庭函〔2014〕834号）	探索建立系统完整的计划生育家庭居家养老照护支持体系
2014年11月	国务院	关于创新重点领域投融资机制鼓励社会投资的指导意见（国发〔2014〕60号）	将符合条件的国有单位培训疗养机构转变为养老机构
2015年2月	民政部、发展改革委等	关于鼓励民间资本参与养老服务业发展的实施意见（民发〔2015〕33号）	居家与社区养老服务、推进医养结合、加强人才保障
2015年3月	民政部	关于加快推进养老服务工程建设工作的通知（民函〔2015〕93号）	加快前期工作、推进在建工程、强化后续储备
2015年4月	民政部、国开行	关于开发性金融支持社会养老服务体系建设的实施意见（民发〔2015〕78号）	重点支持社区居家、服务网络、机构建设、人才培养基地

续表

时间	部门	政　策	重点内容
2015年7月	国务院	关于积极推进“互联网+”行动的指导意见（国发〔2015〕40号）	促进智慧健康养老产业发展
2015年10月	国务院办公厅	关于推进基层综合性文化服务中心建设的指导意见（国办发〔2015〕74号）	提高服务效率、提供文化服务
2015年11月	国务院办公厅	转发卫生计生委等部门关于推进医疗卫生与养老服务相结合指导意见的通知（国办发〔2015〕84号）	开展医养结合体系建设，加强规划布局和用地保障
2016年4月	民政部、卫生计生委	关于做好医养结合服务机构许可工作的通知（民发〔2016〕52号）	做好许可工作、支持机构设立
2016年6月	国务院办公厅	关于促进和规范健康医疗大数据应用发展的指导意见（国办发〔2016〕47号）	构建健康医疗大数据产业链，推进养老发展
2016年10月	民政部	关于支持整合改造闲置社会资源发展养老服务的通知（民发〔2016〕179号）	挖掘闲置社会资源、整合改造成养老机构、社区居家养老设施用房等养老服务设施
2016年12月	国务院办公厅	关于全面放开养老服务市场提升养老服务质量的若干意见（国办发〔2016〕91号）	推进居家社区养老服务全覆盖，推进“互联网+”养老服务创新，促进老年产品用品升级
2017年2月	工信部、民政部、卫生计生委	关于印发《智慧健康养老产业发展行动计划（2017—2020年）》的通知（工信部联电子函〔2017〕25号）	推动关键技术产品研发、公共服务平台建设、标准体系建立、网络安全保障
2017年2月	国务院	“十三五”国家老龄事业发展和养老体系建设规划（国发〔2017〕13号）	“十三五”时期促进老龄事业发展和养老体系建设
2017年6月	国务院办公厅	关于制定和实施老年人照顾服务项目的意见（国办发〔2017〕52号）	发展居家养老服务；加大推进医养结合力度；支持老年人开展文体娱乐等活动
2018年11月	文旅部、发展改革委等	关于印发《关于促进乡村旅游可待续发展的指导意见》的通知（文旅资源发〔2018〕98号）	加快乡村旅游与养老等领域深度融合；充分利用农村土地、闲置宅基地、闲置农房等资源
2019年4月	国务院办公厅	《关于推进养老服务发展的意见》（国办发〔2019〕5号）	深化放管服改革；拓宽养老服务投融资渠道；扩大养老服务就业创业；扩大养老服务消费；促进养老服务高质量发展；促进养老服务基础设施建设

附件 2　CCRC 模式实施案例

（一）美国 CCRC 模式

1．CCRC 模式含义　CCRC 即 Continuing Care Retirement Community，中文一般译为"持续照料型退休社区"，是源于美国的复合式养老社区，至今已有 100 多年的历史。CCRC 通过为老年人提供自理、介助、介护一体化的居住设施和服务，使老年人在健康状况和自理能力变化时，依然可以在熟悉的环境中继续居住，并获得与身体状况相对应的照料服务，美国太阳城是 CCRC 模式的典型代表。

美国 CCRC 多与教会有关，目前约 82% 的 CCRC 为非营利组织所有，依靠捐赠收入运营。CCRC 将老年人按照其健康或活跃程度或需要照料的程度分为 3 种类型，为入住居民提供人性化的关怀。

自理型老人——居住者在社区中有独立的住所并且生活能够自理。

介助型老人——居住者的日常生活需要他人帮助照料。

介护型老人——居住者生活完全不能自理，需要他人照料，享受社区 24 小时的专业护士监护服务。

2．CCRC 模式特征

（1）规划布局紧凑：CCRC 通常布局在距离市中心 50 ~ 100 千米的市郊，交通便利，环境优美，配套设施齐全。社区内设施齐全、环境宜居，建筑以多层为主，布局紧凑，密度较高，满足集中护理的要求，降低护理成本。

（2）满足多种生活需求：CCRC 模式配套设施齐全，配备健身房、游泳池、餐厅、超市等，能够满足社区老人居住、社交、消费、娱乐等多方面的需求。同时，CCRC 还注意满足老年人在不同年龄和健康阶段的需求，提供相应的护理服务、消费产品和适老设施，至少满足 3 类老人的居住需求。

（3）租赁为主的经营模式：CCRC 经营上以收取入门费和年费为主，提供地产租赁权和服务享受权。通过收取房屋租赁费和服务费营利，包括一次性入门费、年费和特殊服务费。入门费按房间面积大小从 20 万 ~ 100 万美元不等，年费或月费按护理程度而定，健康活跃老人为 3000 美元 / 月，半护理老人为 4000 美元 / 月，全护理老人为 5000 ~ 6000 美元 / 月，特殊服务费视个体需要的特殊服务内容而定。

（4）管理与护理人员比例较高：CCRC项目配有社区医院，医院拥有经验丰富的专科医生和高科技的医疗设备，为老年人提供预防、医疗、护理、康复等多种专业、快捷、亲情的医疗服务。社区医院对管理人员和护理人员的水平要求较高，员工人数也较多，提供服务者与入住老人比例为1∶1。社区内设有医疗室，每层设置秘书站（护理站），附近紧邻医院资源，有老人专属食堂提供营养餐。

3. CCRC运营现状　CCRC近年来正在成为美国社会的主流养老模式。美国一项学术研究表示，由于CCRC具备专业化的老年保障服务，社区居民的寿命往往较社会平均水平高出8~10岁，余命年龄是非居住于CCRC老人的1.5倍，同时医保支出减少30%。至2016年，全美共有超过2100个CCRC，合计照料超过62.5万退休老人，其增长速度比养老院和辅助生活机构的总和都要高。

（二）泰康之家

泰康之家养老社区以保险资金投资、开发和自持运营，社区引入美国CCRC持续照护模式，为居民提供独立生活、协助生活、专业护理、记忆照护四种生活服务区域，满足不同身体状况老人的照护需求，实现一站式退休生活解决方案。

泰康之家目前已完成北京、上海、广州、三亚、苏州、成都、武汉、杭州、南昌、厦门、沈阳、长沙、南宁、宁波、合肥、深圳、重庆、南京、郑州、青岛、福州、温州共22个核心城市的大型连锁医养社区和康复医院的布局。规划总地上建筑面积约331万平方米，可容纳约5.5万名老人，规划超3.9万个养老单元以及约1 600张医疗床位。

截至目前，泰康之家在全国已开业的7个社区已入住超4 000名老人。在住居民中，独立区平均年龄80.4岁，护理区平均年龄83.7岁；男性占比为42.3%，女性占比为57.7%。80岁以上老人占64.2%，90岁以上老人364人。泰康之家独创“五位一体”生活方式——温馨的家、高品质医疗保健中心、优雅的活力中心、实现未尽梦想的开放的大学、长者心灵和精神的家园。全国7个已运营社区共开设约100门课程，拥有居民俱乐部约100个。

泰康之家坚持“一个社区，一家医院”的模式，为社区长辈构建起“急救—慢病管理—康复”的三重防线，提供全方位、持续性的医疗健康服务。创新发展“1+N”照护模式，为居民提供全人全程管理，实现医养融合闭环。

泰康之家鼓励居民自治，居民理事会对社区管理进行民主表决、提供意见。设立“时间银行”，鼓励居民参与俱乐部活动和义工服务。开发“银发智力”项目，与社区老人合作进行大数据研究、老年大学课程开发、课题研究等项目，鼓励居民“退而不休”，继续参与社会服务、发挥价值。

附件 3　社区老年人日间照料中心装备配置表

表　社区老年人日间照料中心装备配置表

设备种类	具体设备	类　别		
		一类	二类	三类
生活服务	洗澡专用椅凳	√	√	√
	轮椅	√	√	√
	呼叫器	√	√	√
保健康复	按摩床 / 椅	√	√	√
	平衡杠、肋木、扶梯手指训练器、股四头肌训练器、训练垫	√	√	√
	血压计、听诊器	√	√	√
娱乐	电视机、投影仪、播放设备	√	√	√
	计算机及网络设备	√	√	√
安防	监控设备	√	√	√
	定位设备	√	√	√
	摄录像机	√	√	√
交通工具	老年人接送车	√	√	√
	物品采购车	√	√	

注：√表示应具备。